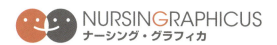

地域・在宅看護論①

地域療養を支えるケア

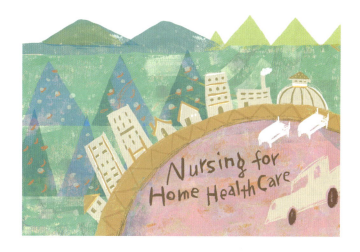

動画でチェック の使い方

紙面に掲載のQRコード®をスマートフォンやタブレット端末で読み込むと，動画が視聴できます．

1 スマートフォンやタブレット端末のカメラアプリまたはQRコード読み取り専用アプリなどで，QRコードを読み込みます．

※読み込みにくい場合は，ピントが合う位置でカメラを固定し，QRコードをズームで拡大して読み取ってください．

2 動画が再生されます．

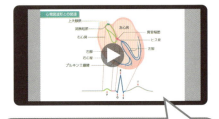

視聴覚面から学びをサポート！
本文と関連付けて学習できます．

理解を深める活用方法

- 事前学習として、動画で予習や実際の様子をイメージしておくことで，講義・演習・臨地実習前の不安軽減，知識の整理に役立ちます．
- 看護の技術が見て学べるので，手順やポイントが具体的に理解でき，講義・演習の予習・復習にピッタリです．
- 手術室や訪問看護の様子など，見る機会が少ない臨床現場の実際が学べます．

より詳しく動画で紹介！

※QRコード®は株式会社デンソーの登録商標です．　※iOS17／iPad OS17／Android 14で動作確認済み．
※コンテンツの提供期間は，奥付にある最新の発行年月日から4年間です．

動画やQRコードに関するお問い合わせは下記メールまたは右記QRコードからアクセスください．
Mail：ar_committee@medica.co.jp

LINE公式アカウント で

看護学生のための **お役立ち情報** をゲット！

友だち追加で「検査値一覧」壁紙画像プレゼント！

看護にまつわる＆国家試験の最新耳より情報を配信

さらに! 「メディカまなびID」をお持ちの方は，アカウント連携を行うことで，模擬試験『メディカコンクール』とBeNs.に関連したお役立ち情報が届きます！

※プレゼント，配信内容等は予告なく変更する場合があります．ご了承ください．

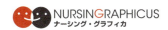 『地域療養を支えるケア』 第8版1刷

テキスト内のQRコードが読み取りにくい場合は，こちらのQRコードをご使用ください．

p.2　動画でチェックの使い方「理解を深める活用方法」

p.15　メディカ町地図

p.31　地域に根差した医療（佐久総合病院の例）

p.41　地域アセスメント演習をやってみよう

p.63　地域での活動の実際（佐久総合病院の例）

p.63　地域での活動の実際（暮らしの保健室の例）

p.71　在宅療養支援診療所

p.87　多職種連携

p.151　看護小規模多機能型居宅介護

p.184　日常生活自立支援事業

p.229　在宅療養における災害対策

p.233　地域包括ケアシステムにおける災害対策

Copyright©2024 MEDICUS SHUPPAN, Publishers Co.,Ltd. All Rights Reserved.

はじめに

　日本では，少子高齢化や疾病構造の変化，療養の場の多様化が顕著になり，地域医療構想の実現や地域包括ケアシステムの推進が求められています．そして，地域におけるさまざまな取り組みを進めていくためには，多職種による保健・医療・福祉の協働が必要とされています．

　このような背景を受けて，2022（令和4）年度の看護基礎教育カリキュラム改正では，対象となる人の多様性・複雑性に対応した看護を創造する能力を高める方策の一つとして，「在宅看護論」を「地域・在宅看護論」に名称変更し，内容を充実させることになりました．さらに，「地域・在宅看護論」を「統合分野」から「基礎看護学の次」に位置付けることで，「暮らしを知る」ことから学習するしくみになりました．

　また，2024（令和6）年の診療報酬，介護報酬，障害福祉サービス等報酬のトリプル改定でも，「医療・介護・福祉の連携強化」や，制度の持続可能性を担保するための「報酬の適正化」等が改定のポイントとされ，今後ますます「地域療養を支えるケア」の必要性が高まっていくと考えられます．

　そこで，第8版では，低学年から「地域での暮らし」をしっかりと学びつつ，高学年ではより専門的な地域・在宅における看護サービスを習得できるように内容を見直しました．採用校の先生方のご意見を取り入れながら，これまで以上に次の点を充実させました．

1．地域・在宅での暮らし，地域と生活と健康を「自分ごと」として考えることができる工夫
2．「地域包括ケアシステム」等の重要なワードについて，言葉の意味内容を知るだけでなく，内容を理解しイメージできるようなコラム，動画
3．低学年から高学年まで，すぐに利活用できる演習例と実践例
4．災害時等でも持続可能な訪問看護サービスや地域医療の継続に向けた対策
5．将来の地域・在宅看護を考えるための先駆的な活動やトピック

　本書とともに，姉妹巻である『地域・在宅看護論②：在宅療養を支える技術』，ナーシング・グラフィカシリーズ他巻の関連領域へのリンクもご活用ください．

　地域・在宅看護を取り巻く環境や必要とされるケアは，社会と連動しながら年々変化していくことと思います．地域・在宅看護論を学ぶ皆さんが，変化に柔軟に対応し，多様な看護の場で実践能力を発揮できる看護職となられるよう，本書がその学習の一助となれば幸いです．

編者一同

本書の特徴

読者の自己学習を促す構成とし，必要最低限の知識を簡潔明瞭に記述しました．全ページカラーで図表を多く配置し，視覚的に理解しやすいよう工夫しました．

学習目標
各章のはじめに学習目標を記載．ここで何を学ぶのか，何を理解すればよいのかを明示し，主体的な学習のきっかけをつくります．

リンク G
関連の深いナーシング・グラフィカシリーズの他巻を挙げています．一緒に学ぶと理解が深まり，より高い学習効果が得られます．

用語解説 *
本文に出てくる*のついた用語について解説し，本文の理解を助けます．

plus α
知っておくとよい関連事項についてまとめています．

QRコード®をスマートフォンやタブレット端末で読み取ると，関連する動画や画像を視聴・閲覧できます．　のアイコンは実写映像，　のアイコンはアニメーションです．
（詳しくはp.2をご覧ください）

重要用語
これだけは覚えておいてほしい用語を記載しました．学内でのテストの前や国家試験にむけて，ポイント学習のキーワードとして役立ててください．

◆ 学習参考文献
本書の内容をさらに詳しく調べたい読者のために，読んでほしい文献や関連ウェブサイトを紹介しました．

看護師国家試験出題基準対照表
看護師国家試験出題基準（令和5年版）と本書の内容の対照表を掲載しました．国家試験に即した学習に活用してください．

Contents

地域療養を支えるケア

動画でチェック

📱は実写映像，📱はアニメーションを視聴できます．
詳しい使い方はp.2をご覧ください．

- 地域に根差した医療（佐久総合病院の例）
  〈実写映像〉 ……………………………… 31
- 地域アセスメント演習をやってみよう
  〈アニメーション〉 ……………………… 41
- 地域での活動の実際（佐久総合病院の例）
  〈実写映像〉 ……………………………… 63
- 地域での活動の実際（暮らしの保健室の例）
  〈実写映像〉 ……………………………… 63
- 在宅療養支援診療所〈実写映像〉 ……… 71
- 多職種連携〈実写映像〉 ………………… 87
- 看護小規模多機能型居宅介護〈実写映像〉 … 151
- 日常生活自立支援事業〈実写映像〉 …… 184
- 在宅療養における災害対策〈実写映像〉 …… 229
- 地域包括ケアシステムにおける災害対策
  〈実写映像〉 ……………………………… 233

はじめに …………………………………………… 3
本書の特徴 ………………………………………… 5

序章 地域・在宅での暮らし

1 あなたが暮らす「メディカ町」をみてみよう
  • 15
2 「メディカ町」の暮らしを考えてみよう • 19

1 地域と生活と健康

1 地域と生活と健康 …………………………… 22
　1 あなたの健康と暮らし • 22
　2 地域における健康 • 24
　3 地域，生活と健康の関係性 • 24
　1 地域，生活，健康とは • 24
　2 地域・在宅看護の基盤 • 25
2 地域包括ケアシステムと共生社会 ………… 26
　1 地域包括ケアシステムとは • 26
　1 高齢者を対象とした地域包括ケアシステム
　　• 26

　2 小児を対象とした地域包括ケアシステム • 28
　3 障害者を対象とした地域包括ケアシステム • 28
　2 地域包括ケアシステムにおける四つの"助け"
　　• 29
　3 地域共生社会 📱 • 30
3 地域アセスメント …………………………… 33
　1 地域アセスメントとその意義 • 33
　1 ケアマネジメント • 33
　2 地域診断 • 34
　2 地域アセスメントの活用 • 34
　1 地域の社会資源の活用・開発 • 34
　2 地域包括ケアシステムの構築 • 35
　3 地域アセスメントの方法 • 35
　1 情報収集 • 35
　2 コミュニティー・アズ・パートナーモデル • 37
　3 分析・診断・計画・評価 • 38
　4 地域アセスメントから地域包括ケアシステムへ
　　の展開 • 39
　4 地域を「みる」－実際の町を例に • 39
　1 地域の特性を生かした暮らし • 40
　2 地域とそこで生活する人への理解 • 41
　5 演習をやってみよう 📱 • 41

2 地域看護

1 地域看護と在宅看護 ………………………… 48
　1 地域看護・在宅看護とは • 48
　2 地域看護と在宅看護が扱う範囲 • 48
　3 地域看護と在宅看護の共通点と違い • 49
2 地域・在宅看護の背景 ……………………… 50
　1 社会的背景と国民の価値観の変容 • 50
　1 人口構造の変化 • 50
　2 国民の価値観の変容 • 52
　3 疾病構造の変化 • 53
　4 地域格差 • 56
　5 地域包括ケアのさらなる推進 • 56
　2 日本の地域・在宅看護の変遷と今後の課題
　　• 58
　1 巡回訪問看護事業 • 58
　2 看護教育における地域・在宅看護論 • 58
　3 これからの地域・在宅看護 • 58
3 地域看護の実践 ……………………………… 59
　1 病　院 • 59
　2 地域包括支援センター • 60

3 行政：保健所・市町村保健センター • 62

4 その他（多様な場，多様な健康レベル） • 63

1 クリニック・診療所 動画 • 63

2 保育所・認定こども園・幼稚園，学校，大学など • 63

3 企業 • 63

4 非営利組織（NPO），ボランティア団体など 動画 • 63

3 在宅看護

1 在宅看護の基盤 ……………………… 68

1 在宅医療，在宅ケアと在宅看護 • 68

1 在宅ケアの目的 • 68

2 在宅におけるチームケアの意義 • 68

2 在宅看護と訪問看護 • 68

1 在宅看護とは • 68

2 訪問看護とは • 68

3 在宅看護の役割・機能 • 69

1 在宅看護活動の信念 • 69

2 在宅看護の自立性 • 69

3 セルフケア支援（自立支援）• 69

4 家族を単位としたケア • 69

4 在宅看護活動の特徴 • 69

1 個人と家族を対象とする在宅看護 動画 • 69

2 集団を対象とする公衆衛生看護 • 71

5 在宅看護における看護とサービス提供機関 • 72

1 医療機関 • 72

2 自宅（居宅）• 72

3 入所施設 • 73

4 通所施設 • 73

2 地域療養を支える在宅看護の役割・機能 ……………………… 73

1 自立・自律支援 • 73

2 病状・病態の予測と予防 • 74

3 地域・在宅看護における倫理 ……… 75

1 看護倫理の概要と活用 • 75

1 倫理とは • 75

2 看護倫理と倫理綱領 • 75

3 倫理原則・概念と活用 • 76

2 在宅看護特有の倫理問題 • 77

1 療養者・家族の意思決定 • 77

2 個人情報の保護，管理 • 77

3 サービス提供者の権利の保護 • 78

4 地域包括ケアシステムにおける多職種・多機関連携 ……………………… 79

1 医療機関との連携 • 79

1 退院支援と退院調整 • 80

2 継続看護の重要性 • 85

3 多職種連携・地域連携 動画 • 86

4 退院支援や地域連携に係る診療報酬について • 86

2 医療施設や介護施設との連携 • 87

1 医療施設と介護施設 • 87

2 医療施設と介護施設の選択と転院までのプロセス • 89

3 医療施設や介護施設などとの連携 • 89

3 保健・医療・福祉関連機関との連携 • 90

1 行政機関（保健所や市町村）との連携 • 90

2 地域包括支援センターとの連携 • 90

3 居宅介護支援事業所との連携 • 93

4 介護サービス事業所との連携 • 93

5 その他の施設との連携 • 93

4 さまざまな人・機関との連携と地域の目 • 95

1 住民との連携と見守り・SOSネットワーク • 95

2 専門職以外の人々との連携と地域の目 • 95

3 地域における複合的な連携 • 96

5 生活の場に応じた看護とサービス提供機関 • 97

1 生活の場に応じた看護の始まり • 97

2 地域包括ケアシステムの今後の課題 • 98

6 地域包括支援センター • 99

1 地域包括支援センターの機能 • 99

2 地域包括支援センターの業務 • 99

3 包括的支援事業 • 100

5 事例：地域の多職種が連携して行う自宅退院への支援 ……………………… 102

1 Aさんの基本状況 • 102

1 入院前の身体状況 • 102

2 入院前の生活状況 • 103

3 入院前のサービス利用状況 • 103

2 院内における多職種連携と退院指導 • 103

1 サービスや支援体制のイメージ化と療養場所の意思決定 • 103

2 院内の多職種連携 • 103

3 退院に向けた地域連携 • 104
  1 地域連携 • 104
  2 退院前のカンファレンス • 104
  3 自宅環境の準備 • 104
  4 退院日とその後 • 105

4 地域・在宅看護の対象者

1 地域・在宅看護の対象者 •••••••••••••• 108
  1 地域・在宅看護の対象と背景 • 108
  2 法制度からみた対象者 • 108
  3 ライフサイクルからみた対象者（訪問看護の場合）• 109
  4 健康レベルからみた対象者（訪問看護の場合）• 110
  1 予防を目的とした対象者 • 110
  2 慢性的な疾患をもつ対象者 • 110
  3 終末期にある対象者 • 110
  4 健康な状態にある対象者 • 110
  5 疾患からみた対象者（訪問看護の場合）• 111
  6 障害レベルからみた対象者（訪問看護の場合）• 112
  1 日常生活自立度 • 112
  2 要介護（要支援）度 • 112
  3 認知症高齢者の日常生活自立度 • 113
  7 地域社会における生活者としての対象者 • 114
  8 状態別・状況別対象者 • 114
  1 脳血管疾患に罹患した要介護高齢者 • 114
  2 認知症高齢者 • 114
  3 難病療養者 • 114
  4 精神障害者 • 115
  5 終末期の療養者 • 115
  6 医療的ケア児・重症心身障害児 • 115
2 在宅看護の対象者とサービス提供者側の条件 •••••••••••••• 116
  1 療養者と家族の生活・価値観の尊重 • 116
  2 自立支援 • 116
  3 意思決定への支援（ACP）• 116
  4 地域包括ケアシステムの整備 • 116
  5 保健・医療・福祉を統合したケアマネジメント • 117
3 在宅療養の場における家族のとらえ方 •••••••••••••• 118

1 家族とは • 118
  1 家族の定義 • 118
  2 日本における家族のありようの変遷 • 119
  3 家族の機能 • 119
  4 家族の役割 • 119
  5 家族に関する基礎理論 • 119
  2 家族形態に応じた看護 • 124
  1 家族看護とは • 124
  2 家族のアセスメント • 124
  3 在宅療養者の家族に生じやすい課題 • 125
  4 在宅療養者の家族への支援 • 127
4 在宅療養者の家族への看護 •••••••••••••• 127
  1 家族の介護力のアセスメントと調整 • 129
  2 家族関係の調整 • 129
  3 家族へのケア方法の指導 • 130
  4 家族介護者の健康 • 131
  1 介護負担 • 131
  2 家族介護者への支援 • 132
  5 レスパイトケア • 132
5 事例：療養者と家族全体を対象とした介入と調整 •••••••••••••• 133
  1 Bさんの基本情報 • 133
  1 身体状況 • 133
  2 生活状況 • 134
  3 サービスの提供状況 • 134
  2 Bさんの病状変化に伴う課題と家族ケア • 134
  1 Bさんの状態と課題 • 134
  2 家族の状況 • 134
  3 家族ケア • 135

5 在宅療養を支える訪問看護

1 訪問看護の特徴 •••••••••••••• 138
  1 訪問看護とは • 138
  2 訪問看護の制度と現状 • 138
  1 訪問看護の制度 • 138
  2 訪問看護・訪問指導実施機関 • 138
  3 訪問看護利用者の主な傷病 • 140
  3 訪問看護の提供方法と種類 • 141
  1 訪問看護における看護職の役割 • 141
  2 訪問看護における留意点 • 143
2 在宅ケアを支える訪問看護ステーション •••••••••••••• 145

1 訪問看護ステーションの開設基準 • 145
1 実施主体 • 145
2 実施形態 • 145
3 管理者 • 145
4 人員・設備および運営基準・開設基準 • 145
2 従事者 • 145
3 対象者 • 145
1 医療保険による訪問看護 • 146
2 後期高齢者医療による訪問看護 • 146
3 介護保険による訪問看護 • 146
4 サービス内容（訪問看護のサービス提供）
• 146
5 訪問看護サービス開始までの流れ • 146
6 利用料 • 146
1 医療保険・後期高齢者医療の場合 • 147
2 介護保険の場合 • 147
3 訪問看護における介護保険と医療保険の調整／
精神科訪問看護 • 147
7 訪問看護サービスの質保証 • 149
8 訪問看護サービスの管理・運営 • 150
9 訪問看護制度の課題 • 150
1 療養通所介護 • 151
2 看護小規模多機能型居宅介護 動画 • 151
3 機能強化型訪問看護ステーション • 151
4 定期巡回・随時対応型訪問介護看護 • 151
3 事例：訪問看護ステーションの開設 …… 153
1 C株式会社が訪問看護ステーションに挑戦す
る理由 • 153
2 訪問看護ステーション開設を決めてから開設
まで • 153
1 資金調達 • 153
2 人材獲得 • 154
3 指定申請 • 154
4 物件の確保 • 154
5 その他の準備 • 154
3 開設から黒字化まで • 154
1 開設前の営業 • 154
2 開設から黒字化まで • 155
4 黒字化から3年後まで • 155
1 1年目の動き • 155
2 2年目の動き • 155
3 3年目の動き • 155
4 今後の方針 • 156

6 **在宅看護におけるケースマネジメン
ト／ケアマネジメント**

1 ケースマネジメント／ケアマネジメント
.... 158
1 看護が担うケースマネジメント／ケアマネジ
メント • 158
1 ケースマネジメント／ケアマネジメントの概念
• 158
2 ケースマネジメント／ケアマネジメントの背景
• 158
3 広義のケアマネジメント • 159
4 狭義のケアマネジメント • 159
2 介護保険制度におけるケアマネジメント
• 159
1 介護保険制度におけるケアマネジメントとは
• 159
2 介護保険制度におけるケアマネジメントの理念
と目的 • 160
3 ケアマネジャーの役割とケアプランの検証
• 160
3 ケースマネジメント／ケアマネジメントの過
程 • 160
1 介護保険制度におけるケアマネジメントの過程
• 160
2 介護保険制度におけるケアマネジメントのポイ
ント • 161
4 さまざまな人に向けたケアマネジメント
• 168
1 障害がある人に対する相談支援事業 • 168
2 相談支援専門員によるケアマネジメントのポイ
ント • 168
5 看護が担うケースマネジメント／ケアマネジ
メントの実践 • 169
1 看護師がケアプランを把握することの重要性
• 169
2 訪問看護実践としてのケアマネジメント • 169
3 訪問看護とケアマネジメントの関係 • 170
4 療養者と家族の生活を見据えた視点 • 170
6 地域包括ケアと地域ケア会議 • 171
1 地域ケア会議とは • 171
2 地域ケア会議の五つの機能 • 171
3 地域ケア会議の設置主体と関係職種 • 171
4 地域ケア会議における看護職の役割 • 171

7 演習をやってみよう • 173

2 事例：地域の課題解決に発展したケース
.... 176

1 Dさんの基本状況 • 176

2 サービス担当者会議の開催 • 177

3 地域ケア会議への参加 • 177

7 地域療養を支える法・制度

1 法・制度を学ぶに当たって 180

1 地域・在宅看護の基盤・枠組みとして • 180

2 ケアマネジメントから地域包括ケアシステム構築に向けて • 180

3 プライバシー・個人情報の保護や権利擁護
• 180

2 社会資源の活用 181

1 在宅療養を支える人 • 181

2 在宅療養を支える機関 • 181

3 在宅療養で活用できるサービス • 181

4 社会資源の活用における看護職の役割 • 181

1 療養者と家族のニーズを把握する • 182

2 地域の社会資源の情報を提供する • 183

3 申請手続き等の支援をする • 183

4 サービス提供者との連絡・連携を行う • 183

5 地域の社会資源を整える • 183

3 在宅療養者の権利を擁護する制度と
社会資源 184

1 権利擁護とは • 184

2 日常生活自立支援事業（福祉サービスの利用援助）**動画** • 184

3 成年後見制度 • 185

4 任意後見制度 • 185

5 オンブズマン制度 • 185

4 医療保険制度 186

1 制度の概要としくみ • 186

1 被用者保険 • 186

2 国民健康保険 • 186

3 後期高齢者医療制度 • 187

2 主な医療（サービス）給付 • 189

1 療養の給付 • 189

2 高額療養費制度 • 189

3 埋葬料（費）• 189

4 傷病手当金 • 189

5 移送費 • 190

6 高額医療・高額介護合算療養費制度 • 190

5 介護保険制度 191

1 制度の概要としくみ • 191

2 介護予防サービス・介護サービスの給付手続き • 192

1 要介護認定 • 193

2 介護予防・介護サービス計画 • 194

3 予防給付・介護給付 • 194

4 介護予防・日常生活支援総合事業（介護予防ケアマネジメント）• 196

3 地域包括支援センター • 196

4 介護保険と医療保険の調整 • 196

5 これからの介護保険制度 • 197

6 高齢者施策 200

1 高齢者に対する施策の歴史 • 200

2 高齢者の保健事業と医療 • 200

3 認知症施策 • 201

1 認知症施策推進大綱の策定 • 201

2 認知症基本法の制定 • 202

4 介護予防・生活支援のための取り組み • 202

1 介護予防とは • 202

2 介護保険制度における介護予防 • 203

5 高齢者虐待防止法 • 204

1 高齢者虐待の定義 • 204

2 高齢者虐待の現状 • 204

3 高齢者虐待の防止と早期発見 • 205

4 高齢者虐待への対応 • 206

7 障害者に関連する法律 207

1 障害の分類 • 207

1 国際障害分類（ICIDH）から国際生活機能分類（ICF）へ • 207

2 ICFの各要素概念 • 207

2 障害者認定 • 208

1 身体障害児・者 • 208

2 知的障害児・者 • 208

3 精神障害者 • 209

3 障害者総合支援法 • 209

1 障害児・者の範囲 • 209

2 障害者総合支援システムの概要 • 210

3 障害福祉サービスの支給手続き • 211

4 障害福祉サービスと介護保険の調整 • 213

4 精神保健福祉法 • 213

1 入院医療 • 213

2 通院医療 • 213

3 精神保健福祉センター • 213

5 発達障害者支援法 • 214

6 基幹相談支援センター • 214

7 障害者を支える手当・年金 • 214

1 特別児童扶養手当 • 214

2 障害児福祉手当 • 215

3 特別障害者手当など • 215

4 重度心身障害者手当 • 215

5 障害年金 • 215

6 障害者扶養共済制度 • 215

8 障害者福祉のこれから • 215

1 障害者施策に関連する主な法律など • 215

2 障害者総合支援法の改正 • 216

8 難病法 •••••••••••••••••••• 217

1 難病にかかる医療費助成制度 • 217

1 対象疾患 • 217

2 医療費助成の概要 • 217

2 療養生活環境整備およびその他の難病対策
• 218

1 難病情報センター • 218

2 難病相談支援センター事業 • 218

3 難病患者就職サポーター • 218

4 難病対策地域協議会の設置 • 218

9 子どもの在宅療養を支える制度と社会資源
•••••••••••••••••••••••• 220

1 小児慢性特定疾病対策 • 220

2 養育医療 • 221

3 子どもの在宅療養を支える手当 • 221

1 特別児童扶養手当 • 221

2 障害児福祉手当 • 221

3 児童扶養手当 • 221

4 児童育成手当：障害手当 • 221

10 生活保護制度 ••••••••••••• 221

1 基本原理と基本原則 • 221

2 実施主体・申請窓口 • 222

3 扶助の種類 • 222

4 保護施設 • 222

11 事例：パーキンソン病患者の在宅復帰に
向けた支援 •••••••••••••••• 223

1 Eさんの基本状況 • 223

1 入院前の身体状況 • 223

2 生活状況 • 223

3 入院前のサービス利用状況 • 224

4 地域包括ケア病棟に入院中の状況 • 224

2 在宅復帰に向けた課題と対応 • 225

---

8 在宅療養を支える健康危機・災害対策

1 在宅療養における健康危機・災害対策
•••••••••••••••••••••••• 228

1 健康危機・災害対策に関わる施策・制度
• 228

2 在宅療養における健康危機・災害対策の必
要性 動画 • 229

3 災害サイクルと在宅療養者支援 • 229

1 災害サイクルに応じた看護支援 • 229

2 災害時に支援が必要となる在宅療養者 • 230

2 地域包括ケアシステムにおける健康危機・
災害対策 ••••••••••••••••• 233

1 地域包括ケアシステムによる健康危機・災
害対策と連携 動画 • 233

2 訪問看護ステーションにおける健康危機・
災害対策と対応 • 234

3 訪問看護師による健康危機・災害時対応
•••••••••••••••••••••••• 235

1 訪問看護師による対応技術 • 235

1 アウトリーチ • 235

2 日ごろからの多職種連携 • 235

3 物がない中での看護実践の工夫 • 235

4 災害前看護の実践 • 235

2 訪問看護事業所における災害時の事業継続
計画（BCP） • 236

1 BCPとは • 236

2 訪問看護事業所における災害時のBCP • 236

3 訪問看護における災害別の特徴と対応 • 236

4 訪問看護師の対応の実際 • 238

1 新型コロナウイルス感染症への訪問看護の対
応 • 238

2 自然災害時の訪問看護の対応 • 238

4 災害時における在宅療養者と家族の
健康危機管理 ••••••••••••••• 239

1 在宅療養者・家族への防災・減災対策の指導
• 239

2 医療機関との連携による医療上の健康危機
管理 • 240

3 福祉機関との連携による生活上の健康危機
管理 • 240

4 行政（都道府県・市町村，消防署，警察署）との連携 • 241

5 事例：ALSの在宅療養者と災害対策 …… 242

1 Fさんの基本状況 • 242

1 身体状況 • 242

2 生活状況 • 242

3 サービス提供の状況 • 243

2 発災時の課題と対応 • 243

1 想定されるハザード • 243

2 医療的ケア・医療機器の管理 • 243

3 災害時個別支援計画－発災時の避難 • 244

9 地域・在宅看護の動向と今後の発展

1 海外における在宅看護の先駆的取り組み
………………………………………………… 250

1 海外の在宅ケアの特徴と共通性 • 250

1 ドイツでの在宅ケア • 250

2 オランダでの在宅ケア • 250

3 韓国での在宅ケア • 250

4 シンガポールでの在宅ケア • 250

2 国際的な共通点と在宅ケアの今後 • 251

2 日本における地域・在宅看護の動向 …… 256

1 地域・在宅看護を取り巻く国の動向 • 256

1 2035年を見据えた保健医療システムの策定
• 256

2 三つの報酬改定 • 257

2 日本看護協会の動向とこれからの地域・在宅看護 • 257

3 これからの地域・在宅看護の発展に向けて
………………………………………………… 260

1 地域・在宅看護における事例検討会 • 260

1 地域・在宅看護において「事例検討会」を実施する意義 • 260

2 事例検討会の進め方 • 261

2 地域・在宅看護における看護研究 • 263

り返る • 245

● パンデミックと訪問看護ステーション • 247

● ヨーロッパの在宅ケア：ドイツの例 • 251

● 大規模な在宅ケア：米国の例 • 253

● ビュートゾルフを日本へ • 255

● 法・制度にとらわれない新しいサービス • 258

● 訪問看護のM＆A • 259

資料1 地域・在宅看護を展開するための基本理念
………………………………………………… 265

資料2 参考資料 ………………………………… 268

看護師国家試験出題基準（令和5年版）対照表
………………………………………………… 275

索引 …………………………………………………… 279

■本書で使用する単位について
　本書では，国際単位系（SI単位系）を表記の基本としています．
　本書に出てくる単位記号と単位の名称は次の通りです．

cm	：センチメートル	mL	：ミリリットル
m	：メートル	L	：リットル
km	：キロメートル	g	：グラム
℃	：セルシウス度	kg	：キログラム

コラム

● 農村に根差した地域医療 • 32

● 地域に広がる看護の役割－暮らしの保健室から
マギーズ東京へ • 64

● 在宅看護：海外と日本の交流の歴史と将来 • 78

● 3.11の経験から地域ネットワークのあり方を振

地域・在宅看護論②　在宅療養を支える技術　Contents

1章 訪問看護技術

1 家庭訪問・初回訪問
2 在宅療養における看護過程の展開技術
3 訪問看護の記録
4 事例：療養場所の移行や病状の変化に応じた訪問看護

2章 疾患・病期に応じた看護

1 疾患等に応じた看護
2 病期に応じた在宅療養者への看護

3章 在宅療養生活を支える基本的な技術

1 コミュニケーション
2 在宅におけるアセスメント技術
3 環境整備
4 生活リハビリテーション
5 感染予防

4章 日常生活を支える看護技術

1 食生活
2 排　泄
3 清　潔
4 肢位の保持と移動
5 呼　吸
6 睡　眠

5章 症状等に応じた看護技術・療養を支える看護技術（医療ケア）

1 医療ケアの原理原則
2 発熱症状
3 消化器症状
4 薬物療法
5 外来がん治療
6 排痰ケア
7 気管カニューラ管理
8 在宅酸素療法（HOT）
9 在宅人工呼吸療法（HMV）：非侵襲的陽圧換気療法（NPPV）
10 在宅人工呼吸療法（HMV）：気管切開下間欠的陽圧換気療法（TPPV）
11 排尿ケア
12 ストーマ管理

13 在宅経管栄養法（HEN）
14 輸液管理（在宅中心静脈栄養法，末梢静脈栄養法）
15 褥瘡管理
16 足病変のケア
17 インスリン自己注射
18 在宅CAPD管理
19 疼痛管理

6章 在宅看護における安全と健康危機管理

1 在宅看護における危機管理
2 日常生活における安全管理

7章 事例で学ぶ在宅看護の技術

1 在宅での自己管理を続けている独居の糖尿病療養者
2 在宅で老老介護を開始する高齢の療養者
3 被虐待が疑われる認知症高齢者
4 在宅での生活を希望する脳梗塞後遺症のある高齢者
5 最期まで自宅で過ごしたい終末期のがん療養者
6 在宅での生活に不安を抱きつつ退院するALS療養者
7 事故により中途障害者となった成人男性
8 在宅での生活を希望する精神障害者
9 地域で生活する重症心身障害児
10 誤嚥性肺炎を生じた超高齢者
11 回復期にある高次脳機能障害療養者
12 独居で終末期を迎える療養者
13 マルトリートメントが疑われる医療的ケア児

8章 やってみよう！ 訪問看護演習

1 演習Ⅰ　テーマ：初回訪問
2 演習Ⅱ　訪問看護における医療保険と介護
3 演習Ⅲ　テーマ：在宅看護過程
4 演習Ⅳ　テーマ：ケアマネジメント（サービスの調整）
5 演習Ⅴ　地域特性の把握（地域診断）

編集・執筆

⠿ 編 集

石田　千絵	いしだ ちえ	日本赤十字看護大学看護学部看護学科教授
臺　　有桂	だい ゆか	神奈川県立保健福祉大学保健福祉学部看護学科教授
山下留理子	やました るりこ	徳島大学大学院医歯薬学研究部看護リカレント教育センター特任教授

⠿ 執 筆 （掲載順）

石田　千絵　いしだ ちえ　日本赤十字看護大学看護学部看護学科教授
…… 序章，1章1節，2章2節，3章3節・4節3 ～ 6項，6章1節1 ～ 4・6項，8章1・2・4・5節，9章2節

臺　　有桂　だい ゆか　神奈川県立保健福祉大学保健福祉学部看護学科教授
…… 序章，1章3節1 ～ 3項，2章1・3節，3章1節，5章1・2節，7章1・2・4・5・7 ～ 10節，資料：地域・在宅看護を展開するための基本理念

山下留理子　やました るりこ　徳島大学大学院医歯薬学研究部看護リカレント教育センター特任教授
…… 序章，1章2節・3節4項，3章2節，4章1・2節，6章2節，7章11節，9章3節

坂井　理恵　さかい りえ　JA長野厚生連佐久総合病院在宅ケア認定看護師 …… コラム：農村に根差した地域医療

佐藤　太地　さとう たいち　日本赤十字看護大学看護学部看護学科助教 …… 1章3節5項，6章1節7項

秋山　正子　あきやま まさこ　白十字訪問看護ステーション統括所長／暮らしの保健室室長，認定NPO法人マギーズ東京センター長
…… コラム：地域に広がる看護の役割－暮らしの保健室からマギーズ東京へ

村上紀美子　むらかみ きみこ　医療ジャーナリスト，元 国際医療福祉大学非常勤講師
…… コラム：在宅看護：海外と日本の交流の歴史と将来，コラム：ヨーロッパの在宅ケア：ドイツの例，コラム：大規模な在宅ケア：米国の例

谷口　美穂　たにぐち みほ　日本赤十字社医療センター患者支援室療養支援課特任副師長，地域看護専門看護師
…… 3章4節1・2項・5節

関根　光枝　せきね みつえ　日本赤十字社医療センター患者支援室療養支援課長・がん診療推進課長・看護師長，家族支援専門看護師 …… 4章3 ～ 5節

金坂　宇将　かねさか たかゆき　ケアプロ在宅医療株式会社代表取締役 …… 5章3節

竹森　志穂　たけもり しほ　東京都立大学健康福祉学部看護学科准教授 …… 6章1節5項

岡田　理沙　おかだ りさ　ケアプロ在宅医療株式会社バックオフィス部門長 …… 6章1節6項，8章3節

佐藤　　潤　さとう じゅん　東京医科歯科大学大学院保健衛生学研究科看護先進科学専攻看護管理・高齢社会看護学分野 …… 7章3・6節，9章1節

小野　久惠　おの ひさえ　有限会社あおい あおい訪問看護ステーション富谷／富谷複合型サービス事業所あおい代表取締役 …… コラム：3.11の経験から地域ネットワークのあり方を振り返る

川口　奏子　かわぐち かなこ　在宅看護研究センター付属訪問看護ステーション管理者
…… コラム：パンデミックと訪問看護ステーション

吉江　　悟　よしえ さとる　一般社団法人 Neighborhood Care 代表理事
…… コラム：ビュートゾルフを日本へ

川添　高志　かわぞえ たかし　ケアプロ株式会社代表取締役，株式会社CHCPホームナーシング エグゼクティブ・フェロー，東京女子医科大学顧問
…… コラム：法・制度にとらわれない新しいサービス，コラム：訪問看護のM＆A

序章　地域・在宅での暮らし

1 あなたが暮らす「メディカ町」をみてみよう

ここは，すこやか市メディカ町．
あなたが暮らす町です．
あなたは19歳の看護学生．地域・在宅看護を学んでいます．
あなたは，地域とそこに暮らす人々について知るために，まずは自分の暮らす町へ目を向けてみることにしました．

メディカ町に暮らす人々はどんな施設を使い，どんな生活をしているでしょうか？
まずは地図をじっくり眺めて，そこに暮らす人々の生活を自由に想像してみましょう．

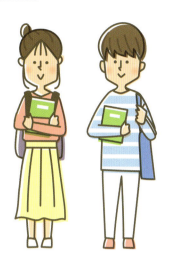

すこやか市の基本情報

人口	217,500人
世帯数	100,000世帯
高齢者	62,500人
高齢化率	29.06%
世代別人口	0〜14歳　25,000人
	15〜64歳　130,000人
	65歳以上　62,500人
	（2024年1月1日時点）

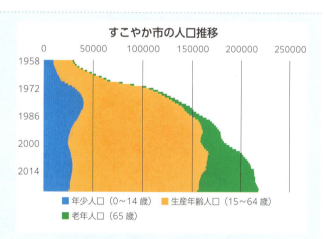

- 近年，昼間人口は一貫して夜間人口を下回っており，流出超過の傾向にある．
- 近年は大規模団地における居住者の高齢化が進行している．
- 2023年を境に人口は減少局面に移行しており，年少人口・生産年齢人口は減少が見込まれ，老年人口は2040年まで増加し続けることが見込まれている．

➡ 地域アセスメント演習の方法については，本書1章3節5項p.41で詳しく解説しています．

メディカ町の地図は右のQRコードからダウンロードすることができます．ぜひご活用ください．

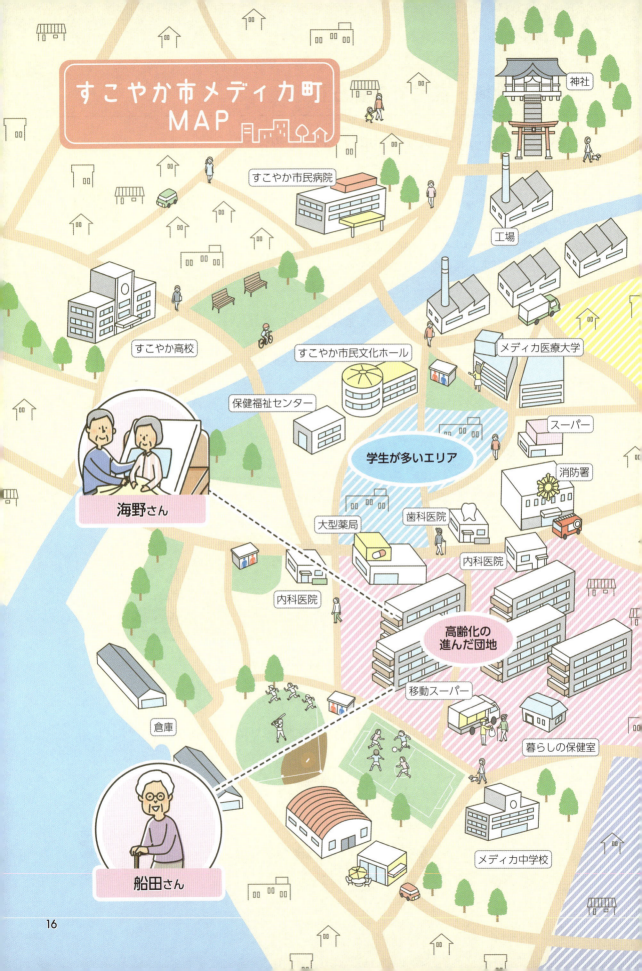

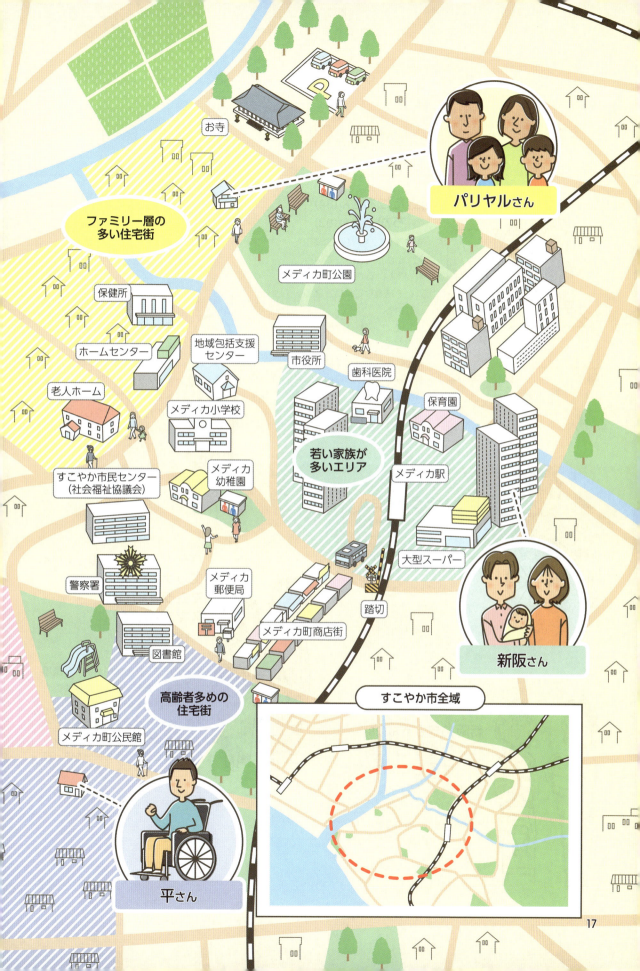

メディカ町にくらす人々

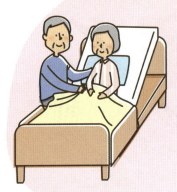

海野たけおさん(84) ちかこさん(83)
- 結婚を機に入居して以来，ずっと団地で暮らしている．
- 娘が2人いるが，現在は2人とも結婚して県外で暮らしている．
- ちかこさんは要介護4の認定を受けており，たけおさんは離れて暮らす娘に相談しながらちかこさんを介護している．

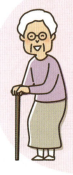

船田せつこさん(92)
- 30年前に夫を亡くし，団地で一人暮らしをしている．子どもはいない．
- 社交的な性格で，近所を散歩したり，暮らしの保健室のイベントに積極的に参加したりと，外出することが好き．

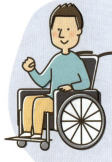

平ゆうたろうさん(32)
- 13年前の事故で脊髄を損傷し，車椅子で生活している．
- 自宅でwebデザイナーの仕事をしている．
- サッカーが好きで，友人たちとの試合観戦が一番の楽しみ．

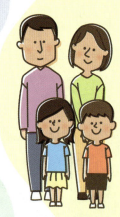

パダム・パリヤルさん(44) エリナさん(40) マムタさん(11) スマンくん(8)
- 夫婦ともにネパール人で，7年前に日本へ移住してきた．
- 夫のパダムさんは川沿いの金属加工工場，妻のエリナさんはすこやか市民病院で働いている．
- マムタさんとスマンくんはメディカ小学校へ通っており，放課後や休日はそれぞれ仲の良い友達と遊びに出かけている．

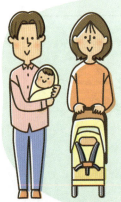

新阪あきとさん(28) めぐみさん(28) はるとくん(2カ月)
- 駅前のマンションの13階に住んでいる．
- 夫婦でメディカ町を気に入り，1年ほど前に隣の県から引っ越してきた．

2 「メディカ町」の暮らしを考えてみよう

💬 登場人物の中から1人を選んで，その人のある1日の生活を考えてみよう．

_____さんの1日

| 0:00 | 3:00 | 6:00 | 9:00 | 12:00 | 15:00 | 18:00 | 21:00 | 24:00 |

💬 選んだ人・家族が住んでいるエリアの特徴を想像してみよう．

周囲に住んでいる人は？

周囲の風景は？

そのエリアにある施設や資源は？

道の様子や交通量は？

💬 選んだ人・家族は，どのような目的で，町のどのような場所を利用するかを考えてみよう．

💬 この人・家族にとって，さらにどんな施設・資源があれば暮らしやすいかを想像してみよう．

💬 この町は，この人・家族の健康な暮らしにどのような影響を与えているだろう．想像してみよう．

考え方に
迷ったら
1章1節3項を
みてみよう

地域と生活と健康について，皆さんはどのように考えましたか？
あなたの住まいのある地域と生活と健康についてはどうでしょうか？
本書の1章では，あなたにとっての「地域と生活と健康」についても考えながら，地域と生活と健康との関係と，必要な看護について学んでいきます．
早速，1章を読み進めてみましょう．

1 地域と生活と健康

学習目標

- 自分自身の暮らしや健康を振り返り，ほかの人と共有することで，暮らしと健康への理解を深められる．
- 自分の暮らしている地域のさまざまな要素が，自分自身の健康に影響を与えていることを理解できる．
- 地域と生活と健康がどのように関わっているのかを理解できる．
- 地域包括ケアシステムの目的と考え方を説明できる．
- 地域包括ケアシステムを構成するネットワークとその必要性を理解できる．
- 地域共生社会が目指される背景と看護職の役割を理解できる．
- 地域アセスメントの必要性とその方法について理解できる．
- 地域アセスメントを行い，得られたデータを分析し，その成果を発表することができる．

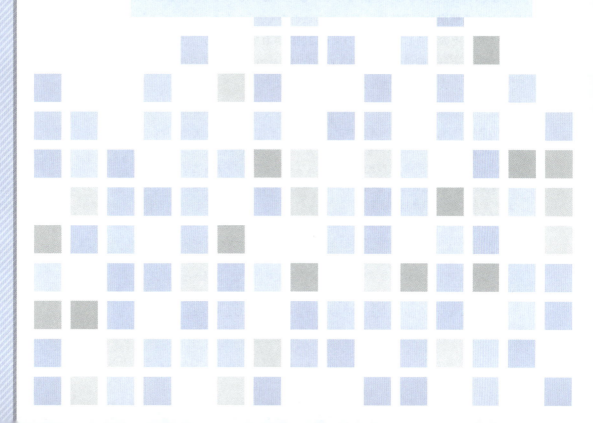

1 地域と生活と健康

　あなたはどのように毎日を過ごしているのだろうか．どのような場所で生まれ育ち，今はどこで誰とどのような暮らしをしているのだろう．健康に気を使って過ごしているのだろうか．あなたにとっての健康とはどのようなものだろうか．あなたの暮らしで大切にしていることや気を付けていることはなんだろうか．これらのことを踏まえて，あなた自身にとっての健康とあなたの毎日の暮らしを少し振り返ってみよう．そして毎日の暮らしを振り返ったとき，「あなた自身の健康と暮らし」にはどのような事柄が含まれていただろうか．友達と共有してみよう．

　なぜ「あなた自身の健康と暮らし」に注目する必要があるのか．その理由は，在宅で療養する人々への看護を理解するためにほかならない．「なんらかの病気や障害をもちながら，在宅で自分らしく暮らす」ことをケアするために，「なんらかの病気や障害」について学習することは看護師になるためにとても大切ではあるが，在宅療養者とその家族にとっては，「自分が選んだ地域で自分らしく暮らす」ことがより重要視されることが多い．そのため，「地域と生活と健康」について今まで以上に理解を深め，意識的に情報を得られるように学習を進めていく必要がある．本章では，「あなたの健康と暮らし」「地域における健康」「地域，生活と健康の関係性」の順にそれぞれ学んでいきたい．

1 あなたの健康と暮らし

　「あなたの健康と暮らし」を構成しているものはなんだろうか．ここでは，WHOによる健康の定義等にとらわれることなく，「あなたにとっての健康」があなたの日々の暮らしの中でどのように展開されているのか（または，どのような状況によって健康が害されているのか）について考えてみたい．

　ここでまず，大学生のMさんの一日をみてみよう．

Mさんの健康的な一日

　朝6時前，目覚まし時計が鳴る直前に目が覚めた．とてもすっきりとした目覚めだ．すぐに部屋のカーテンを開け朝日を浴びる．十分に眠ることができたと思う．身体をぐっと伸ばしたあと，洗面所で洗顔と歯磨きをし，スキンケアクリームを塗り，日焼け対策もする．髪の毛を整えた後，体重計に乗り，昨日と変化がないことを確認してから，今日の気分に合った洋服に着替えた．

　1人暮らしなので，自分で朝食と昼食用の弁当を作る．昨夜タイマーをかけておいた雑穀米が炊き上がっていい匂いがしている．今日は鶏のムネ肉とブロッコリーを塩コショウで炒め，卵焼きも作った．味付けには砂糖を使わず，みりんを使った．わかめと豆腐の味噌汁も付けて，お気に入りの食器で朝食を済ませ，歯磨きと歯間ブラシをした．

　スマートフォンで今日の天気と交通情報を確認し，ゆっくりと余裕をもって学校に向かう．今日は一日中講義があるが，仲の良い友達が隣に座ってくれたので，楽しい

一日になりそうだ.

　友達と昼食をとり，何気ない会話で談笑する．午後の授業の後，サークル活動のミーティングを終えて家に帰る．夕食は朝食の残りの味噌汁と雑穀米に，サーモンのムニエルと季節の野菜をゆでたもの，そしてヨーグルトを少し．カモミールティーを飲みながらYouTubeで大好きな番組を1時間ほど見た．サークル活動で少しストレスだった出来事について電話で友達に聞いてもらい，気持ちが晴れた．40℃の風呂に漬かりリラックスタイムを過ごしたら，歯磨きをする．1時間ほど授業の復習をして，3行日記を書いてからベッドに入った．気持ちの良いベッド，今日も幸せだと思いながら眠りについた．

　さて，Mさんの暮らしのどの部分が「健康」と関係しているといえるだろうか．客観的にみると，良い睡眠，バランスの良い食事，自分のタイミングで自由に移動できること，友人との会話などでのストレス解消，看護の勉強，清潔な暮らしを自分自身で調整できていること等は「健康」に関わる事象だといえる．もちろんMさんは毎日全く同じように過ごしているわけではなく，健康に気を使ってばかりいるわけでもない．友人や家族との旅行や会食では，食べすぎたり夜更かしをしたりすることもあるだろう．1週間，1カ月，1年を通してバランスをとりながら生活しているのである．

　あなた自身はどうだろう．あなたの健康と暮らしについて今一度考え，そしてほかの人とどう違うのか，できる範囲で共有してみてほしい．その後に，なんらかの病気や障害をもって自宅で暮らしている人についても考えてみよう．このような人たちは，どのような暮らしをしているのだろうか．あなたや友達とどのような違いがあるだろうか．

　当たり前だが，病気や障害をもっている人々にも，あなたやMさんと同様に「自分らしい暮らし」がある．そして，病気や障害があるからといって，いつも健康に留意し続けているわけではなく，趣味に没頭したり，少々身体に負担がかかるような活動をすることもある．健康な人でも全く同じ暮らし方をしている人はいないように，たとえ同じ名前の病気や障害をもっていたとしても，同じ暮らしをしている在宅療養者はいないのである．

　そのため，在宅療養者の看護をするためには，対象となる人自身の価値観や健康観，どのような暮らしが良いと思い，実際にどのように暮らしているのかなどを，丁寧に確認していく必要がある．

2 地域における健康

あなたの暮らす地域には，山や丘，海や川はあるだろうか．そして，あなたの家はどのような場所にどのような形態（一戸建てか集合住宅か，持ち家か借家か）であり，どのような広さの部屋で暮らしているのだろうか．日当たりや湿度，騒音や振動，におい等はどうだろうか．台風などの自然災害が起こったときに，川の氾濫や土石流などの被害を受ける危険はないだろうか．

近隣には同じ年の友人が多くいるのか，高齢化が進んでいるのか．近隣住民との関係はどうだろう．幼少期からの知り合いで家族ぐるみの付き合いがあり，困ったときに助け合える関係だろうか．挨拶をする程度や，顔を見ても誰かわからないような人もいるだろう．近隣がごみ屋敷だったり，怒鳴り声が毎晩響き渡っていたりする場合，あなたや家族にどのような影響があるだろうか．

また，あなたはどのような施設を使いながら暮らしているだろうか．地元の小学校や中学校はあなたの母校だろうか．買い物や散歩に行きたいと思ったとき，徒歩圏内に行きたい場所があるのか，それともバスや電車を使うのか．自分自身と向き合う時間をつくるための公園，神社仏閣や教会などはあるだろうか．あなたが病気になったときはどうだろう．かかりつけのクリニックや病院，歯科医院などは地域にあるだろうか．

これらは，あなたの地域での健康的な暮らしに影響を与える要素の一部である．あなたがどれだけ健康に気を付けていても，自分や家族の努力だけではどうしようもないことが地域の環境によってもたらされることもある．地域の特性によって，あなたと家族の健康が維持・増進されることもあれば，不健康になることもある．あなたが心身の健康を損なったときに救ってくれる近隣の人々やかかりつけ医が地域にいることもあれば，家の構造や家の前の坂道のせいで外に出ることができないなどの影響を受けることもある．地域のさまざまな要素が，あなたの健康になんらかの影響を与えているのである．

3 地域，生活と健康の関係性

1 地域，生活，健康とは

ここまであなたの地域や生活，健康について具体的に考えてきたが，改めて「地域」と「生活」と「健康」の関係について整理してみよう．

地域とは，限定された一定の区域，例えば行政区域，医療圏，生活圏，通学区域，居住区域等の「空間」を指す．国土交通省では，「全国」「広域ブロック」「地域生活圏」「生活エリア（小学校区程度）」で地域を区分しており[1]，在宅療養者を支えるに当たって特に注目すべき「地域」は，「生活エリア」を中心に「地域生活圏」までの範囲である．

国土交通省の定義では地域は三つの生活圏（**一次生活圏，二次生活圏，地方生活圏**）に区分でき，このうち一次生活圏が地域・在宅看護の基盤となる[2]．

▶ **一次生活圏** 役場，診療所，集会所，小中学校等基礎的な公共公益的施設を中心部にもち，それらのサービスが及ぶ地域．圏域範囲は半径4～6km程度．
▶ **二次生活圏** 商店街，専門医がいる病院，高等学校等を中心部にもち，いくつかの一次生活圏から構成される地域．圏域範囲は半径6～10km程度．
▶ **地方生活圏** 総合病院，各種学校，中央市場等の広域利用施設を中心部にもち，いくつかの二次生活圏から構成される地域．圏域範囲は半径20～30km程度．

このように「地域」や「生活圏」といっても，さまざまな区分で範囲が定められ，目的に応じて言葉の用いられ方も異なるが，本書では主に地域包括ケアシステムの範囲である中学校区を中心に考えていくこととする．

そして「生活」とは，①生物として生きていることや生存のための活動と，②社会の中での営みや活動を意味するものである．

これまでも考えてきたように，私たちの「暮らしと健康」とは，「個人が人として生きていく社会の中での営みや活動の中にある健康」である．そして，「社会」とは「生活エリア」や「一次生活圏」のような身近な暮らしを中心とした地域のさまざまな環境が影響し合って成り立っているものだといえる．

2 地域・在宅看護の基盤

生物学的要因や生活習慣から対象となる人の障害や疾病を理解して看護を考えていくのは，地域・在宅看護も病院などで展開される臨床看護と同様である．地域・在宅看護ではさらに，療養者を含めた地域で生活する人々とその家族を理解し，地域におけるさまざまな場で，地域での健康と生活を支えるための看護を提供する．したがって，生活行動や社会活動の主体である生活者の障害や疾病が，何によってもたらされたのか，あるいは，今後どのような健康や生活上の課題が起こり得るのかについての理解と，対象の生活を構成する衣食住（暮らし方），家族・家庭，生活環境，ならびに生活の基盤としてのコミュニティー・地域への理解が，看護活動の基盤となる（図1.1-1）．

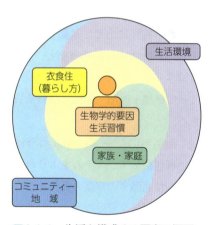

図1.1-1 生活を構成する要素の概要

2 地域包括ケアシステムと共生社会

1 地域包括ケアシステムとは

1 高齢者を対象とした地域包括ケアシステム

|1| 地域包括ケアシステムの背景

　日本の人口は近年，減少局面を迎えており，2070年には総人口が9,000万人を割り込み，高齢化率は39%の水準になると推計されている．また，団塊の世代*の人々全員が75歳となる2025年には，75歳以上の人口が全人口の約18%となり，2040年には65歳以上の人口が全人口の約35%となると推計されている[3]．諸外国と比較しても，日本における少子高齢化の動きは継続しており，今後も人口の推移や人口構造の変化を注視していく必要がある．

　このような人口構造の変化に伴い，厚生労働省は，2025（令和7）年を目途に，高齢者の尊厳の保持と自立生活の支援という目的の下で，重度な要介護状態となっても，可能な限り住み慣れた地域で自分らしい暮らしを人生の最期まで続けることができるよう，地域の包括的な支援・サービス提供体制である**地域包括ケアシステム**の構築を推進してきた．地域包括ケアシステムとは，地域の実情に合わせて，住まいを中心に医療・介護・予防・生活支援といったサービスを一体的に提供するシステムのことであり，保険者である市町村や都道府県が，地域の自主性や主体性に基づき，地域の特性に応じて作り上げていくものである（**図1.2-1**）．

　地域の特性に応じて構築していく理由は，例えば総人口が横ばいで75歳以上人口が急増する大都市部と，75歳以上人口の増加は緩やかであるが総人口は減少する町村部では生じてくる課題が異なるからである．加えて，地域によって保健・医療・福祉に関わる資源の量などにも差があることもその理由である．

|2| 高齢者のニーズに寄り添う地域包括ケアシステム

　地域包括ケアシステムをより具体的にイメージしてみよう．地域包括ケアシステムは高齢者の尊厳の保持と自立生活の支援を目的とし，高齢者が医療や介護などの支援を受けながら，可能な限り住み慣れた地域で生活を継続することができるような包括的な支援・サービス体制をいう．このシステムでは「**医療**」「**介護**」「**予防**」「**生活支援**」「**住まい**」という五つの要素が高齢者のニーズに対応して提供される．

　病気になれば医療機関を受診する．急性期，回復期，慢性期などの病院を受診することもあれば，日常的には，居住する地域内のかかりつけ医や有床診療所を受診することもあろう．「**ときどき入院・ほぼ在宅**」といわれるように，高齢者になればなんらかの病気や障害をもち，在宅で暮らしながら通院や入院を繰り返すことも多い．そのため，各医療機関の連携によって継続的に必要な

> **用語解説***
> **団塊の世代**
> 昭和22（1947）年〜24（1949）年の第一次ベビーブームの時代に生まれた世代のこと．この3年間の出生数は約806万人．

➡ 人口構造の変化については，2章2節1項p.50参照．

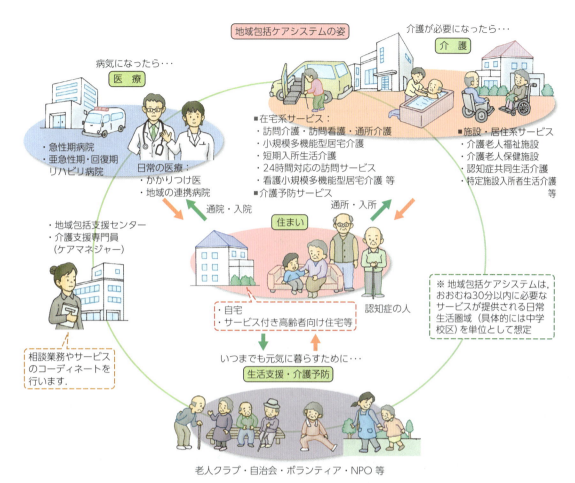

厚生労働省．地域包括ケアシステム．https://www.mhlw.go.jp/seisakunitsuite/bunya/hukushi_kaigo/kaigo_koureisha/chiiki-houkatsu/dl/link1-4.pdf，（参照2024-09-07）．一部改変．

図1.2-1　地域包括ケアシステムのイメージ

医療を安心して受けられるしくみが構築されていることが望ましい．同様に，介護が必要になれば在宅系のサービスとして訪問サービス（訪問介護，訪問看護）や通所サービス（通所介護など）を利用する．また，小規模多機能型居宅介護などの地域密着型のサービスや，施設・居住系サービスも身近な距離に存在すると安心できる．地域の社会福祉協議会やＮＰＯ，ボランティアが実施する生活支援や介護予防も，いつまでも生き生きと元気に暮らすための重要な資源となっている．

　そして，このシステムの中核をなす重要な要素が「**住まい**」である．ここには自宅だけでなく，サービス付き高齢者向け住宅なども含まれる．なお，地域包括ケアシステムは，日常生活圏域である中学校区を単位としており，おおむね30分以内に必要なサービスが提供されることを目指している．

⇒ 高齢者への施策については，7章6節p.200参照．

3 地域包括ケアシステムの考え方

地域包括ケアシステムを植木鉢の概念図でとらえてみよう（図1.2-2）．この図は，地域包括ケアシステムの五つの構成要素（医療・介護・予防・生活支援・住まい）が相互に関係しながら一体的に提供される姿として示されたものである．療養者本人の選択が最も重視されるべきであり，「療養者・家族がどのように心構えをするか」という地域生活を継続するための基礎を皿ととらえ，生活の基盤となる「住まい」を植木鉢，フォーマルサービス・インフォーマルサービス*による「介護予防・生活支援」をその中に満たされた土，専門的なサービスである「医療・看護」「介護・リハビリテーション」「保健・福祉」を葉として描いている．

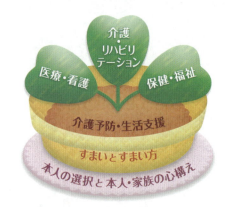

地域包括ケア研究会．地域包括ケアシステムと地域マネジメント．https://www.mhlw.go.jp/file/06-Seisakujouhou-12400000-Hokenkyoku/0000126435.pdf, （参照2024-09-07）．

図1.2-2 地域包括ケアシステムにおける構成要素

介護予防と生活支援は地域の多様な主体によってなされ，養分をたっぷりと蓄えた土となる．そこへ葉として描かれた専門職が効果的に関わり，人々の尊厳ある自分らしい暮らしの実現を支援している．植木鉢の植物のように，各要素がそれぞれの役割に基づき互いに連携して一体的にサービスを提供し，地域での生活を支えるという考え方である．

2 小児を対象とした地域包括ケアシステム

地域包括ケアシステムは，元々は介護保険法の考え方の中で使われてきた概念であるが，小児や障害者を含むすべての世代・分野に当てはまる概念であるといえよう．近年，医学の進歩を背景として，NICU*等に長期入院した後，退院後も引き続き人工呼吸器や胃瘻等を使用し，痰の吸引等の医療的ケアが日常的に必要な子どもたち（**医療的ケア児**）が地域で生活をすることも多くなってきており，全国に約2万人いると推計されている．医療的ケア児とその家族への支援には，医療，福祉，保健，子育て支援，教育等の多職種連携が必要不可欠だが，地方自治体の担当窓口は法制度ごとに異なるため，手続きに時間を要する，情報が共有されないなど非効率的であるという課題がある．小児在宅療養者の地域生活を支える体制を構築するためには，高齢者の地域包括ケアシステム以上により広域で，より多くの関係職種と協働する必要がある．

3 障害者を対象とした地域包括ケアシステム

障害者を対象とした地域包括ケアシステムについても取り組みが進められている．中でも2017（平成29）年2月の「これからの精神保健医療福祉のあり方に関する検討会」報告書では，精神障害の有無や程度にかかわらず，誰もが地域の一員として安心して自分らしく暮らせるよう，医療，障害福祉・介護，住まい，社会参加（就労），地域の助け合い，教育が包括的に確保された「精神障害にも対応した地域包括ケアシステム」の構築を目指すことが新たな理念として明確にされた[4]．

用語解説*
フォーマルサービス・インフォーマルサービス

社会資源の概念の一つ．フォーマルサービス（ケア）とは，国などの公的機関が行う，制度に基づいた専門職による公式な各種サービスの総称．インフォーマルサービス（ケア）とは，家族・親族・友人・近隣の人やボランティア，NPOなどが供給する，制度によらないサービスのこと．

用語解説*
NICU

neonatal intensive care unitの略で，新生児集中治療室のこと．早産児，低出生体重児をはじめとして，呼吸障害，黄疸，低血糖，感染症，仮死，心疾患，消化器疾患などすべての新生児疾患に24時間体制で対応する．

⇒子どもの在宅療養を支える制度については，7章9節p.220参照．

⇒障害者に関連する法律については，7章7節p.207参照．

精神障害にも対応した地域包括ケアシステムの構築により，計画的に地域の基盤が整備されること，精神障害の有無や程度によらず市町村や障害福祉・介護事業者が地域生活に関する相談に対応できるようにすること，精神科医療機関，その他の医療機関，地域援助事業者，当事者・ピアサポーター*，家族，居住支援関係者などとの重層的な連携による支援体制を構築していくことを目指している．

> **用語解説***
> **ピアサポーター**
> 自らが障害や疾病の経験をもち，その経験を生かしながら同じ立場で寄り添い支援する人のこと．障害者やがん患者，アルコール依存など，同じような立場の人が支援や後押しをする．

2 地域包括ケアシステムにおける四つの"助け"

　地域包括ケアシステムを進める上で大切になるのが，**自助**，**互助**，**共助**，**公助**の四つの"助け"である（図1.2-3）．

自助　自助とは「自分のことは自分でする」「自らの健康管理（セルフケア）をする」「市場サービスを自ら購入する」ことをいう．自らの健康を管理するセルフケア能力に加えて，自身に必要なサービスを選択し購入することも自助の力である．寝たきり高齢者など，自身の健康管理が自身の力では不十分な場合に家族がケアや対応をすることも，自助に含まれる．自助の力は自身の努力で高めることも可能ではあるが，専門家や周囲からの支援があることでより高めることができる．自助の力は他の三つの助けの基本となる重要な力となる．例えば，自助の力が高まると自分にとって適切な共助と公助を利用できるようになる．また，自助の力が高い人が多く集まることで互助のしくみが働くようになる．看護職は，住民自身や家族の自助の力を高める自立支援を常に意識して関わっていくことが重要である．

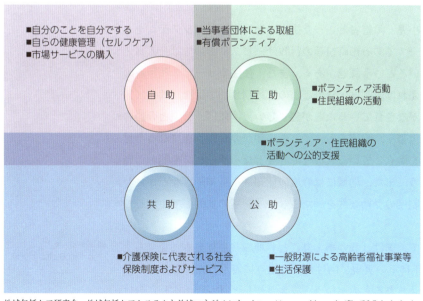

地域包括ケア研究会．地域包括ケアシステムと地域マネジメント．https://www.mhlw.go.jp/file/06-Seisakujouhou-12400000-Hokenkyoku/0000126435.pdf，（参照2024-09-07）．一部改変．

図1.2-3　費用負担区分等からみた地域包括ケアシステム

互助 互助とは，当事者団体による取り組みや高齢者によるボランティア・生きがい就労など，費用負担が制度的に保障されていないボランティアなどの支援や，地域住民による取り組みをいう．現在の保健・医療・福祉のシステムでは医師や看護職といった専門家だけで地域のすべての人々を支えるのは困難である．そのため，たとえ専門家ではなくとも，家族や近隣の人々と支え合う互助のしくみは，これからの社会では非常に重要となる．地域で働く看護職は，地域診断などを通じて地域の互助の実情を把握するとともに，必要であれば人と人とをつなげて互助のしくみをつくることが求められる．

共助 共助とは，医療保険制度や介護保険制度に代表される社会保険制度およびサービスのことである．

➡ 医療保険制度，介護保険制度については，7章4節p.186，7章5節p.191参照．

公助 公助とは，生活保護制度や自治体が提供する高齢者福祉事業などのサービスをいう．福祉のような税金による支え合いのことであり，地域包括支援センターなどで行われている権利擁護や虐待対策は公助に該当する．共助である介護保険・医療保険の一部は税金で賄われており，これらの一部は公助であるともいえよう．

➡ 生活保護制度については，7章10節p.221参照．

このような四つの助けを，地域の実情に応じてバランス良く組み合わせ，融合させることが必要である．自助・互助・共助・公助は，時代や地域によって果たすべき役割が変化する．よって，地域包括ケアシステムを構築する際は，地域診断などを通して地域の情報を収集・アセスメントし，地域の強みや弱みを踏まえて，その地域に応じた地域包括ケアシステムを構築していくことが大切である．

3 地域共生社会

これまで，高齢者や小児，障害者といった視点で地域包括ケアシステムをとらえてきたが，公助の一つである市町村等の行政サービスにおいては，人材・資源・財源が限られているという課題がある．また，住民やサービス利用者の利用のしやすさから考えれば，制度・分野ごとの「縦割り」ではなくサービス関係者間の調整と協働がなされていることが望ましい．例えば，育児と介護のダブルケアに直面する世帯や，障害をもつ子どもの親が要介護状態になった世帯，病気の治療と就労を両立している人などで必要となるサービスや関わる職種をイメージしてみよう．また，地域には軽度の認知症や精神障害などが疑われるものの，公的支援制度の受給要件を満たさない「制度の狭間」で生活をしている人もいる．

こうした状況を受けて，国は**「我が事・丸ごと」**地域共生社会本部を立ち上げ，2016（平成28）年にその実現に向けた取り組みに着手した．ここでは，福祉を与えるもの／与えられるものという「支え手側」と「受け手側」に分けるのではなく，地域のあらゆる住民が役割をもち，支え合いながら，自分らしく活躍できる地域コミュニティーを育成し，公的な福祉サービスと協働して助

➡ 我が事・丸ごとについては，p.56 plus α参照．

け合いながら暮らすことのできる**地域共生社会**を実現することの必要性が掲げられている（図1.2-4）．

このように，地域共生社会とは，縦割りや「支え手」「受け手」という関係を超えて，地域住民や地域の多様な主体が参画し，人と人，人と資源が世代や分野を超えてつながることで，住民一人ひとりの暮らしと生きがい，地域を共に創っていく社会をいう．少子高齢化の中で人口減少が進行している日本では，福祉ニーズも多様化・複雑化している．人口減少による福祉の担い手の不足や，血縁・地縁・社縁といったつながりが弱まっている現状を踏まえ，人と人，人と社会がつながり支え合う取り組みが生まれやすいような環境を整える新たなアプローチが求められている．これからの時代は，地域で働く看護職として，地域共生社会という考え方の下で看護活動をしていくことが必要である．

コンテンツが視聴できます（p.2参照）

地域に根差した医療（佐久総合病院の例）

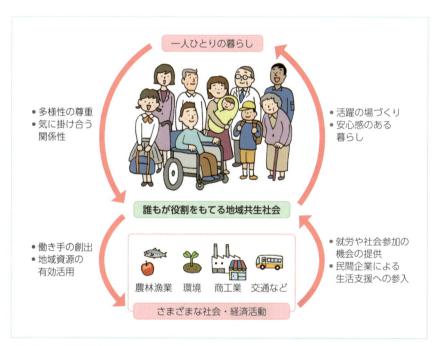

図1.2-4　地域共生社会のイメージ

コラム　農村に根差した地域医療

　佐久総合病院は1944（昭和19）年1月，長野県佐久市臼田の地に20床の病院として開院し，翌年赴任した外科医・若月俊一が「農民とともに」を合言葉に，生涯をかけて地域医療を実践・発展させてきた．病院は今もなお，「医療および文化活動をつうじ，住民のいのちと環境を守り，生きがいのある暮らしが実現できるような地域づくりと，国際保健医療への貢献」を理念に掲げ取り組んでいる．

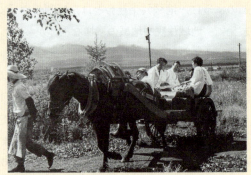

図1　馬車での出張診療（1956年）

　地域のニーズに応えることを使命とし，医療者自らが農村に出向いたことが佐久総合病院の地域活動の始まりとなる（図1）．その後も「予防は医療にまさる」をモットーに，宮沢賢治の教えに基づく演劇を通した衛生教育活動（図2）や生活実態調査などを早期から実施した．1987（昭和62）年には厚生省（当時）のモデル事業として病院併設の老人保健施設を開設，1988（昭和63）年には24時間体制の在宅ケア活動を担う「地域ケア科」が発足，1990（平成2）年からは附属の診療所である小海診療所で訪問看護を開始した．こうした活動を通して佐久総合病院は「地域医療のメッカ」と呼ばれるようになった．

　「5（入院）：3（外来）：2（地域活動）方式」を運営方針とし，医療活動と同様に文化活動にも長く取り組んできた．毎年5月には五穀豊穣・商売繁盛を祈願する臼田小満祭に合わせ「病院祭」が開催されており，地域の歴史ある催しとなっている．現在も病院祭では研修医が演劇を企画・上演し，地域住民の健康に対する啓蒙につながっている（図3）．毎年夏には，時節のテーマを取り上げ，医療関係者や行政，JA，地域住民などさまざまな立場の人々と討論をする場として「農村医学夏季大学講座」を開催している．こうした地域の祭りや関係機関と連携した文化活動は院内外のコミュニケーションを活発にし，地域と医療・保健・福祉の懸け橋となる大切な役割を果たしている．

　地域医療や農村医学研究の経験と成果を活かして国際協力活動を図るため，1994（平成6）年には国際保健医療科が設立された．近年では高齢化が進む海外諸国の研修を受け入れており，研修生は佐久での学びを活かして自国での地域活動を展開している．同院のさまざまな活動は，国内のみならず海外での地域医療と深くつながっている．

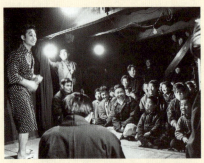

図2　演劇による衛生教育活動（1963年）

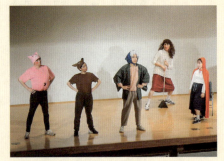

図3　研修医たちによる演劇

引用・参考文献

1）JA長野厚生連佐久総合病院．佐久総合病院の歴史．https://sakuhp.or.jp/about/history.html，（参照2024-04-30）．
2）松島松翠編．現代に生きる若月俊一のことば：未来につなぐ農村医療の精神．一般社団法人光の家，2014．
3）佐久市．臼田小満祭．https://www.city.saku.nagano.jp/kanko/townguide/event/komansai.html，（参照2024-04-30）．
4）「佐久病院史」作製委員会編．佐久病院史．若月俊一監修．勁草書房，1999．

3 地域アセスメント

1 地域アセスメントとその意義

　健康と生活・地域のありようは切り離せない関係にある．**地域アセスメント**とは，生活や地域が，対象者の健康にどのような影響をもたらしているかを明らかにするものである．

　看護では，対象（患者）の病状，検査データ，家族や生活の状況，治療方針などを総合して看護問題を同定し，それに対する支援の方針や具体策を検討するために，看護過程／診断を用いる．地域アセスメントは，この対象に焦点を当てて展開する看護過程／診断の視点を，地域に向けて行うものである．看護過程／診断は，疾病やセルフケアを阻害する要因に焦点を当てる問題解決型思考であるが，地域アセスメントは，問題解決に加え，その地域のもっている強みや希望に焦点を当て，望む地域の姿を実現しようとする目標志向型の観点から行う場合もある．

　地域・在宅看護における地域アセスメントの目的は，二つに大別できる．一つ目は，個人・家族の地域での生活のためのケアマネジメントであり，在宅看護の場面で多く行われる．二つ目は，地域の健康や生活上の課題を抽出する地域診断であり，公衆衛生看護の場面で行われることが多い（図1.3-1）．

　個のケアマネジメントを行うには，地域資源が充足して有機的に機能していることが大切であるように，これら二つの目的は地域・在宅看護実践において連動している．したがって，どちらにより比重を置くかの違いであり，明確に区分できるものではない．ここでは，地域アセスメントの意義を目的別にみてみよう．

1 ケアマネジメント

　ケアマネジメントに焦点を当てた地域アセスメントでは，対象（個人やその家族）の健康や生活上の課題の軽減・解決，QOLの維持・向上の実現に向け，必要な地域の情報を得ることが主な目的となる．対象の健康状態の背景，ならびに資源や生活基盤としての地域を理解し，対象の生活の場に応じて，セルフケア能力を発揮し，本人が望む暮らしを実現できるような支援を考えるために用いられるものである．

➡ ケアマネジメントについては，6章1節p.158参照．

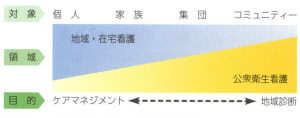

図1.3-1　地域アセスメントの活用範囲

2 地域診断

地域診断*に焦点を当てた地域アセスメントでは，対象を地域（特定の集団やコミュニティー）とし，その現状や課題，将来像を推論する地域診断を目的として行う．具体的には，地域包括支援センターや訪問看護ステーション，行政などにおいて，対象とするエリアやそこに住む人々の健康を保持・増進し，疾病を予防するために，不足を解消すべき，あるいは充実すべき資源を把握し，解決に向けた提案をするために用いる．地域の特性に応じた地域包括ケアシステム構築に有用なアプローチである．

近年では，地域包括支援センターや社会福祉協議会などでも，地域の社会資源や生活ニーズを把握し，地域特性に応じた地域福祉活動や地域包括ケアシステムの構築を目的に，地域アセスメントが実施されている．中には，支援の対象でもある市民とともに，地域アセスメントから支援策の検討・実施といった一連のプロセスを展開している地域もある．このように，地域の人々や組織・団体が地域の情報を共有する地域アセスメントは，対象や多職種との連携・協働，地域の自助・共助のしくみづくりに向けた共通言語やツールになり得る．

これからの看護は，予防を重視し，地域の自助・共助を基盤にした地域包括ケアシステム構築に向けての役割を担うことが一層期待されている．この方法論として，地域アセスメントは有用なアプローチ方法の一つといえる．

2 地域アセスメントの活用

地域・在宅看護において，地域アセスメントはさまざまな場面で活用できる．

1 地域の社会資源の活用・開発

地域アセスメントは，その結果を個別ケア・ケアマネジメントに生かしていく「観点」である．対象（個人・家族）の健康や生活に，地域特性がどのような影響を及ぼしているかを検討し，対象の力量や強みを発揮できるようにしてセルフケアにつなげたり，生活上のバリアを除去・軽減したり，アプローチしたりすることに活用できる．

具体的には，丘陵地や過疎地などでの物理的な要因が，閉じこもりを引き起こしたり，医療などの地域資源へのアクセスを阻んだりしている場合，訪問系サービスの充実，対象にとってアクセスの良い場所への巡回やサロン・イベントの開催などといった支援方法を検討する参考にできる．

また，ニーズにかなう資源がない場合は，既存の資源に新たな役割を担ってもらうように働き掛けることができる．例えば，住民が少なく民間の配食サービスが対応できない地域では，自治会を基盤とした有志が，見守りを兼ねて週に数回配食を行うなどである．あるいは，そもそも地域に資源そのものがない場合は，新たに資源の誘致や創出をするきっかけにもなる．

地域のニーズや課題に応じ，支援を要する対象にもっているスキルや能力を発揮してもらうことで，地域の資源として活躍してもらうという発想もでき

用語解説*
地域診断

地域診断とは，市町村などの一定の地域における住民の健康状態や生活状況，環境などのデータを収集して，地域住民の健康に関わる問題点を明らかにするとともに，その健康問題の発生する要因を推定して対策を立てることをいう．

plus α
地域診断とマッピング

地域診断で得られたデータを地図上に記し，地域の状況を視覚化することをマッピングという．これらは，地域の現状把握に相互に役立つ手段である．

plus α
移動販売の実施

横浜市栄区には，住民の高齢化と商店の廃業で買い物困難者が増加した地区があった．そこで住民・事業者・社会福祉協議会などが協働してスーパーの移動販売を始めた．結果，買い物困難者の生活支援だけでなく，地域の見守りや高齢者の健康づくり，地域包括ケアの創出に貢献できた．

る．例えば，認知症当事者として地域のタウンミーティングに参加してもらい，誰でも住みやすい地域を考えるきっかけにつなげたり，障害や難病などで外出が困難な人が，オンラインツールを用いて地域の子どもたちに体験を語ることで次世代を育成したりと，さまざまな対象の活躍の場が考えられる．これは，地域の資源を開発・創出することであり，同時に対象自身の社会参加，QOLの向上に向けた支援にもつながる．

2 地域包括ケアシステムの構築

地域アセスメントでは，地域の中の個々の事例を積み重ね，地域の人々，あるいは地域としてのニーズや課題を推論することができる．このニーズの充足や課題解決に向け，地域の特長を生かした地域包括ケアシステムを構築していく際に，地域アセスメントは有効である．

例えば，団塊の世代の高齢化により，1人暮らしや閉じこもりがちな高齢者が増加している地域で，商店街の空きスペースや町内の空き家を活用し，認知症やフレイル*の予防を目的とした地域交流スペースを開設する．それがやがて，地域の介護サービスや配食・見守りサービスの拠点に発展するなど，地域の中での共助の拠点になっていく場合がある．

また，地域アセスメントは，看護がどのように地域包括ケアシステムの一員として貢献できるかといった，組織の運営・経営の観点からも活用することができる．例えば，訪問看護ステーションを新規で開設する場合，地域の実態やニーズを踏まえなければ，営業エリア，営業の規模や事務所の場所，24時間対応の有無，小児や精神科訪問看護などへの対応の有無，看護小規模多機能型居宅介護の併設の有無などの課題に向き合い，安定的な事業所経営を実現することには結び付かない．病院であっても同様である．病院の看護管理者として，地域資源を把握し，円滑な退院支援に結び付けるためのネットワークを構築する，地域特性に応じた病院経営のための提案をしていくなど，地域包括ケアシステムの一員としての役割や機能を考える際にも，地域アセスメントは大いに活用できるものである．

3 地域アセスメントの方法

地域アセスメントでは，看護過程／診断と同様，その目的に応じて，地域の情報を多角的に収集し，系統的に分析を行う．

1 情報収集

|1| 客観的な情報

a 統計データ

地域の人々の健康・暮らしにつながる人口，人口構成，世帯数，高齢化率，出生数，有病率，死因，受診率等は，登録申請や調査などから数値として得られる．これらの多くは，公的な機関あるいは研究機関などから，『国民衛生の動向』のような冊子，またはインターネットで，調査結果や報告書として入手

用語解説 *

フレイル

frailty（虚弱）からきた言葉で，加齢とともに運動機能や認知機能等が低下し，生活機能が障害され，心身の脆弱性が出現した状態を指す．健常な状態と要介護状態の中間の状態とされており，要介護の前段階といえる．

➡ 訪問看護ステーションの開設については，5章2節1項p.145，5章3節p.153参照．

が可能である.

政府統計の総合窓口：e-Stat（https://www.e-stat.go.jp）からは国や省庁が実施した調査結果を，都道府県や市町村のホームページからは人口や保健・医療・福祉行政に関連した地域のデータを検索・入手することが可能である.

b 施設やインフラストラクチャー

公共施設である学校，保健・医療・福祉施設，市民センター，公園，スポーツ施設，警察署，消防署，スーパー等の建物なども地域アセスメントに欠かせない社会資源である. これらの資源の有無や数はもちろん，どのような場所に存在するかも，人々のアクセスや生活上の移動に関わる. また，上下水道，電気，道路，交通機関などのインフラストラクチャー（社会基盤）の整備・稼働状況も，必要に応じて情報として収集する.

c サービスや制度

数えたり，目で見たりすることは難しいが，法・制度，社会的サービス，町内会や民生委員などの制度や活動，人的な資源も大切な地域の情報である.

| 2 | 主観的な情報

a 当事者からの情報

日ごろの業務を通じて直接見聞きする住民のニーズ，考えや意識などは，数値では表しにくいが，実態を表す「生きた地域の情報」といえる. 自治体や公的機関，研究機関等が実施した住民調査などの結果は，報告書やホームページで情報収集が可能なものもある. また，場合によっては，サービス提供者の目的に応じ，当事者の意見を聞くためのアンケートや意見交換会，インタビューなどの調査を行うこともある.

b 関係機関・関係者からの情報

対象となる地域の人々の健康や生活の実態，地域の実情をよく知る関係機関，地域のキーパーソンとなり得る関係者（専門職，自治会役員，民生委員や推進員など）からの情報は，対象やその地域の課題を理解するために重要な役割を果たす. 日常業務を通じて，意見交換会，会議やインタビューなどの方法を用い，意見や情報を得る.

c 人々の暮らしぶりや地域の様子

地域アセスメントでは，対象となる人々やその地域の日常がどのようであるかといった，数値には表れない人々の暮らしぶりや地域の様子にも着目する. 例えば街並みであれば，活気，音，明るさ，においをはじめ，どの時間帯にどのような人が集うのか，人々の交流の状況などである. これらは，その場に行ってみる（身を置く），あるいは目的をもってエリアを観察したり，歩いてみたりする（地区踏査，フィールドワーク）ことで，われわれの感覚を通して把握できる地域の情報である. イラストや写真などの媒体を用いて記録すると，客観的な情報として他者にも伝えやすい.

2 コミュニティー・アズ・パートナーモデル

地域アセスメントを行う際に活用できるモデルとして，**コミュニティー・アズ・パートナーモデル**（community as partner model：**CAPモデル**）を紹介する．このモデルは，ニューマン（Newman, B.）の「全人的アプローチ」によるシステムモデルを基盤とし，アンダーソン（Anderson, E.T.）とマクファーレイン（McFarlane, J.M.）によって開発された．コミュニティー，地域を一つの生命体（システム）としてとらえ，人々とその地域が課題解決に向けてエンパワメントされ，共に課題を解決していくことを推進するための一連のサイクルを表し，地域アセスメントのプロセスとして参考にできる（図1.3-2）．

➡ エンパワメントについては，p.265参照．

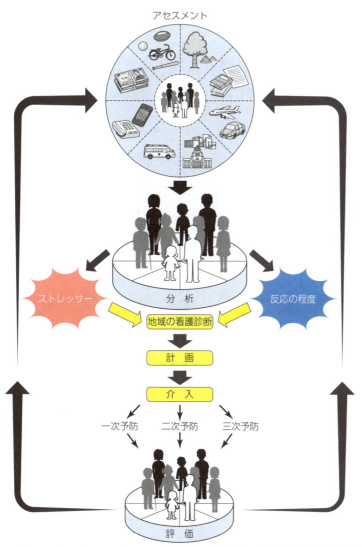

E・アンダーソン, J・マクファーレイン. コミュニティアズパートナー 地域看護学の理論と実際. 金川克子ほか監訳. 第2版, 医学書院, 2007.

図1.3-2　コミュニティー・アズ・パートナーモデル

ここでは，情報収集の枠組みとして，コミュニティー・アズ・パートナーモデルの「アセスメントの車輪(wheel)」を示す．

●**アセスメントの車輪の構成**（図1.3-3）
この車輪は，中心（コア）と，それを取り巻く八つのサブシステムで構成される．

:: **中心（コア）** 地域を構成している「住民」を表し，人口統計，価値観，信念，歴史が含まれる．

:: **八つのサブシステム** 八つのサブシステム（物理的環境，教育，安全と交通，政治と行政，保健医療と社会福祉，情報，経済，レクリエーション）同士は相互に関わり合いながら，住民に影響を及ぼす．

●**アセスメントの車輪の構造**（図1.3-4）
車輪は，次のような要素から成り立つ構造となっており，これらの要素がコアの人々の健康や生活に影響を与える．

:: **通常の防御ライン(normal line of defense)** 「地域の健康」を表し，このラインが守られていれば，地域の健康や安定が保たれていることを示す．

:: **柔軟な防御ライン(flexible line of defense)** 「緩衝地帯（buffer zone）」を意味し，ストレッサーへの反応により，健康レベルが変動する．

:: **抵抗ライン** 「地域の強さ」であり，ストレッサーに反応する強さ（地域の力量）を表す．

:: **ストレッサー** 車輪で表される地域のシステムに不均衡をもたらす恐れのあるもので，地域の内外から生じる．ストレッサーは，緩衝地帯や防御ラインを貫き，地域を壊す原因となる．

:: **反応の程度** 地域の防御ラインを突き抜けるストレッサーに起因する，不均衡や破壊の大きさ．この影響は，地域の人口や健康のデータに反映される．

3 分析・診断・計画・評価

得られたデータは単に羅列するのではなく，それらに意味をもたせるために分析・解釈を行う．客観的なデータである数値は，図表化，あるいは出生率や有病率等のように割合に換算するなどし，解釈をする．特に，数量データは経

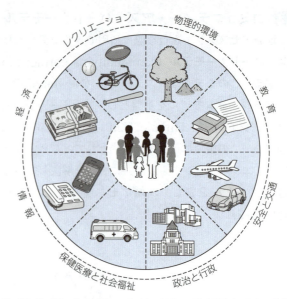

E・アンダーソン，J・マクファーレイン．コミュニティアズパートナー 地域看護学の理論と実際．金川克子ほか監訳．第2版，医学書院，2007．

図1.3-3 アセスメントの車輪（構成）

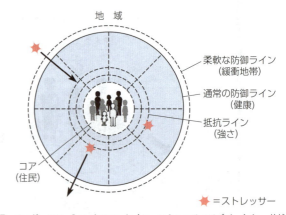

E・アンダーソン，J・マクファーレイン．コミュニティアズパートナー 地域看護学の理論と実際．金川克子ほか監訳．第2版，医学書院，2007．

図1.3-4 アセスメントの車輪（構造）

plus α
ストレッサーの例
コミュニティーの健康や機能に悪影響を与える例として，経済不況による失業率の上昇，自然災害による住宅やインフラの破壊，医療資源など公共サービスの不足やアクセス困難，感染症の蔓延，環境汚染による健康被害などがある．

時的に並べ，経年変化をみて比較することで，地域の現在と過去を知り，これからを推測することができる．また，地域資源の情報は，地図で表しておくとよいかもしれない．主観的なデータは，KJ法*などを用いて分類・整理をしておくとよい．こうして得られたデータは，看護過程同様，情報間の関係性などを吟味しながら分析して，地域の健康や生活上の課題を推論し，支援策の計画・実施・評価へと展開させていくことができる．

用語解説 *
KJ法 1枚のカードにつき一つずつキーワードや情報を書き込んでいき，それらのカードを分類・整理することで発想をまとめていく方法．文化人類学者の川喜田二郎が考案した．

4 地域アセスメントから地域包括ケアシステムへの展開

地域診断を主とした目的で実施する地域アセスメントの場合，どのように地域包括ケアシステム構築に反映していくのかを確認しておこう．

地域包括ケアシステムの構築とは，換言すれば，地域に存在するフォーマルサービス，インフォーマルサービスをつなぎ，地域における共助のしくみをつくりだすことである．これは，地域で暮らす人々への包括的なアプローチを可能にするものであり，行政，民間，住民など，地域の中での連携・協働が基盤になる．地域包括ケアシステムを構築していく際のポイントとして，次の5点が挙げられる．

①住民や関係機関の信頼を得るために，住民に情報を提供する．

②対象や地域の抱えるニーズを明らかにし，当事者，関係者の間で共有する．

③住民の主体的な参加を基盤に「自助」や「共助」を広げる．

④地域の実情に応じて，社会資源の活用・活性化・創出を図る．

⑤個と地域の課題解決が連動して，かつ持続可能な形で行えるシステムを目指す．

地域アセスメントを活用し，地域包括ケアシステム構築に向けて対象や地域の人々と共に取り組んでいくことで，地域特性に基づいた，持続可能なシステム構築の実現につながる．

4 地域を「みる」－実際の町を例に

地域・在宅看護論では，看護の対象となる人々が暮らしている「地域」への理解が大切であると述べた．健康や暮らしを支援するための生活の基盤である「地域」について，具体的にどのようにとらえていけばよいのだろうか．

在宅での療養者やその家族は，生活の場である地域の環境や歴史・文化，習慣や気質，産業といった多様な地域の特性に影響を受けているため，その価値観を否定することなく療養者・家族をとらえる必要がある．そのような，暮らしの場である地域をみる視点は，日ごろの看護活動を通じて得られることも多い．また，さまざまな療養者個人・家族への看護を通して，地域の健康課題が明確になることもある．そのような積み重ねから，訪問看護師をはじめとする在宅ケアに従事する看護職の果たすべき役割も明らかになってくるであろう．

ここでは実際に徳島県にある上勝町を取り上げ，地域への視点を述べていく．

徳島県上勝町の例

豊かな自然に囲まれた山あいの町

　上勝町は県のほぼ中央にあり，徳島市中心部から車で1時間ほどの所に位置している（図1.3-5）．町内の中央を勝浦川が流れ，周囲を1,000m級の高い山々と深い谷が囲んでいる．平地は少なく急峻な地形であり，冷涼な気候である．「樫原の棚田」をはじめとする棚田景観や，巨石群と水苔の群生が幻想的な「山犬嶽」等を擁する，自然豊かな地域である（図1.3-6）．江戸時代に林業が始まり，主要な木材・薪炭の生産地であったことから，現在も第一次産業が基幹産業となっている．特産品は乳酸菌発酵茶の阿波番茶，ユコウ，ユズ，スダチといった柑橘，透明度の高い清らかな渓流で育ったアメゴなどの川魚である．

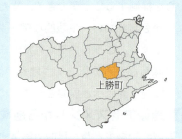

図1.3-5　徳島県上勝町

進む人口減少と高齢化

　上勝町の人口は1,361人（2024〈令和6〉年7月現在），高齢化率は50％を超えている．県内で人口が最も少なく，高齢化率が最も高い町である．コンビニエンスストアやスーパーマーケットはない．一番近いコンビニエンスストアは隣町にあり，車で25分を要する．ほとんどの店は17時には閉店している．国道はなく県道が1路線あり，町内に信号機は1機のみである．人口減少・高齢化によりタクシー，路線バスの事業者が相次いで撤退したため，現在は行政による「上勝町営バス」と地域住民による「上勝町有償ボランティア輸送事業」のみが地域交通を支えている．教育機関は保育園，小学校，中学校がそれぞれ1校あり，医療機関は診療所が2施設と薬局が1施設のみである．介護サービス事業所は，訪問型が2事業所，通所型1事業所，入所型1施設である．居宅介護支援事業所も1事業所である．町内に訪問看護ステーションはない．隣接する町にサテライト型の訪問看護ステーションが1カ所あるのみである．

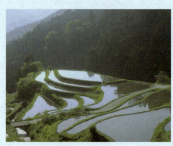

写真提供：徳島県上勝町
図1.3-6　樫原の棚田

1 地域の特性を生かした暮らし

1 高齢者の健康づくりにつながる「葉っぱビジネス」

　これらの数字だけを見ると，高齢化，過疎化が進む典型的な廃村寸前の町をイメージするかもしれない．病気や障害を抱える人，高齢者，そこに住む住民は，不便で生活のしづらさを感じているのではないかと想像するであろう．

　上勝町では過疎化と高齢化が同時に進行する一方，I/Uターン者が増加し，魅力的な地域として全国から注目されている．その理由の一つは「葉っぱビジネス」である．大規模栽培には不利な山あいの地形を生かし，カキの葉，ナンテンの枝葉，ツバキの葉，ウメ・サクラ・モモの花など，地域で収穫された植物の部位を日本料理の「つまもの」として販売している．商品が軽量であり女性や高齢者でも取り組みやすいため，この事業の主な担い手は高齢者であり，パソコン，スマートフォン，タブレット型端末を利用して「葉っぱビジネス」に取り組んでいる（図1.3-7）．「葉っぱビジネス」では高齢者が元気に生き生きと労

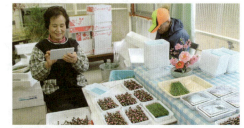

パソコンやタブレット型端末等のICTを使用して栽培管理・出荷する．
写真提供：株式会社いろどり
図1.3-7　徳島県上勝町の葉っぱビジネス

働し，年間2億円を売り上げる町の一大産業として経済を支えている．高齢者であっても生きがいを感じながら収入を得ることができ，産業を通じた健康づくりが実現しているといわれている．

2 | 行政と住民が一体となり実現した「ゼロ・ウェイスト」

　ごみを徹底的に減らす政策に取り組み，2003（平成15）年に日本で初めてゼロ・ウェイスト宣言を行ったこともこの町の特徴である．町内ではごみの回収は行われず，住民が自ら処分場へごみを持ち込んでいる．そこで45種類に分別し，まだ使える不用品は処分場に申請し引き取ってもらう．引き取られた不用品は，申請すれば町民以外も無料で持ち帰ることができる．このようなしくみになっているのは，行政と住民が一体となって自ら考え，合意形成を図りながら，ごみの再利用・再資源化に取り組んでいることによる．高齢者や障害者など，自分でごみを運べない人を対象とした「運搬支援」制度も備わっており，登録した人の家には奇数月に訪問があり，無料でごみを回収してもらえる．また，近隣住民の助け合いもあり，自然と互助が醸成され，住民参画型の街づくりが行われている地域といえる．

2 地域とそこで生活する人への理解

　在宅ケアシステムの視点でこの地域をとらえると，医療や福祉に関わる資源が豊富であるといった「包括性」や，サービス資源が居宅から近いといった「近接性」については，十分ではない．一方で，住民が生きがいをもって健康で生涯働き続ける意欲をもつ「自助」と，相互に支え合う「互助」の意識が高いという文化がある．公的サービスだけではなく，この地域ならではのサポートもあり，それらの強みを医療や福祉にうまく組み込むことで，より良い在宅療養生活が可能となるであろう．

　療養者と家族を看護する上で，暮らしの場の環境や歴史・文化，習慣や気質，産業など多様な地域特性を理解することは重要である．そして，その人がもつ価値観を否定することなく対象者をとらえ，社会の文化を尊重した看護を提供することが，これからの地域包括ケア時代の看護に求められている．

5 演習をやってみよう

　地域アセスメント演習は，4〜6人を1グループとし，地区踏査（フィールドワーク）を含んだケースメソッド型のグループワークである．事例で取り上げる療養者がある特定の地域に生活していると仮定し，地区踏査にて実際の生活環境をアセスメントすることで，環境が療養者・家族の健康と生活へ与える影響とその対策について学習を深める．最終的にはPowerPointなどで作成したスライド資料を成果物として，演習成果の発表会を実施する．以後の項で，作成するパワーポイント資料の例を明示しながら解説を進める．

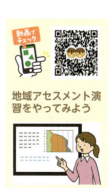

地域アセスメント演習をやってみよう

グループワークの際に提示する事例は，6事例（母子・育児，小児・難病／重症心身障害児，成人・難病，成人・精神疾患，高齢者・脳血管疾患等による片麻痺／中途障害，高齢者・認知症）程度を準備するとよく，年齢や性別，家族構成，対象特性に関する経緯等を提示する．

また本演習における地域アセスメントの枠組みとしては，コミュニティー・アズ・パートナーモデルを活用している．学生にはコアと八つのサブシステムに沿った情報収集項目の例を提示し，後述のグループで選択した自治体の対象エリアに焦点化して，アセスメント材料となる情報収集を進める．

演習をやってみよう ❶

≫ 地域アセスメント演習の進め方

❶ 事例の療養者が生活する対象地域を選択し，対象特性を考えよう

グループに指定された事例を確認し，療養者が生活する対象地域を選択し，地区踏査を行う対象エリアを決める．対象エリアの範囲は日常生活圏域（具体的には中学校区）や保健センターの担当地域が目安となる．療養者が実際に住んでいると仮定して，住所を設定してみるとよりイメージが広がる．

その上で，グループが担当する事例の療養者特性（強み・弱み）について話し合う．議論を通して，対象特性に応じた対象地域におけるアセスメントに必要な情報や，地区踏査で確認すべき項目をグループで確認する．

特性を把握するため話し合うとよい内容
- 事例がどのような発達段階にあり，どのような日常生活を営んでいるか
- 事例にどのような健康課題が起きているか／起こり得るか
- 事例が日常生活を送る上でどのような健康課題が起きているか／起こり得るか

など

事例紹介・アセスメント

井浦 むつ さん　80代後半 女性
- すこやか市メディカ町2丁目1番の団地にて現在一人暮らし
- 市民病院で定年まで看護師として勤務し，退職後は75歳まで母校の非常勤講師をしていた
- 趣味は，元の仕事仲間と会食や旅行を楽しむこと，地域包括支援センターのフラダンスやヨガのプログラムに時々参加すること

＜認知症の疑いのエピソード＞
- 一緒にヨガに参加していた友人に気付かない　・肌寒い季節なのに真夏のような恰好をしている
- 部屋が片付けられておらず，生ごみのような異臭がする　・新しいマヨネーズが5〜6本並んでいる

【井浦さんの強み】
- 元々人との交流が好きで，変化に気付いてくれる親しい友人が近くにいる
- 公共のコミュニティーへの積極的な参加がみられた→公共サービスへの抵抗感が少ない
- 身体的な健康状態→身体機能低下はなく，看護師経験から医療知識も豊富

【井浦さんの弱み】
- 認知症初期の疑い→認知症の進行により，日常生活に援助が必要な状態である
- 高齢者独居→単身で地元も違うため，いざというときに頼れる人がいない
- 衛生管理能力の低下→感染症罹患，セルフ・ネグレクトの進行

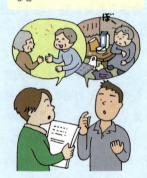

❷ 情報をまとめ，地区踏査に繰り出し，対象エリアでの生活を想像しよう

地域のアセスメントには，客観的な情報と主観的な情報を活用する．

1）客観的情報の分析

客観的情報の分析には「他の地域との比較」「経年的な変化による比較」の二つの視点がある．「他の地域との比較」では国や都道府県等の統計と比較することで，自分の地域が客観的にどのような状況かを把握でき，「経年的な変化による比較」では，時の推移による地域環境の変化等をとらえ，過去から現在への経年的な変化をみることで，近い未来を推察できる．

すこやか市

人口	217,500人
世帯数	100,000世帯
高齢者	62,500人
高齢化率	29.06%
世代別人口	0〜14歳　25,000人
	15〜64歳　130,000人
	65歳以上　62,500人
	（2024年1月1日時点）

すこやか市の人口推移

- 昼間人口は近年は一貫して夜間人口を下回っており，流出超過の傾向にある．
- 近年は大規模団地における居住者の高齢化が進行している．
- 2023年を境に人口は減少局面に移行しており，年少人口・生産年齢人口は減少が見込まれ，老年人口は2040年まで増加し続けることが見込まれている．

2) 主観的情報の記録

対象に関する主観的情報は，地区踏査で得られたものが主となる．選択した対象エリアに足を運び，この地域にどんな住民が住んでいて，どんな施設があるのかを，実際に地域を歩いて，見たり，住民に聞いたりして，人々の暮らしぶりを実感することで情報を得ていく．

事例の療養者が対象エリアで実際に生活しているという目線で地区踏査を行い，実際の地域を写真等で記録することで，後々発表資料がまとめやすくなる．

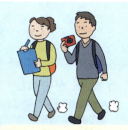

メディカ町の街並み

- **井浦さん最寄りのメディカ駅前**
  - 通勤・通学の人が目立ち，バスロータリーの利用者が多い
- **商店街**
  - 駅前のスーパーマーケットを若者から壮年期の人が多く利用している
  - 高齢者は八百屋や干物屋など，商店街で買い物をしている姿が目立つ
- **公園**
  - 自然豊かな街並みで，公園にも緑が多い．ただし，入り口からベンチまでに距離がある
  - 敷地も広く，犬を散歩させる姿がよくみられ，シートを敷いて家族連れが過ごしている
- **街並み**
  - 駅周辺は道路が舗装されており，歩道の幅もあり，段差も比較的少ない
  - 駅から5分ほど歩くと住宅街であり，一方通行や路側帯がない道も目立つ
  - 急な坂が多く長時間歩くには向いていないため，移動には自転車やバスを利用したい

確認しておきたい例
- 街を歩く人々の雰囲気，家屋や街並み
- 地形や道路
- 交通事情と公共交通機関
- 人々が集える場所，公共サービス機関
- 社会福祉施設，医療施設
- 地区の活気，住民自治　など

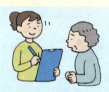

3) データのまとめ

得られた客観的情報および主観的情報をサブシステム単位でまとめる．

交通・安全／保健医療福祉

交通・安全
- 鉄道駅が市域の外縁部にあるため，市内の主要な公共交通として路線バスが欠かせないものとなっている
- 自動車も多く，幹線道路は混雑しており，交通量が多い．乗用車と高齢の歩行者との交通事故が増加傾向
- メディカ町2丁目在住の井浦さんがよく利用するとみられるのが，市民バス「メディカ周回バス」
  - 運行本数30分間隔で運賃100円，小型低床ノンステップバス
  - つり革の位置が低く，手すりも多い．利用者は高齢者が多く，市民病院を利用する人のため満員

保健医療福祉
- 駅前はクリニックが多い．すこやか市民病院（一般病床450床）：メディカ町2丁目からバスを利用して30分
- メディカ町地域包括支援センター：井浦さんの団地から徒歩10分（急坂あり）
  - 生活や介護に関する相談 → 高齢者にまつわるさまざまな相談ができ，職員による訪問も可能
  - もの忘れ相談 → 認知症が気になっていても，病院に行くことに悩んでいる人が気軽に医師に相談できる
  - 団地のそばにある「暮らしの保健室」では看護職に対して気軽に健康相談ができる．
- 「すこやかカフェ」が盛ん（井浦さん宅からの最寄りは徒歩6分の「メディカ町安らぎ亭」）
  - すこやか市内の認知症カフェの総称．当事者や家族，支援者，地域住民が集まって交流や情報交換をする
  - 予約不要，出入り自由で，開催は毎週火曜・金曜の11時～13時
  - 認知症への理解を深めるとともに，症状について共有することができ，仲間が増える

> 地域アセスメントでは，コアに加えて八つのサブシステムの中でも**物理的環境，安全と交通，保健医療と社会福祉**を中心に展開してみよう（→p.38参照）．
> 物理的環境，安全と交通，保健医療と社会福祉，レクリエーション等は，**各自治体のホームページ上の地図やハザードマップ等を用いてマッピング**してみると地域の全体像がとらえやすい．

❸ アセスメントのまとめとして，対象地域×対象特性について検討・統合しよう

各データが得られ，コミュニティー・アズ・パートナーモデルに沿って整理できたら，環境が生活者に与える影響について，対象特性に応じた発達段階や課題を意識しながら統合する．

まずは地域全体のアセスメントとして，居住地域の特性によって，事例にどのような強み・弱み（課題）があるかを分析する．

メディカ町地域全体のアセスメント

メディカ町の強み
- 利用できればバスなどの公共交通機関が充実している
- 近くに商店街があり，人通りが多いため常に誰かの目がある状態で過ごすことができる
- 徒歩圏内に地域包括支援センターがあり，認知症患者に対する支援が手厚く，交流の場が充実している
- 公園があるため，ちょっとした散歩や日向ぼっこをするには最適

メディカ町の弱み
- どこへ行くにしても坂道が多いため，高齢者には辛い
- 路地に入ると交通量の割に道が狭く，路側帯がない場所が多い
- 建物が続いて建っているため，迷子になる可能性がある
- 市民病院が地域医療の基幹であるが，バスを利用する必要がある
- コミュニティーの参加には自主性が必要であり，情報を町会の掲示板を確認して得なくてはならない

そして療養者・家族の健康や生活上の課題の軽減・解決，QOLの維持・向上の実現に向け，必要な地域の情報を整理し，療養者がセルフケア能力を発揮し，自らが望む暮らしを実現できるような支援を考える．つまり，事例での生活の場に応じて，その地域で生活するからこその支援についてまとめる．

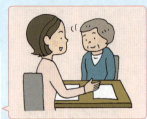

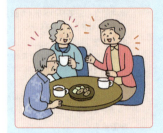

井浦さんが安心してメディカ町地域で暮らすには

地域包括支援センターの有効活用と相談・受診支援
徒歩圏内に地域包括支援センターや暮らしの保健室，認知症に関連した地域資源が充実していて，身近に相談環境があることで認知症当事者やその家族の安心につながっている．井浦さんにもメディカ町地域包括支援センターを利用してもらい，早期の受診支援や日ごろの困りごとを相談できる環境を整える．

コミュニティーへの参加
地域包括支援センター職員・知人や周りの人の情報提供から高齢者サロンや安心して参加できるイベントへの積極的な参加を促す．
まずはメディカ町安らぎ亭（認知症カフェ）の利用を提案してみる．

日常的に安心して生活できる体制
井浦さんと相談しながら，井浦さんが困った際には普段利用する八百屋や干物屋等に協力してもらえるように依頼し，必要によっては知人と一緒に出かけるなど，生活状況を周りの人が把握できる体制を整える．

❹ 地域アセスメント演習の成果を発表してみよう
　6グループずつに分かれてスライド資料を用いて発表し，1グループあたり10〜12分でプレゼンテーションと質疑応答を行う．以下のポイントを踏まえて学生が相互に評価者となる．
　発表の場を通して，各グループの対象エリア・療養者の状況に関心を向け，地域や事例によって異なる環境とニーズに応じた地域アセスメントを学び合う．

- **対象把握**：事例の特性を把握して実際の暮らしや生活環境がイメージできているか，事例の療養者が生活するに当たり，公的な制度やさまざまなサービス等の活用が検討できているか
- **地域特性の抽出**：対象地域の社会資源や住む人の様子等を整理し，地域特性の把握・課題の抽出ができているか
- **アセスメント・一貫性**：居住地域の特性によって療養者にどのような影響があるかを検討できているか，療養者を取り巻く環境へのアプローチを考えられているか
- **媒体の活用**：地図・写真・統計資料等は適切に解釈されているか
- **発表および発表資料**：声や文字の大きさや配置が適切か，工夫されているか

》演習実施のポイント

　本演習は，ケースを想定して，架空の事例の立場に立ち，選択したエリアで生活することを討論しながら解決策を探っていくものである．ぜひ自身の居住地域との違いを体感し，多様な地域性や生活スタイルを尊重するプロセスを大切にして，進めてもらいたい．

■ 引用・参考文献

1) 国土交通省．地域生活圏について．https://www.mlit.go.jp/policy/shingikai/content/001389683.pdf，（参照2024-09-13）．
2) 国土交通省北陸地方整備局．道路標識．https://www.hrr.mlit.go.jp/road/dourohyoshiki/dourohyoshiki.html，（参照2024-09-13）．
3) 厚生労働省．我が国の人口について．https://www.mhlw.go.jp/stf/newpage_21481.html，（参照2024-09-13）．
4) 厚生労働省．精神障害にも対応した地域包括ケアシステムの構築について．https://www.mhlw.go.jp/stf/seisakunitsuite/bunya/chiikihoukatsu.html，（参照2024-09-13）．

◆ 学習参考文献

❶ 西智弘ほか. ケアとまちづくり, ときどきアート. 中外医学社, 2020.

なぜ今, ケアとまちづくりが必要なのか？をひも解く本. 医療・福祉関係者は地域の貴重な資源になり得る大切な存在であり,「地域に医療福祉関係者が出ていくことの意義を考え直し, 地域に出ていくに当たってちょっとした手助けになるような本」である.

❷ 西智弘編著. みんなの社会的処方：人のつながりで元気になれる地域をつくる. 学芸出版社, 2024.

「社会的処方」では, 薬ではなく地域の人々とのつながりを処方することで,「孤立」によるさまざまな問題を解決することを目指す.「誰もが暮らしているだけで自分の生き方を実現できるまち」をどうつくるか. 世界と日本の取り組みを学べる図書である.

❸ ヴィヴェック・H・マーシー. 孤独の本質 つながりの力：見過ごされてきた「健康課題」を解き明かす. 樋口武志訳. 英治出版, 2023.

喫煙, 肥満, 依存症より深刻な「孤独」は, 世界中に蔓延しているが, その対処は地域における社会的処方であり癒しであると著者は記す. さまざまな事実を根拠に「孤独」と「つながり」を考察した図書である.

❹ 田城孝雄ほか編. 地域包括ケアシステムの深化と医療が支えるまちづくり：ソーシャルインクルージョンとSDGs. 田中滋監修. 東京大学出版会, 2022.

少子高齢化が進行する日本では, 医療・介護・福祉の切れ目のないサービス体制や, それらをトータルで進めるためのまちづくりが求められている. 社会的包摂やSDGsをキーワードにし, 事例と共に読みやすく解説されている.

❺ 佐々木淳編. 在宅医療カレッジ：地域共生社会を支える多職種の学び21講. 医学書院, 2018.

認知症や高齢者ケアといった切り口から地域医療のさまざまな課題について, 他職種のプロフェッショナルがわかりやすく説明している. 地域包括ケアをはじめ, 地域共生社会を豊かに実現していくための考え方の視野が広がる1冊となっている.

2 地域看護

学習目標

- 地域・在宅看護における個人・家族と集団を対象とした目的や活動の特徴を説明できる．
- 日本の地域・在宅看護が推進されている社会的背景を説明できる．
- 日本の在宅看護の変遷を述べることができる．
- 近年の社会的背景を受けて，看護職には多様な場での活動が求められていることを理解できる．
- 地域における看護職の主な活動の場と，そこで看護職が担う役割や地域生活全般を支える包括的な支援について説明できる．

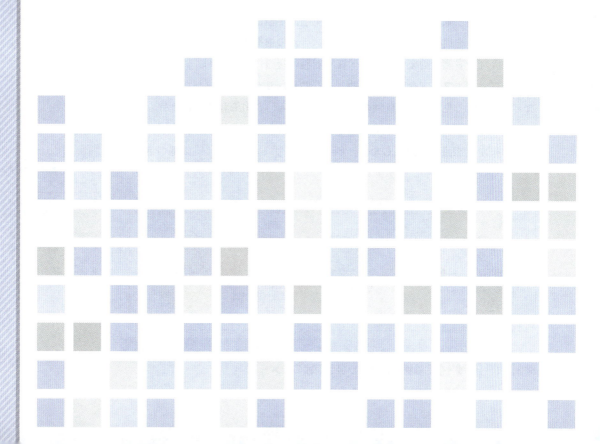

1 地域看護と在宅看護

1 地域看護・在宅看護とは

　地域看護とは，地域に住むすべての人々の健康を維持・向上させるための看護活動である．この対象には，健康な人々から病気や障害をもつ人々まで，あらゆる健康レベルの個人や家族が含まれる．地域看護の主な目的は，地域社会全体の健康増進，病気予防，健康教育，健康危機管理などである．このため，地域看護では，個人や家族だけでなく，地域全体を対象とする広範なアプローチが必要である．

　一方，**在宅看護**は，主に病気や障害をもちながら地域で生活する個人とその家族を支援することに焦点を当てている．在宅看護は，療養上の世話や生活上の支援を提供することで，療養者が自宅で可能な限り健康で快適に過ごせるよう支援する．また，在宅看護は，療養者の自立を促進し，生活の質（QOL*）を向上させることを目指している．

2 地域看護と在宅看護が扱う範囲

　人々の暮らしぶりの多様化に伴い，健康課題も多様化・複雑化し，療養の場も病院のみならず施設や自宅へと拡大した．地域・在宅看護では，療養者を含めた地域で暮らす人々全体を対象としてとらえる．他職種と連携して適切な保健・医療・福祉を提供し，予防や地域療養，QOLの維持・向上の実現を視野に入れた個別・家族に向けた看護から，生活圏を基盤とした健康で安全・安心な地域づくりを目指した地域包括ケアシステムの構築に貢献する，地域全体を視野に入れた看護活動までを地域・在宅看護は扱う（図2.1-1）．

　例えば，セルフケアなどを「自助」，「互助」はリハビリテーションやサロンなどの居場所，見守りの関係性などととらえると，これらは相互に補完し合って，地域で暮らす人々の健康や生活を支えるものとなる．地域・在宅看護活動では，確かな知識を基盤としたフィジカルイグザミネーション*に基づき，疾

用語解説*　QOL
WHOでは，「個人が生活する文化や価値観の中で，目標や期待，基準および関心に関わる自分自身の人生の状況についての認識」と定義している．生命の存続のみではなく，その質を問い，「いかに生きているか」を重視する考え方をいう．当初は終末期領域で主に用いられたが，現在では慢性疾患管理や介護予防の領域でも用いられる．

用語解説*　フィジカルイグザミネーション
医療従事者が患者の身体を直接観察・触診し，異常の有無を確認する方法（視診，触診，打診，聴診）．療養者の健康状態を多角的にアセスメントするものである．

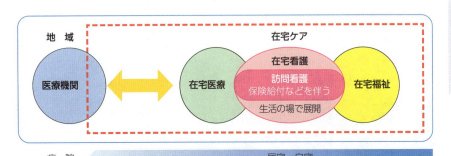

図2.1-1　「地域・在宅看護論」の取り扱う範囲のイメージ

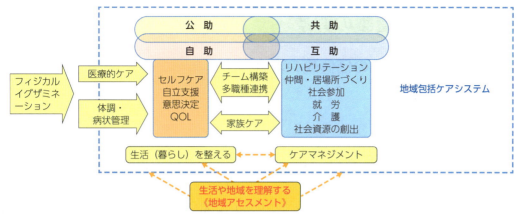

図2.1-2　自助・公助を目指す地域・在宅看護活動

病・障害の理解に基づいた医療的ケアや体調・病状管理などを行う．さらに地域療養における対象の自助・互助を促進するには，家族看護の視点，多職種チームによる連携が欠かせない．これらの支援を有機的に展開するには，図2.1-2で示す通り，「生活や地域を理解する」ことが実践の土台であり，その理解の上に生活（暮らし）を整え，ケアマネジメントが行われることとなる．

3 地域看護と在宅看護の共通点と違い

　地域看護と在宅看護はどちらも療養者の生活環境に密接に関わり，個別のニーズに応じたケアを提供する．両者は多職種連携や協働を重視し，地域の医療機関や福祉サービスとの連携を図ることで，包括的なケアを実現している．

　しかし，両者にはいくつかの違いがある．地域看護では予防活動の範囲が広く，一次予防から三次予防までのすべてのレベルをカバーしている．これは，地域全体の健康を維持・向上させるための包括的なアプローチが求められるからである．具体的には，地域の健康診断，健康教育，感染症予防活動，災害時の健康管理などが含まれる．

　地域看護のガイドラインでは，地域のアセスメントや健康危機管理の重要性が強調されている．看護職は地域全体の健康リスクを評価し，適切な介入を行うことで，地域社会全体の健康を守る役割を果たす．また，地域看護において看護職は，地域の健康資源を効果的に活用し地域包括ケアシステムの構築と推進を図ることが求められる．これには，地域の医療機関，福祉施設，行政機関との連携が不可欠である．

　一方，在宅看護は，二次予防と三次予防に焦点を当てている．これは，すでに病気や障害をもつ療養者に対する治療とリハビリテーションが主な役割だからである．在宅看護師は，療養者の日常生活を支援し，医療的なケアを提供することで，療養者の健康状態の維持と改善を図る．また，療養者とその家族に対する心理的なサポートや生活環境の改善に関するアドバイスも行う．

> **plus α**
> **一次予防から三次予防**
>
> キャプラン（Caplan, G.）が提唱した予防医療の三段階では，一次予防は病気の発症を防ぐ活動（例：ワクチン接種），二次予防は早期発見・早期治療（例：健診），三次予防は病気の進行を防ぎ生活の質を向上させる活動（例：リハビリテーション）を指す．

2 地域・在宅看護の背景

1 社会的背景と国民の価値観の変容

1 人口構造の変化

1 人口減少

　日本の人口はすでにピークを過ぎ，減少していく傾向にある．中でも生産年齢人口（15～64歳の人口）と年少人口（0～14歳の人口）の総人口に占める割合が顕著に減少すると想定されている（図2.2-1）．高齢者人口（65歳以上の人口）に対する生産年齢人口の比率をみると，1950（昭和25）年には高齢者1人に対して12.1人，2020年には高齢者1人に2.1人になっている．さらに高齢化率＊は上昇し続ける一方で，生産年齢人口と年少人口の割合は低下し続けるため，2070年には高齢者1人に対して生産年齢人口は1.3人になると推計されている．これらの**人口減少**や**人口構造の変化**は，地域社会や保健・医療・福祉の担い手の減少，社会保障制度における個々の負担や公的資金投入の増大を招き，制度そのものの存続を脅かす恐れがある．

用語解説＊
高齢化率
総人口に占める高齢者人口の割合を示す．

2 超高齢多死社会の到来

　日本の人口に高齢者が占める割合は，今なお上昇している．特に，2025年には団塊の世代が後期高齢者となり，さらに高齢化が進展する．2040年には死亡数がピークを迎え（図2.2-2），その後，人口減少が加速するが，85歳以

➡ 2025年問題と2040年問題については，p.197 plus α 参照．

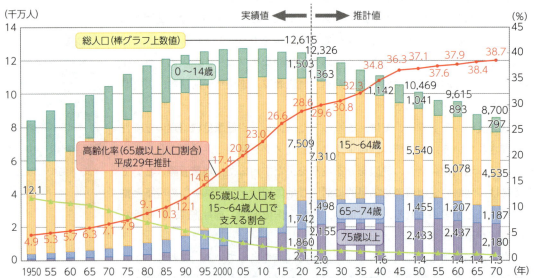

資料：棒グラフと実践の高齢化率については，2020年までは総務省「国勢調査」，2025年以降は国立社会保障・人口問題研究所「日本の将来推計人口（令和5年推計）」の出生中位・死亡中位仮定による推計結果．

内閣府．"図1-1-2：高齢化の推移と将来推計"．令和5年版高齢社会白書．p.4, 一部改変．https://www8.cao.go.jp/kourei/whitepaper/w-2023/zenbun/pdf/1s1s_01.pdf, （参照2024-08-06）．

図2.2-1　高齢化の推移と将来推計

上人口の割合は増加を続ける見込みである．したがって，どこで，どのように最期の時を過ごすのか，看取りの場所や方法が社会的な課題になってくる．

3 世帯構造の変化

　日本の世帯数は年々増加している一方，1世帯当たりの平均構成人員は年々減少し，2023（令和5）年には2.23人であった．また，65歳以上の者のいる世帯は全体の49.5％を占めており，65歳以上の者のいる世帯のうち，高齢者世帯をみてみると「単独世帯」51.6％，「夫婦のみの世帯」44.1％である．「単独世帯」では，男性は35.6％で「70～74歳」が27.7％と多く，女性は64.4％で「85歳以上」が24.9％と最も多い（図2.2-3）．

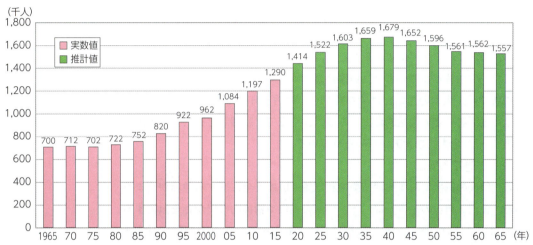

図2.2-2　死亡数の将来推計

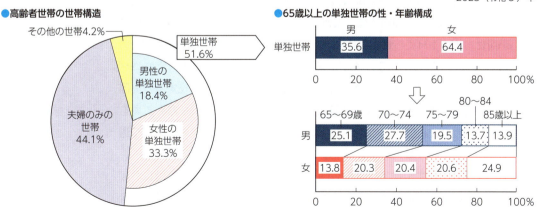

図2.2-3　高齢者世帯の世帯構造・性・年齢構成

2 国民の価値観の変容

|1| 「健康」の概念の変化

世界保健機関（WHO）*は1946（昭和21）年，健康の定義を「健康とは身体的・精神的・社会的に完全に良い状態であり，単に病気や障害がないということではない」と発表した．そしてその後，「主観的健康感の高い人は，長生きである」などの，科学的に実証された疫学研究に基づいて1999（平成11）年に協議し，改正案「完全な肉体的，精神的，霊的および社会的福祉の連続的な状態であり，単に疾病または病弱の存在しないことではない」という定義を提示し，さらにその見直しを続けていくこととした．

健康とは，自己実現に向けて，生き生きと活力をもって生きている状態ともいえる．私たちは豊かな人生，各自が目指すQOLを求めて生きている．健康のためだけに生きているわけではない．健康は，生き生きと生きるための資源である．これからのケアに求められるのは，人々（療養者・家族）の価値観を踏まえた，生活者としてのより良い生き方を確保するためのものである．ケアの提供者には，人々の生命だけでなく，心と生活を守り，QOLを保証する，つまり，生活者として包括的に人をみる（よく見て，認識して観察し，判断して看護する），**全人的なケア**が求められている．

|2| 医療に対する意識

近年，国民の医療に対する期待や権利意識，医療安全に関する意識が高まっている．また，自己の生き方に沿った生活の実現や精神的な豊かさを重視する人々の増加に伴い，医師・看護職をはじめとした医療・福祉専門職に対するニーズや要望も多様化してきた．在宅ケアにおいても，どのような療養生活を送りたいか，そのためにどの医療・福祉サービスを選択し，どのように活用していくのかについて，療養者や家族が主体性を発揮できるよう，その意向や意思決定を前提としたケアが専門職の基本的な姿勢として求められる．

「人生の最終段階における医療に関する意識調査」（厚生労働省）によれば，医療・介護職以外の一般国民では，末期がんの状態で最期の医療・療養を受けたい場所に自宅を挙げた者は，2013（平成25）年は37.4%，2017（平成29）年では47.4%と上昇している．また，最期を迎えたい場所として自宅を挙げた者は69.2%であった（**図2.2-4**）．しかし，日本は諸外国と比較すると実際に自宅で亡くなる者の割合が低い（**図2.2-5**）．一般国民が最期を迎える場を考える際に重要なことは，家族等の負担にならないこと，体や心の苦痛なく過ごせること，経済的な負担が少ないことなどが上位であった（**図2.2-6**）．

これらを受け，厚生労働省は2018（平成30）年に「人生の最終段階における医療・ケアの決定プロセスに関するガイドライン」を提示した．医療従事者が適切な情報提供と説明を行うこと，ならびにそれに基づいて医療・ケアを受ける本人が多職種の医療・介護従事者から構成される医療・ケアチームと十分な話し合いを行い，本人の意思決定が尊重されるべきことを強調している．

用語解説 *

世界保健機関（WHO）

国際連合の保健衛生に関する専門機関として，1946年に誕生した．健康憲章を定め，世界的視点に立った公衆衛生の基盤をつくっている．

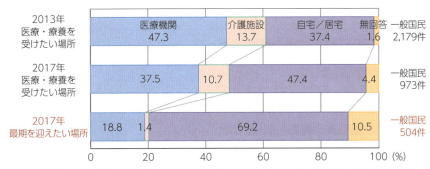

人生の最終段階における医療の普及・啓発在り方に関する検討会．さまざまな人生の最終段階の状況において過ごす場所や治療方針等に関する希望について．https://www.mhlw.go.jp/toukei/list/dl/saisyuiryo_a_h29.pdf，（参照2024-08-06）．

図2.2-4　人生の最終段階を過ごしたい場所（末期がんの場合）

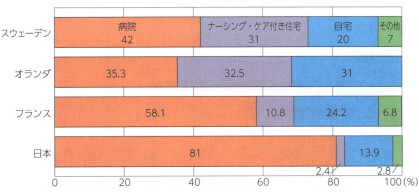

注）「ナーシング・ケア付き住宅」の中には，オランダとフランスの高齢者ホーム，日本は介護老人保健施設が含まれる．オランダの「自宅」には施設以外の「その他」も含まれる．

中央社会保険医療協議会．医療と介護の連携に関する意見交換（第1回）．https://www.mhlw.go.jp/file/05-Shingikai-12404000-Hokenkyoku-Iryouka/0000156003.pdf，（参照2024-08-06）．

図2.2-5　死亡の場所

3 疾病構造の変化

1 日常生活に支障のある高齢者・要介護者の増加

　平均寿命と**健康寿命***のギャップは，日常生活や健康面でなんらかの支障を抱えながら過ごす期間がどの程度あるかを示す．2016（平成28）年の健康寿命は男性72.14年，女性74.79年で，2001（平成13）年より男性は2.74年，女性は2.14年延伸している．同期間で平均寿命は男性で2.91年，女性で2.21年伸びたことから，健康寿命の伸びは平均寿命のそれよりも小さい（図2.2-7）．

　2022年における65歳以上の有訴者率は418.2（人口千対）であり，4割以上の高齢者がなんらかの自覚症状を訴えている（図2.2-8）．同様に，日常生活に影響のある者の率（人口千人当たりの「現在，健康上の問題で，日常生活動作，外出，仕事，家事，学業，運動等に影響のある者」の数）は2022年では232.2，つまり高齢者の約4分の1が日常生活になんらかの支障を抱えている．

　第1号被保険者（65歳以上）の要介護者等認定者数は2020年度末で668万9千人であり，2009年度末から199万3千人増加している．75歳以上では，2020年度末で被保険者の8.9％が要支援，23.4％が要介護の認定を受けている．

> **用語解説***
> **平均寿命と健康寿命**
> 平均寿命とは，0歳児の平均余命を指す．健康寿命とは，心身ともに自立した状態でいる期間を示す．

➡要介護者等認定者数の推移は，p.198 図7.5-6参照．

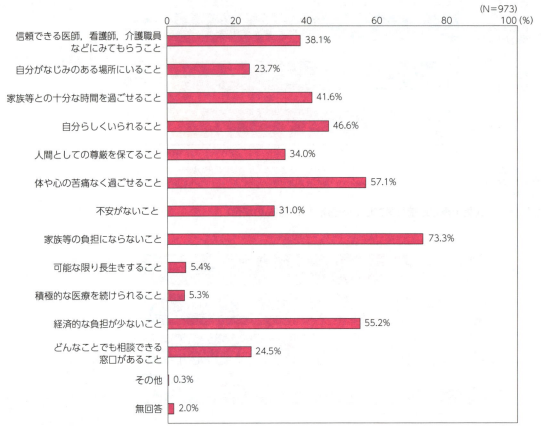

図2.2-6 最期を迎える場所を考える上で重要だと思うことについて（一般国民の場合）

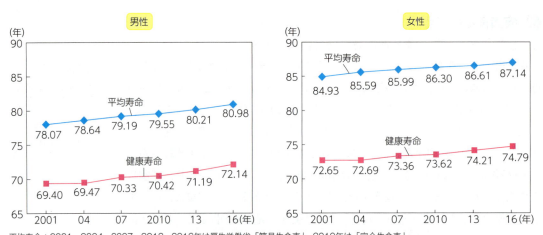

平均寿命：2001・2004・2007・2013・2016年は厚生労働省「簡易生命表」，2010年は「完全生命表」．
健康寿命：2001・2004・2007年は厚生労働科学研究費補助金「健康寿命における将来予測と生活習慣病対策の費用対効果に関する研究」，2010・2013・2016年は厚生労働省「簡易生命表」「人口動態統計」「国民生活基礎調査」，総務省「推計人口」より算出．
健康局健康課．第11回健康日本21（第二次）推進専門委員会資料．https://www.mhlw.go.jp/stf/shingi2/0000196943.html，（参照2024-08-06），一部改変．

図2.2-7 平均寿命と健康寿命の推移（男女別）

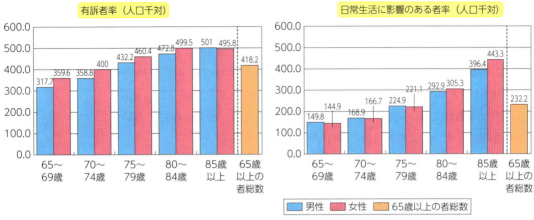

図2.2-8 65歳以上の高齢者の有訴者率および日常生活に影響のある者率

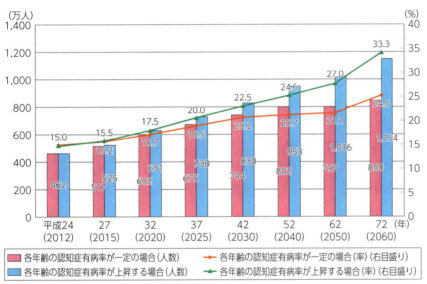

図2.2-9 65歳以上の認知症高齢者の推定数と推定有病率

要支援・要介護状態になった主な原因を要介護度別にみると，2022年は要支援者では「関節疾患」が19.3％で最も多く，次いで「高齢による衰弱」が17.4％となっている．要介護者では「認知症」が23.6％で最も多く，次いで「脳血管疾患（脳卒中）」が19.0％である．

認知症は要介護状態の主要な要因であり，超高齢社会においては，患者・家族だけではなく，社会的な課題である．65歳以上の認知症高齢者数と有病率の将来推計では，2012年では462万人で65歳以上の7人に1人（有病率15.0％）であったが，2025年には約700万人，5人に1人になると推計されている（図2.2-9）．

⇒ 要支援・要介護者の推移と原因についてはp.198 図7.5-6，図7.5-7参照．

⇒ 認知症施策については，7章6節3項p.201参照．

|2| 障害児・者の増加

障害者の総数は2016年で936.6万人であり，人口の約7.4％に相当する．障害者手帳を所持している身体障害者は436.0万人（在宅者数428.7万人；98.3％），知的障害者は108.2万人（同96.2万人；88.9％），精神障害者は392.4万人（同361.1万人；92.0％）であり，在宅・通所の障害者は増加傾向にある（**図2.2-10**）．年齢別では，65歳以上が全体の52％を占める．なお，在宅において手帳を所持している人の数は**表2.2-1**に示した通りである．

➡ 障害者手帳については，7章7節2項p.208参照.

4 地域格差

地域・在宅看護の基盤となる地域には，それぞれに特徴がある．地方都市での高齢化はすでにピークを迎えており，人口流出による人口減少，少子化の進展，サービスの担い手不足，都市機能全体の弱体化などが課題となっており，中には自治体機能そのものの存続が困難になる恐れがある都市もある．都市部では，人口の集中，急速な高齢化の一方で，共同体としてのつながりの弱体化，貧困，孤立などが課題となっている．保健・医療・福祉の資源に着目しても，そもそも存在しない地域や，逆に密集している地域もあり，社会資源の偏りも顕在化している．

5 地域包括ケアのさらなる推進

2015年，厚生労働省は「誰もが支え合う地域の構築に向けた福祉サービスの実現：新たな時代に対応した福祉の提供ビジョン」において，**地域包括ケアシステム**（➡p.26参照）のさらなる推進を提唱した．これを受け，2018年に「地域包括ケアシステムの強化のための介護保険法等の一部を改正する法律（**地域包括ケア強化法**）」が介護保険法・医療法・社会福祉法・障害者総合支援法などの関連法を束ねた一つの法律として施行された．

これに伴う法律改正の主たるポイントは，介護保険法では，地域包括ケアシステムの深化・推進を軸に，高齢者の自立支援，要介護状態の重症化防止に成果を上げた自治体には財政的なインセンティブが付与されるといった保険者機能の強化，介護医療院の創設による医療・介護の切れ目のない連携推進，地域共生社会の実現である．さらに，制度の持続可能性の確保に向け，利用者負担を所得に応じて最大3割にし，介護納付金の被用者保険間での**総報酬割**化が図られた．医療制度では，従来の包括医療費支払い制度（DPC）＊に加え，地域医療構想における医療機関の病床数割り当ての適正化や全体数の制限が行われ，診療報酬改定では医療機関と地域の連携が一層評価されることになったが，いずれも在宅ケア推進を視野に入れたものである．社会福祉法では，多様なニーズをもった人々が地域で安心して暮らせる地域共生社会の実現に向け，「我が事・丸ごと」の推進と，地域におけるよりきめ細かな福祉サービスの充実を図る方向性が打ち出され，日本における地域包括ケアはさらなる推進が期待されている．

用語解説＊
包括医療費支払い制度（DPC）

診断群分類包括評価制度ともいわれる．入院診療費を，病気の種類と診療内容によって分類された区分に基づいて，あらかじめ国の定めた1日当たりの定額部分と出来高による部分を組み合わせて計算する方式．DPC制度に先行して実施された急性期入院医療の定額払い方式の試行において採用された包括範囲を修正したもの．

plus α
我が事・丸ごと

制度・分野ごとの「縦割り」や「支え手」「受け手」という関係を超えて，地域住民や地域の多様な主体が「我が事」として参画し，人と人，人と資源が世代や分野を超えて「丸ごと」つながることで，住民一人ひとりの暮らしと生きがい，地域を共に創っていく地域共生社会が目指されている[1].

○ 障害者の総数は936.6万人であり，人口の約7.4％に相当.
○ そのうち身体障害者は436.0万人，知的障害者は108.2万人，精神障害者は392.4万人.
○ 障害者数全体は増加傾向にあり，また，在宅・通所の障害者は増加傾向となっている.

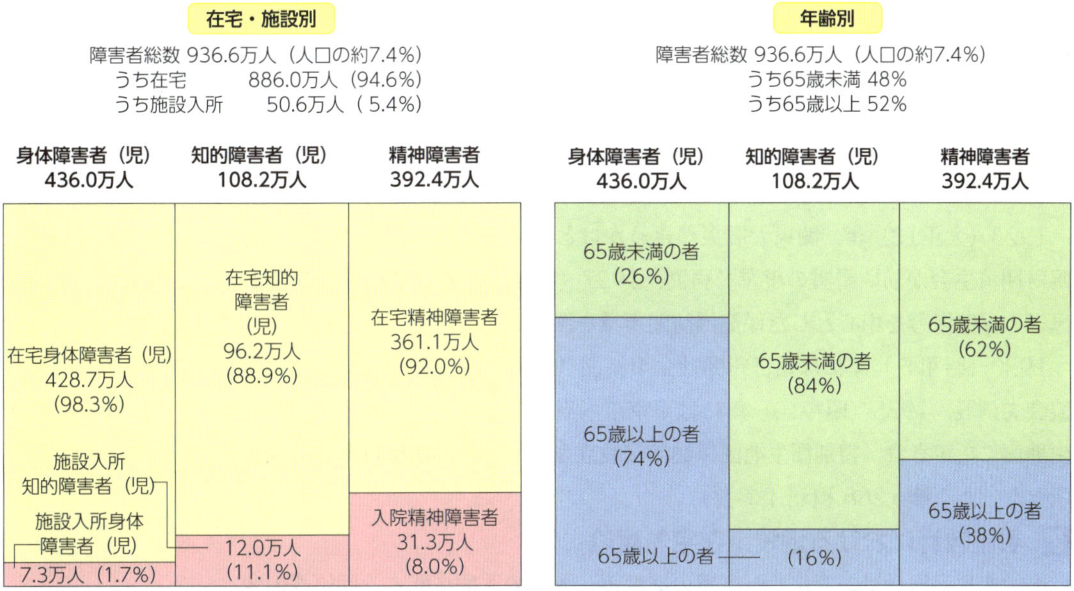

在宅・施設別

障害者総数 936.6万人（人口の約7.4％）
　うち在宅　　　886.0万人（94.6％）
　うち施設入所　 50.6万人（ 5.4％）

身体障害者（児）
436.0万人

在宅身体障害者（児）
428.7万人
（98.3％）

施設入所身体
障害者（児）
7.3万人（1.7％）

知的障害者（児）
108.2万人

在宅知的
障害者
（児）
96.2万人
（88.9％）

施設入所
知的障害者（児）
12.0万人
（11.1％）

精神障害者
392.4万人

在宅精神障害者
361.1万人
（92.0％）

入院精神障害者
31.3万人
（8.0％）

年齢別

障害者総数 936.6万人（人口の約7.4％）
　うち65歳未満 48％
　うち65歳以上 52％

身体障害者（児）
436.0万人

65歳未満の者
（26％）

65歳以上の者
（74％）

知的障害者（児）
108.2万人

65歳未満の者
（84％）

65歳以上の者 　（16％）

精神障害者
392.4万人

65歳未満の者
（62％）

65歳以上の者
（38％）

※身体障害者（児）及び知的障害者（児）数は平成28年（在宅），平成27年（施設）の調査等，精神障害者数は平成26年の調査による推計．なお，身体障害者（児）には高齢者施設に入所している身体障害者は含まれていない．
※平成28年の調査における在宅身体障害者（児）及び在宅知的障害者（児）は鳥取県倉吉市を除いた数値である．
※在宅身体障害者（児）及び在宅知的障害者（児）は，障害者手帳所持者数の推計．障害者手帳非所持で，自立支援給付等（精神通院医療を除く．）を受けている者は19.4万人と推計されるが，障害種別が不明のため，上記には含まれていない．
※複数の障害種別に該当する者の重複があることから，障害者の総数は粗い推計である．
厚生労働省．障害者の数．https://www.mhlw.go.jp/toukei/list/dl/seikatsu_chousa_b_h28_01.pdf，（参照2024-08-06）.

図2.2-10　障害者の数

表2.2-1　障害の種類別にみた在宅における障害者手帳所持者数

（単位：千人）

| | 総数 | 障害者手帳所持者 | | | | 障害者手帳非所持者 | |
| | | 障害者手帳の種類（複数回答） | | | 自立支援給付等を受けている者[*1] | 自立支援給付等を受けていない者 | |
		身体障害者手帳	療育手帳	精神障害者保健福祉手帳			障害による日常生活を送る上での生活のしづらさがある者
2022（令和4）年	6,100	4,159	1,140	1,203	229	1,696	1,141[*2]
2016（平成28）年	5,594	4,287	962	841	338	1,845	1,378
前回比（％）	109.0	97.0	118.5	143.0	67.8	91.9	82.8

＊1　例えば，精神障害者保健福祉手帳を所持していないが，精神科医療機関に通院している者.
＊2　このうち，サービスを利用しておらず，障害福祉サービス等の利用を希望する者の推計値は17万4千人.
厚生労働省社会・援護局障害保健福祉部企画課．令和4年生活のしづらさなどに関する調査（全国在宅障害児・者等実態調査）結果の概要．https://www.mhlw.go.jp/content/12201000/001259398.pdf，（参照2024-08-06）.

2 日本の地域・在宅看護の変遷と今後の課題

1 巡回訪問看護事業

1886（明治19）年に京都に創設された京都看病婦学校で当初より家庭看護を教授していたリチャーズ（Richards, L.）は，「貧民は，病院に行くべき衣服を持たぬ．それ故に来るのを待たずして，先ずこちらより訪ね回り……」と述べて訪問看護を組織化し，日本で最初の巡回訪問看護事業を開始した[2]．しかしその試みも，京都看病婦学校の閉鎖などにより途絶えた．

1923（大正12）年，関東大震災がきっかけとなり，社会福祉財団である恩賜財団済生会が訪問看護の事業を再開，1927（昭和2）年には聖路加病院が母子の保健指導を中心とした保健婦訪問事業を開始した．

1930（昭和5）年には朝日新聞社会事業団（大阪）が大阪公衆衛生訪問婦協会を創設，1935（昭和10）年には東京市（当時）によって京橋区が特別衛生地区に指定され，特別衛生地区保健館が設立された．保健館は日本初の保健所となった（➡p.268 資料1参照）．

➡ 京都看病婦学校については，ナーシング・グラフィカ『看護学概論』1章5節参照．

➡ 海外と日本の在宅看護の歴史については，p.78 コラム参照．

2 看護教育における地域・在宅看護論

高齢化や疾病構造の変化，医療費の抑制策，人々の医療に関する価値観の変化などを背景にして，1986（昭和61）年に老人保健法が改正され，施設医療福祉から**在宅ケア**への移行が図られた．次いで1992（平成4）年，老人訪問看護制度が実施され，老人訪問看護ステーションの活動が始まった．1997（平成9）年には介護保険法が成立し（2000年施行），高齢社会に向けた基盤整備が推進された．

このような中，良質で適切な保健医療サービスを国民に提供するためには，高齢社会に対応した質の高い看護職の養成が不可欠とされた．そこで，1994（平成6）年12月の「少子高齢社会看護問題検討会報告書」に基づき，1997（平成9）年4月から，在宅で療養する人々を対象とした「在宅看護論」が，生活の場である地域で展開される，専門科目の統合という位置付けで新設された．さらに2022（令和4）年4月からは，「療養者を含めた地域で暮らす人々を対象」とする専門分野の科目であり，すべての看護の土台であるとして「地域・在宅看護論」と名称を変え，基礎看護学の次に位置付けられた（図2.2-11）．

➡ 高齢者に対する施策の歴史については，7章6節1項p.200参照．

3 これからの地域・在宅看護

これまで在宅看護というと，自宅で療養する寝たきりや重症の療養者の看護を思い浮かべることが多かったかもしれない．しかし，今後は，地域で暮らすすべての人々を対象として，予防のためのセルフケア，入院前から退院後の生活を見通した退院調整や連携，介護予防など，早期の段階に支援を行い，自立促進と悪

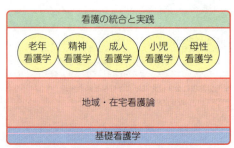

図2.2-11 地域・在宅看護論の位置付け

化防止を図る看護ならではの役割発揮への期待がさらに高まるであろう．具体的には，普段は自宅で過ごしているが，時々入院をするような「ときどき入院・ほぼ在宅」という状態の療養者に対して看護の役割機能を発揮したり，地域完結型医療のしくみづくり，いわゆる地域包括ケアシステムの構築に貢献したりすることが一層期待される．

科学技術の進歩により，人工知能（AI）や情報通信技術（ICT）の活用で在宅介護のありようも変化し，遠隔での診察・治療なども拡大していく可能性がある．医療安全の観点から，リスクマネジメントの観点もさらに重要視されていく．加えて，在宅療養者と家族を支えるために，看護職は，その地域特性に応じた地域包括ケアシステムを構築し，その一員として看護の専門性を発揮していくことが期待されるなど，さまざまな社会動向の影響を受け，在宅看護での活躍の場・機能の拡大が予見される．さらには，これらを踏まえ，在宅看護においても，高度実践を展開できる認定看護師，専門看護師，また特定行為*を実践する看護師など，エキスパートの活躍にもますます期待がかかる．

> ➡ ICTについては，ナーシング・グラフィカ『在宅療養を支える技術』3章2節コラム「ICTを活用したヘルスモニタリング」参照．

用語解説 *
特定行為

診療の補助であって，看護師が手順書により行う場合に，実践的な理解力，思考力および判断力，ならびに高度かつ専門的な知識および技能が特に必要とされる38の行為をいう．気管カニューラの交換や胸腔ドレーンの抜去など．2014（平成26）年改正の保健師助産師看護師法で特定行為とその研修制度が創設された．

3 地域看護の実践

近年，人口や疾病構造の変化，療養の場の多様化を踏まえ，地域医療の実現や地域包括ケアシステムの推進に向けて，多職種が連携して適切な保健・医療・福祉を提供することが期待されている．その中で看護職には，多様で複雑な対象に対応した看護を創造する能力が求められる[3]．

このような背景から，看護職にはあらゆる年代や健康レベルの人々が暮らし，働き，学ぶ場である地域を基盤に看護活動を展開できる力が求められる．具体的には，地域・社会において健康を維持・増進するために人々のヘルスリテラシーの向上を目指し，健康教育や予防活動を推進する．また，在宅ケアが必要な高齢者や慢性疾患をもつ療養者，障害児・者が住み慣れた自宅や地域で安全かつ快適に生活できるよう，看護職は，地域包括ケアシステムの要として多職種と連携しながらケアの提供を行う．

さらに，看護職はすべての人が平等に健康を享受できる社会の実現を目指し，地域の健康資源を効果的に活用し，健康格差の是正に貢献することが求められる．国民の健康を広く支えるため，多様な場で地域に根差した活躍が期待されている．

1 病 院

これからの看護師には，従来の病棟看護のみならず，外来や入退院支援において，多職種連携を基盤とした，患者の地域生活全般を支える総合的かつ包括的な支援が一層期待される．いずれも対象となる患者・家族の健康やQOLの向上につながる重要な活動を担っている．

> ➡ 医療機関との連携については，3章4節1項p.79参照．

外来

外来では，病棟と地域の関連機関等との連携を図り，支援を必要とする人に継続した看護を提供する重要な役割がある．

具体的には，受診時に患者の情報を収集・アセスメントし，そのニーズに応じた適切な診察につなげる．また，患者が自宅でも適切に自己管理できるよう，多職種連携を図りながら，健康相談や指導を行う．医師の診療補助の場面では，患者が安心・安全に受診できるよう，採血や点滴の準備などの医療処置，検査の説明などを行う．加えて，患者の病状や症状を観察し，異常があれば医師に報告するなど，救急対応を行う．

入退院支援

入退院支援では，患者がスムーズに入院・退院できるよう，医療ソーシャルワーカー（MSW）などとの多職種連携の下，定期的なカンファレンスや情報共有によってその後の地域生活がスムーズに送れるように支援を行う．そこでの役割は多岐にわたり，組織によっても異なるが，ここでは主な役割を説明する．

入院前準備では，入院前に患者やその家族に対して，入院生活や手術，治療の流れについて説明し，安心・安全な入院治療につながるよう，不安の軽減を図る．入院中には，今後の生活に向け，食事や運動，薬の管理，再発防止のための注意点などの指導を行う．さらに，患者や家族の状態や意向を踏まえ，多部門・多職種との連携の下で，退院後の生活に必要となる訪問看護などの社会資源との連絡・調整などといった退院支援を行う．同時に，患者の家族に対しても，家族が安心して患者を支えられるよう，介護の方法や日常生活上の留意点などを説明するとともに，精神的サポートを行う．

入退院支援の対象は，在宅ケアを要する患者ばかりではない．定期的な外来通院，外来治療などを要する患者には，継続的に医療が必要なことを説明し，一貫したケアが提供できるよう，病棟や外来，あるいは地域の医療機関等とつなぐ．また勤労者の場合は，必要に応じて就労先と連携を図るなど，患者一人ひとりに最適なケアが提供されるように支援を図る．

2 地域包括支援センター

地域包括支援センターは，市町村が設置主体となり，保健師（または看護師）・社会福祉士・主任介護支援専門員（主任ケアマネジャー）等を配置して，3職種のチームアプローチにより，住民の健康の保持および生活の安定のために必要な援助を行う，地域包括ケアシステムの実現に向けた中核的な機関である．ここでは地域包括支援センターおよびそこでの看護職が担う役割・機能の概要を説明する．

地域包括支援センターの業務は，主に四つの機能に分類できる．

---

plus α

**外来での
がん薬物治療**

最近では外来通院にてがん薬物治療などを行うことが増えており，看護師には治療と生活の支援を一体的に行う役割が期待されている．

➡ 退院支援については，3章4節1項p.80参照．

➡ 地域包括支援センターについては，3章4節6項p.100参照．

❶介護予防ケアマネジメント

介護認定審査において要支援1または2の判定が出た高齢者を対象に，介護予防ケアプランの作成支援を行う．また，それに該当しない，あるいは申請していないが介護予防に取り組みたい高齢者を対象に，**介護予防教室**などを実施する．この役割を主に担うのが看護職で，高齢者が自立した生活を送るための支援として，介護予防教室や健康増進プログラムを企画・運営し，運動指導や栄養指導，口腔機能の向上や生活習慣病予防のためのサポートを行う．

➡ 介護予防については，
7章6節4項p.202参照．

❷総合相談支援業務

地域で暮らす人々の相談内容は，介護に関することから生活全般にわたることまで幅広い．こうした相談に対し，看護職は，健康や医療の観点から，対象となる高齢者とその家族の困りごとやニーズのアセスメントを行う．その上で，健康相談に応じ，疾病予防や健康増進に関する情報提供，日常生活での健康管理の助言や指導を行う．また，安定的な地域生活の継続のために，多職種連携の下，地域の人々と地域内のさまざまな社会資源を結び付ける役割を担う．

❸権利擁護業務

高齢者に対する詐欺・悪徳商法などの消費者被害へ対応するほか，高齢者が安心して暮らせるよう，虐待防止や成年後見制度の利用支援などを行うのも地域包括支援センターの役割の一つである．こうした権利擁護の対象となる人々は背景に認知症や障害などを有している場合が多いため，看護職は健康状態の評価，医療知識の提供や意思決定支援などを行い，高齢者の権利擁護に貢献する．

➡ 高齢者への虐待については，7章6節5項p.204参照．

❹包括的・継続的ケアマネジメント支援業務

地域包括支援センターは，高齢者のニーズに合わせ，医療・介護・福祉の制度横断的な連携を図り，支援計画を立て，対象となる人が継続的にサポートを受けられるように連絡・調整を行う．また，地域包括ケアシステムの一環として，地域住民の健康と福祉を支えるために，多職種が集まって情報共有や連携を行う場である**地域ケア会議**を開催する．

➡ 地域ケア会議については，6章1節6項p.171参照．

このように，地域包括支援センターの看護職は，単に健康管理を行うだけでなく，高齢者が地域で安心して生活できるよう医療・福祉・介護の枠を超えた包括的な支援の提供に努め，地域高齢者のQOL向上に貢献している．

地域包括支援センターの役割拡大

近年では，地域包括支援センターは高齢者だけを対象とするのではなく，障害者等にも門戸を広げる動きが加速している．その例が，「**にも包括**」と呼ばれる，精神障害「にも」対応した地域包括ケアシステムである．今後の地域包括支援センターは，誰もが安心して自分らしく暮らすことができるよう，医療，障害福祉・介護，住まい，社会参加（就労など），地域の助け合い，普及啓発（教育など）の包括的な支援拠点として，その役割の拡大が期待される．

3 行政：保健所・市町村保健センター

　地域保健法に基づく**保健所**や**市町村保健センター**は，行政機関であり，公衆衛生を基盤として地域全体の健康増進を目的に，各種法律に基づく保健・医療・福祉等サービスの提供ならびに健康な地域づくりなど，専門的な役割を担っている．

　行政（保健所・市町村保健センター）で働く看護職には，**公衆衛生看護**の視点から多岐にわたる役割が期待されている．主に保健師が活動しているが，看護師，助産師と共にそれぞれの専門性を活かしながら，地域住民の健康と福祉を向上させるために貢献している．

➡ 行政機関との連携については，3章4節3項p.90参照.

➡ 公衆衛生看護については，3章1節4項p.71参照.

∵• 看護師

　看護師は，感染症対策や予防接種，難病等の在宅療養者への訪問指導や療養支援，各種健診の実施と事後フォローなど，主に直接的なケアを通じて地域住民の健康を支える役割を担う．また，行政内の総務・人事課などで職員の健診や保健指導等，産業看護の役割を担う場合もある．

∵• 保健師

　保健師は，住民の個別支援と地域全体の健康課題を連動させながら，包括的なアプローチを行う．具体的には，地域診断などで地域住民の健康状態を評価して地域の健康課題を明確化し，その解決に向け事業や施策，計画を作成するなど，サービス提供のためのネットワークやしくみをつくりだす．また，母子保健法などの各種法律や制度に基づき，その地域特性に応じて，地域住民のヘルスリテラシーの向上，予防活動や健康増進の取り組みを展開する．

　近年では，多発する災害や孤立・孤独が人々の健康を脅かすものであることから，地域の自助・共助のしくみづくりや，**ソーシャルキャピタル***の醸成など，人々の健康につながる地域づくりにもその役割が期待されている．特に，行政の保健師には，社会的に不利な立場にある人々が必要な支援にアクセスしやすい環境を整え，住民の声を代弁し，地域社会や行政に対して政策提言をするなど，アドボカシーに努め，健康格差の解消や社会的公正の実現など，住民の健康と福祉の向上に寄与することが求められる．

用語解説 *

ソーシャルキャピタル

パットナム (Putnam, R.) が提唱した，人々の協調行動を活発にすることにより社会の効率性を高めることができるという考え方において，人とのつながりの豊かさや地域の絆を意味する．

➡ アドボカシーについては，p.265参照.

∵• 助産師

　助産師は，産前産後の母親と新生児に対するケアを専門とすることから，地域では，妊娠中の健康管理や栄養指導，出産準備の教育など，産前から産婦およびその家族への支援を担う．産後は，訪問指導や産後ケア事業を通し，産婦と新生児の健康や育児状態の確認，授乳支援，母親のメンタルヘルスケア，子育て家庭への支援を専門的な観点から担う．

4 その他（多様な場，多様な健康レベル）

看護職は，その専門知識とスキルを活かして病院以外でも幅広いフィールドで活躍し，地域社会全体の健康を支え，人々のQOLを向上させる重要な役割を果たしている．

1 クリニック・診療所

クリニックや診療所での看護師は，医師の診療サポート，患者教育と健康指導，予防接種と検査，患者の心理的サポート，緊急対応，施設運営のサポートなど，多岐にわたる役割を果たしている．これらの役割を通じて，看護師は地域医療の重要な一翼を担い，地域住民の健康維持と向上に貢献している．看護師の専門知識とスキルは，地域医療の質を高めるために欠かせない．

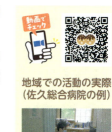

コンテンツが視聴できます（p.2参照）

地域での活動の実際（佐久総合病院の例）

2 保育所・認定こども園・幼稚園，学校，大学など

保育所や，大学などの保健（健康管理）センターを拠点に，「保健室の先生」として園児や学生・教職員の日常的な健康チェックや定期的な健康診断，病気やけがの初期対応，対象に応じた健康教育，感染症予防や発生時の対策などを担う看護職もいる．

また，養護教諭とは別に，医療的ケア児がいる特別支援学校や保育所等において，医療ケアの提供，緊急対応，日常的な健康管理，個別教育計画のサポート，保護者と教職員の教育とサポート，安全な学習環境の提供など，多岐にわたる役割を担う**学校看護師**への期待も高まっている．

3 企業

企業に関する診療所や健診センターの看護職は，健康診断の実施，けがや病気の対応などを担い，従業員の健康を維持し，生産性を向上させる役割を担う．

4 非営利組織（NPO），ボランティア団体など

災害時の医療支援，ホームレスや貧困家庭への医療サービス提供，健康教育活動など，NPOやボランティア団体では多岐にわたる活動を行っており，その中で活躍する看護職も増えてきた．

マギーズ東京

「マギーズ東京」は，がん患者が心身のケアを受けながら情報提供や心理的サポートを受けられるサポートセンターである．看護師は情報提供と相談支援，心理・社会的サポート，セルフケアの促進，家族への支援，地域の人々が利用できる社会資源の紹介など多岐にわたる役割を果たし，その運営の要を担う．

暮らしの保健室

暮らしの保健室は，地域住民が気軽に健康や生活に関して相談でき，サポートを受けられる施設である．病院や診療所とは異なり，日常生活の中で発生する健康問題や生活課題に対する早期の対応を目的としている．看護職は健康相談やアドバイス，セルフケア支援，コミュニティーへの健康教育，早期発見と予防，精神的サポート，地域連携の促進など，多岐にわたる役割を担う．

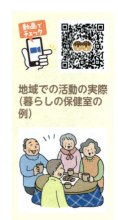

地域での活動の実際（暮らしの保健室の例）

> **コラム** 地域に広がる看護の役割 － 暮らしの保健室からマギーズ東京へ

東京都江東区豊洲，東京湾につながる運河のような海を背景に，「マギーズ東京」がある．ここは2016（平成28）年10月にオープンした，がんに関係のある人を迎えるための施設である．2008年に知った英国発祥のマギーズ・キャンサー・ケアリングセンター（Maggie's Cancer Caring Centres，以下マギーズセンター）をぜひ日本にも，との思いを抱いて8年後のことだった．

「マギーズ東京」とは

マギーズ東京は，がんを経験した人やその家族，友人，医療者などが集う居心地の良い空間である．予約なしで訪れることができ，いつでも笑顔で迎えられる．美しい園庭と整った建築環境の中でヒューマンサポートを行う，英国マギーズセンターの活動に沿うものである．

マギーズ東京では，看護師や臨床心理士であるスタッフのほうから訪問の目的や相談の内容を聞き出すことをしない．お茶を出して，ゆっくりと，ほっとしてもらう．訪れた人が話をしたければ，十分に聴き，寄り添う．何に困っているのか，何を一番知りたいと思っているのか，一緒に考えるお手伝いをする．答えに導くのではなく，その人が自分の考えを整理するのを見守り，もっている力を引き出す支援を行う．そのための環境を整え，第二のわが家を提供する．マギーズセンターの設立者，マギー・ジェンクスの「治療中でも，患者ではなく一人の人間としていられる場所と友人のような道案内が欲しい」という願いを受け継ぎ，日本にも必要な場として，マギーズ国際ネットワークの一員として運営している．

がんと日本人

1981（昭和56）年に，日本人の死因の第1位はがんになり，その後も変わらず現在に至っている．がんによる死亡数は年々増え続け，2015（平成27）年には37万人を超えた[1]．多くのがん患者のために，法律が整えられ，さまざまな施策や社会資源が用意された．がん相談支援センター[*1]はその一つであるが，残念なことに，十分に活用されていない状態にあった．2015年の患者体験調査[*2]によれば，がん相談支援センターの利用率は7.8%で[2]，都道府県によっては6.1%であり[3]，その主な原因は認知度の低さだった．ほかにも病院が提供するさまざまな情報は患者や家族に伝わらず，在宅療養となっても，最期をわが家で迎えることになっても，退院してから亡くなるまでの時間が短すぎて，満足のいく療養生活にはほど遠かった．

「暮らしの保健室」の開設と活動

このような状況で英国のマギーズセンターと出会い，ぜひ日本にも創りたいと強く思った．それまでもっていた願いを具体化するきっかけだった．しかし，一直線にマギーズ東京の設立に至ったわけではない．2011年，

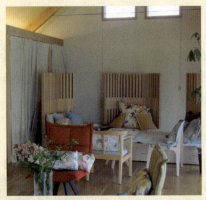

マギーズ東京別館の室内．調和した家具や小物がつくりだす雰囲気に温かく迎えられる．

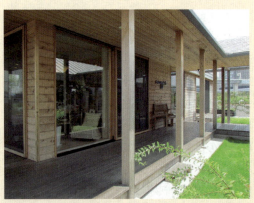

マギーズ東京の本館．建築面からの評価も高く，専門誌に掲載された．

厚生労働省の「在宅医療連携拠点」のモデル事業に採択されて，まず設立したのが「暮らしの保健室」である．

暮らしの保健室は，東京都新宿区の集合住宅・戸山ハイツの1階で，住民の生活を支える商店と同じような気軽な立ち寄り所として開設した-マギーズジャパン準備室の構想をもって．

戸山ハイツの住民約5,000人のほぼ半数は高齢者である．暮らしの保健室はがんに限ることなく，町のよろず相談所として，気軽に足を運べるオープンな場所となった．健康相談をはじめ，医療や介護の制度のこと，暮らしに関する相談などなんでもござれと，看護師やボランティアのスタッフがふらりと訪れる人を受け入れ，話を聴き，寄り添う．狭いスペースだが，天然木の内装を施し，工夫した空間づくりを行い，多くの人を迎え，相談に応じてきた．心掛けているのは，人の気持ちに寄り添って，共に考える支援である．現在はヨガやストレッチ，栄養教室など，30人ほどが集まるイベントを月に数回開催しており，指導，運営してくれるボランティアのスタッフに支えられて活動を広げている．

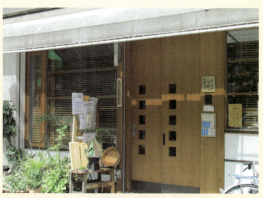

暮らしの保健室のエントランス．木の扉と手作りのプレートに優しさが感じられる．

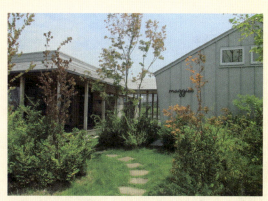

マギーズ東京の庭と外観．右手は別館．美しく整備された庭はマギーズセンターの趣旨にも合うものである．

🍀 運営の課題と展望

暮らしの保健室もマギーズ東京も，利用料は無料である．気軽に来てもらうためのベースを守り，チャリティーを貫いている．暮らしの保健室ではボランティアが接待役として活躍してくれているし，マギーズ東京でも専従以外のボランティアの看護師が大きな役割を果たしてくれている．栄養士，臨床心理士などその他の専門職も含め，これまで培ったキャリアを生かす新たな活躍の場という側面も出てきた．

二つの施設ともに，費用面での運営は楽ではない．ことにマギーズ東京は暮らしの保健室と違って，公のバックアップがなかったことから現在でも寄付を募っている状況である．幸い認定NPO法人の認可を得られたことで，税制面での優遇措置を受けられるようになった．資金的な苦労は絶えないが，暮らしの保健室では新宿区の委託業務としての相談窓口の開設，また，マギーズ東京では江東区・品川区の保健行政と連携し，地域への啓発活動としてがんの夜間相談を月2回行うなど，制度に加わる試みを進めている．

🍀 地域に根差したケアで看護を拡げる

暮らしの保健室とマギーズ東京の周辺には，それぞれを取り囲むように大規模な病院がいくつか立地し，医療環境は整っている．しかし，患者・家族の生活面も含めて支える体制は十分でなく，個を取り囲む地域包括ケアシステムの輪に入り，患者から依頼があるまで待つのではなく，予防の観点からケアの充実を図っていくことが課題である．

マギーズ東京を訪れた人は，開設以来7年で延べ40,000人を超えた．見学や取材目的も含むが，1日平均来訪者数は約20人である．予約なしで，語りたいことを語りたいタイミングで語ってもらい，心を楽にしてもらっている．

もはや病院での治療に戸惑い，不安なまま困っている時代ではない．マギーズ東京も暮らしの保健室も，地域に入り，また在宅医療，療養を含む生活全般をケアする役割を果たしながら，常に人々の声に耳を傾け，受け止めて，保健・医療・福祉をつなぐ立体的な看護を広げていくことを見据えている．

＊1　全国のがん診療連携拠点病院や小児がん拠点病院，地域がん診療病院に設置されている，がんに関する相談の窓口．厚生労働大臣が指定する．患者，家族のほか誰でも無料で利用が可能（国立がん研究センターがん情報サービスホームページ）．
＊2　患者の視点からのがん対策評価を行うために国立がん研究センターがん対策情報センターを中心とする厚生労働省研究班が行う調査．2012（平成24）年に閣議決定された第2期がん対策推進基本計画で，がん対策を評価する指標を策定し，進捗評価を行っていくことが盛り込まれたことを背景に，患者・家族の視点からその体験を調査する（国立がん研究センターがん対策情報センターホームページ）．

引用・参考文献

1) 厚生労働省．人口動態統計．1981–2015．
2) 国立がん研究センターがん対策情報センター．"拠点病院のがん相談支援センターの利用者満足度"．各がん対策指標の測定結果．2015．https://www.ncc.go.jp/jp/cis/divisions/health_s/health_s/020/06health_s_03_cancer_control_04.pdf，（参照2023-12-12）．
3) 奈良県．ならのがんに関する患者意識調査報告書．2017．http://www3.pref.nara.jp/gannet/secure/4032/29kanjatyousahoukokusyo.pdf，（参照2023-12-12）．

📖 引用・参考文献

1) 厚生労働省．「我が事・丸ごと」地域共生社会実現本部．「地域共生社会」の実現に向けて．2017．https://www.mhlw.go.jp/stf/newpage_00506.html，（参照2024-08-08）．
2) 佐伯理一郎．京都看病婦学校五十年史．京都看病婦学校同窓会，1936．
3) 厚生労働省．看護基礎教育検討会報告書．2019．https://www.mhlw.go.jp/content/10805000/000557411.pdf，（参照2024-08-08）．
4) マギーズ東京ホームページ．https://maggiestokyo.org/，（参照2024-08-08）．
5) 暮らしの保健室ホームページ．https://kuraho.jp/，（参照2024-08-08）．

📎 重要用語

地域看護	健康寿命	介護予防
在宅看護	超高齢社会	地域ケア会議
人口減少	地域包括ケアシステム	公衆衛生看護
人口構造の変化	入退院支援	暮らしの保健室

◆ 学習参考文献

❶ 朝日新聞 迫る2025ショック取材班．日本で老いて死ぬということ：2025年，老人「医療・介護」崩壊で何が起こるか．朝日新聞出版，2016．

団塊の世代が75歳になる2025年，日本の社会保障制度は果たしてどのような状態を迎えるのか，看護師としても1人の生活者としてもそれぞれが向き合うべき課題であることが理解できる．

❷ 秋山正子ほか．「暮らしの保健室」ガイドブック：「相談/学び/安心/交流/連携/育成」の場．日本看護協会出版会，2021．

気軽に立ち寄れて一息ついて，ちょっとした不調や健康不安を相談できる「暮らしの保健室」は地域看護の一つのスタイルである．雪国，都会，中山間地など35のレポートに看護の多様性・可能性が広がる．

3 在宅看護

学習目標

- 在宅ケアにおける在宅看護の特徴・役割や機能を説明できる.
- 地域・在宅看護における個人・家族と集団を対象とした目的や活動の特徴を説明できる.
- 在宅療養者への看護における看護者としての役割・機能を説明できる.
- 日本の在宅看護に特有の問題を倫理的思考や概念を用いて整理できる.
- 療養の場を移行する際の支援・調整について理解できる.
- 多職種連携・地域連携の意味が理解できる.
- 地域包括ケアシステムを構成する関係機関との双方向の連携と，看護が果たす役割を理解できる.
- 地域包括ケアシステムを構成するネットワークとその必要性を理解できる.

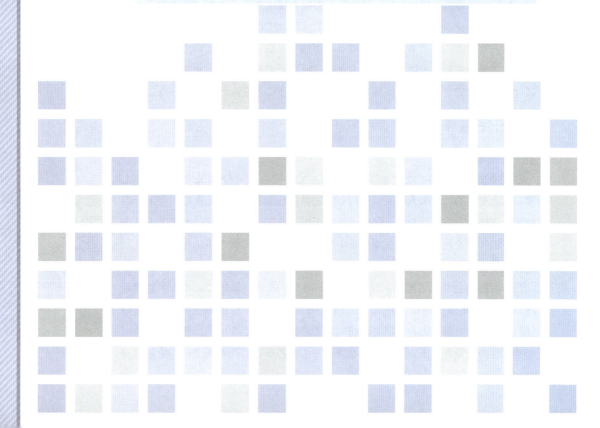

1 在宅看護の基盤

1 在宅医療，在宅ケアと在宅看護

1 在宅ケアの目的

在宅ケアは，疾病や障害をもつ療養者や家族に対して，彼らが生活している場所で，包括的な保健・医療・福祉サービスを提供し，健康の維持・増進・回復，そして療養者本人が望む終末を迎えられることを目的に，本人が目指すQOLを支える活動である．

2 在宅におけるチームケアの意義

在宅ケアは療養者の生活の場での活動である．必要な医療や看護を行うとともに，生活へのケアが大切である．そのためには，さまざまな人的・社会的資源で構成されるチームによる，在宅療養者へのケア（**チームケア**）が必要となる．例えば，生活を支援する福祉，子どもであれば学校，働いている人であれば職場（産業）などとの連携・支援などである．

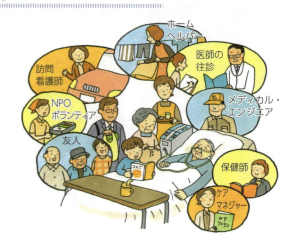

在宅で長期間療養する人や家族の「生きる意欲」を支え，強めていくためには，療養者・家族，医療・看護・福祉・教育の専門職者，近隣の人，ボランティア，その他多くの人々が支え合いながら，互いを理解していくために対話・傾聴し，連携・協働して，最も良い方向を模索することが必要となる．

しかし，チームケアを展開していく中で，忘れてはならない最も重要なメンバーは，療養者本人である．療養者自らが健康を取り戻そうという意思をもつことが重要であり，周囲で支える人々は，療養者自身がそうした気持ちをもち続けることができるよう，家族も含めて支援することを忘れてはならない．

2 在宅看護と訪問看護

1 在宅看護とは

在宅看護は，在宅で療養する人々に対して，彼らが望むQOLを維持・向上することを目的に，本人と家族に対して提供される看護活動である．在宅での生活を支援する看護活動は，保健・医療・福祉を統合した包括的ケアである在宅ケアの一翼を担い，在宅医療や在宅福祉との連携・協働の下に行われる．

2 訪問看護とは

日本看護協会訪問看護検討委員会（1990〈平成2〉年）によると，**訪問看護**は在宅看護の主要な方法として展開されており，保健婦（師）・助産婦（師）・看護婦（師）の有資格者が訪問して看護することをいい，在宅や，地域のその他の施設等に出向いて行う看護の方法である．訪問看護では，療養者お

> **plus α**
>
> **看護と介護**
>
> 「看護」とは，看護師，保健師，助産師の資格をもつ看護職が療養者やその家族に提供する療養上の世話や診療の補助である．「介護」とは，家族や福祉職などの医療職以外が行う療養上の世話をいう．

よびその家族，そのほかの介護者に対して，直接的な看護，リスクアセスメント，個別の健康教育や健康相談などの看護活動を看護職が行う．狭義の訪問看護では，介護保険や医療保険の制度による訪問看護サービスを指す．

3 在宅看護の役割・機能

1 在宅看護活動の信念

看護職は，療養者・家族，住民らの保健・医療・福祉のニーズについて彼ら自身から学び，**パートナーシップ**をもって協働すべきである．看護職は，問題が顕在化しているときだけでなく，心安らかに過ごしている人々の家庭にもできるだけ出向き，療養者・家族から学ぶ姿勢が大切である．

➡パートナーシップについては，p.266参照．

2 在宅看護の自立性

医療施設内では，医師や看護職の直接的な支援を常時受けられる状況で看護活動がなされている．一方，在宅では医師の包括的な指示や他の看護職などからの間接的な支援は得られるが，直接的な支援は保証されていない．

このため，在宅における看護職はより自立性をもち，常に看護判断（アセスメント）を行い，その判断を周囲の人々（療養者・家族を含む在宅ケアチーム）に伝え，パートナーシップをもって協働する看護活動を行うことが求められる．看護職には，自分の看護に責任をもつ自覚的な態度が必要である．

3 セルフケア支援（自立支援）

在宅看護の基本は，療養者・家族，地域住民による自立的な問題解決を支援することである．24時間を共にする在宅療養者とその家族に，看護職は看護サービスを「してあげる」のではなく，常に療養者や家族が自ら判断し，対応できる力量形成（エンパワメント）を支援することが重要である．

4 家族を単位としたケア

在宅看護の対象は，在宅療養者とその家族である．家族は個人を取り巻く人的環境のうち最も小さい単位であり，家庭という同じ空間と時間の中で過ごし，身近で互いに影響し合う存在である．そのため，療養者だけでなく家族全体に対して支援することが求められる（➡p.127参照）．

4 在宅看護活動の特徴

1 個人と家族を対象とする在宅看護

1 在宅看護と医療施設内看護の特徴の比較（表3.1-1）

在宅看護は，対象となる療養者の住み慣れた，日常的な生活の場において看護を提供するものである．医療施設内での看護は，療養者にとって非日常的な，医療機関という集団生活の場において看護を提供している．

医療施設内での看護は，療養者と医療施設との契約，また感染症法などの法的な規定により提供される．このため，医師による治療と看護師による看護が一体となった医療が提供されている．

---

plus α

セルフケアの支援

個人の認識や行動を変えるために，個人だけでなく，集団の力を活用する．
個別支援方法：健康相談・電話相談・面接相談・家庭訪問など．
集団支援方法：健康教育・健康学習など．
相談的対応技術：相手の問題を受け止め，共に考える共感のプロセスで，個別支援の重要な要素．
学習（教育）的対応技術：集団支援の重要な要素で，知識をわかりやすく伝える．知識伝達型から態度変更型，相談・治療型へ発展することもある．

➡エンパワメントについては，p.265参照．

表3.1-1 在宅（訪問）看護と入院中の施設内看護の比較

	在宅（訪問）看護	医療施設内看護（入院中）
対象となる人	在宅で療養している人	医療機関に入院・療養している人
契約	訪問看護ステーションなどの機関では，契約の上でサービス提供が成立	療養者と医療機関との契約の上で，看護のサービス提供が成立
医療との関連	看護サービスの希望により医療が提供される．	医療サービス提供に看護が伴う． （医療サービスを受けていることが前提となる）
医療処置を行う人	医療者（医師，看護職など） 当事者（療養者），家族など介護者	医療者
看護者	看護職	看護職
介護者	家族，ホームヘルパー，ボランティア ＊家族の負担が大きい	看護職および看護助手 ＊家族の体力的な負担は小さい
看護職の関わり	訪問時の直接的看護 電話相談などの間接的看護 ＊療養者・家族などへの教育的ケアが重要	常時（24時間）直接的看護
医師との連携	医師の包括的な指示の下で，情報提供・相談の上，看護を行う．	医師の支援を常時受けられる状況で，治療を優先した看護を行う．
他職種との連携	他機関・他職種と連携して援助する．	施設内の他職種と連携して援助する．
緊急時の対応	当事者（療養者）・家族が対応する． 在宅療養後方支援病院を確保しておく． 24時間の連絡体制を構築しておく．	医療者が常時対応する．
日常生活の支援	家族，他機関の福祉職，ボランティアなど ＊家族の負担が大きい	主に医療機関のスタッフ
場の主導管理者	家庭＝療養者・家族 →療養者・家族により時間の管理がなされ，心理的にもリラックスした状況で療養できる．	医療機関＝医療者・経営者 →医療システムにより時間・場所等の管理がなされ，制限された療養環境の中で治療が行われる．

　一方，在宅看護では，健康問題をもちながらも医療を受けていない人も対象となることがある．このようなときは，より適切な医療を提供するしくみを療養者が活用できるように支援することから始まる．医療処置は医療施設内では医療者が行うが，在宅では24時間医療者が付き添うことは困難なため，療養者とその家族が行うこととなる．近年，筋萎縮性側索硬化症（ALS）などの療養者の看護において，条件付きで訪問介護員（ホームヘルパー）や特別支援学校教員による痰の吸引や経管栄養が認められるようになった．在宅看護では，家族をはじめとするすべての介護に携わる人を支えることも忘れてはならない．

　また，在宅看護では看護職1人で訪問し看護を行うことが多い．そのため看護職は，責任ある観察と判断，医師の包括的な指示による的確な医療処置，看護チームや医師への情報提供と連携等を，常に主体的に行わなければならない．

2│個人と家族を対象とする在宅ケアでの看護職の役割

　看護職は療養者や家族の近くにいる医療者として，看護の専門性から，療養者や家族，在宅ケアチームメンバーからの情報をアセスメントし，かかりつけ医やホームヘルパー，介護支援専門員（ケアマネジャー）などの在宅ケアチームメンバーと，パートナーシップをもって協働することが望まれる．

plus α

痰の吸引等の制度

「社会福祉士及び介護福祉士法」の一部改正（平成23年6月）により，一定の研修を受けたホームヘルパー等の介護職員や特別支援学校教員等も，医療や看護との連携による安全確保が図られていること等，一定の条件の下で痰の吸引等の行為を実施できることになった．

- かかりつけ医の包括的指示による，療養者への看護サービスの提供
- 療養者および家族への医療処置やケア能力獲得への支援
- 在宅ケアチームメンバーへの情報の提供
- かかりつけ医のいない療養者のかかりつけ医探しや，専門医とかかりつけ医の確保と調整
- 在宅ケアチームメンバーに対する，感染症危機管理の日常的な注意と教育
- 家族や在宅ケアチームメンバーへの，ケアに関する教育的な支援
- 在宅ケアチームのコーディネーター（ケアマネジャーや自治体で働くメンバーがその役割となることが多い）としての活動

が主な看護職の役割となる．

コンテンツが視聴できます（p.2参照）

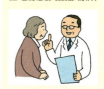

在宅療養支援診療所

2 集団を対象とする公衆衛生看護

在宅療養者が適切なサービスを受けられるようにシステムや政策について提案したり実践に移す活動は，集団を対象とする公衆衛生看護活動の一つである．これらの活動は，行政で働く保健師が中心になって行っている．

1 公衆衛生看護とは

集団を対象とする看護を**公衆衛生看護**という．公衆衛生看護における「地域」とはコミュニティー（集団）のことであって，施設以外の場所という意味ではない．公衆衛生看護は，看護学と公衆衛生学，疫学などの保健の知識を統合して，集団のすべての人々の生命（いのち）・生活（くらし）・生きる権利（人権）を衛り（守り）健康を保つ，集団に焦点を当てた看護活動をいう．

したがって集団を対象とする公衆衛生看護では，個人に対して直接的にケアを提供するというよりは，個人に行われているケアを評価することにより，集団内でケアを必要としている人々へ直接的で適切なケアが提供されるよう，コミュニティー内のシステムや制度，サービスを計画立案し支援を行う．すなわち，ケアを必要とする人々のために，保健医療従事者・政策決定者に提案や指針を与える看護活動である．

こうした集団全体の健康増進と疾病予防を推進していくには，構成員個人に対する看護活動の提供が必要なこともある．特に，

- 自らはケアを求めていないが，感染症の健康問題で当事者や集団内の他の人々を危険にさらしている人
- 健康問題を抱えているにもかかわらず，ケアを求めてこない人々
- サービスの対象から外れ，地域のサービスや制度を利用できない人々

に対してニーズに合った適切なサービスを提供し，情報を得ることができるよう保障する責任が，公衆衛生看護活動には求められている．そして，療養者のニーズや健康課題をとらえるためのアンテナとして，またサービスや施策が個人へどのように効果をもたらしているかを評価・モニタリングするためにも，在宅看護活動と公衆衛生看護活動が情報を共有し合い，連携・協働することによって，互いが効果的に機能することが必要である．

➡ 公衆衛生看護活動については，ナーシング・グラフィカ『公衆衛生』第2部4章参照．

| 2 | 公衆衛生看護活動

在宅で療養している人々の集団への看護活動は，以下のような特徴をもつ．

- コミュニティーをアセスメントし，政策（制度・サービス）立案のための提案を行う．
- 看護活動のすべての過程において，人々とのパートナーシップ，協働を行う．
- 自主的にケアを求めないで自分や他の人々を危険にさらしている人を発見し，支援する．
- 権利擁護や説明責任を果たし，保健・医療・福祉サービスへのアクセスを保障する．
- 一次予防を重視した活動を行う．
- 療養者が高いQOLを保てるように環境（医療，生活）を整え，社会的・経済的問題を解決できるように支援する．

在宅療養者のニーズを満たすには，当事者を「生活者としての専門家」ととらえ，資源を創造することが大切である．また，行政の資源には限りがあるため，住民とのパートナーシップを構築し，ニーズをアセスメントし，制度・サービスシステムを計画するとともに，住民や他機関と協働して活動を行い，評価していくことが求められている．

| 3 | 集団を対象とする看護職の役割

看護職には，集団を対象とした在宅看護の情報を集積・評価して，以下のような活動を行い，社会を変革していくことが求められる．

- 在宅ケアシステム構築のための提言
- 制度やサービス提供の施策への提言
- システムと制度およびサービスの評価
- システムと制度およびサービスの改善

5 在宅看護における看護とサービス提供機関

1 医療機関

入院時点から在宅療養を見越しなるべく早期から地域連携を行い，必要な看護が継続できるよう，近年，退院支援や継続看護が重視されている．また，がん・難病・精神疾患等の療養者は，外来治療を受けながら学校や職場に通い，時々入院しつつ自宅で生活するという暮らしが一般的になってきている．2018（平成30）年の診療報酬改定では，手術などによる入院が予定されている療養者に対しては，入院前から退院支援を実施することが明示され，病棟・外来・地域連携室・継続看護部門と地域の連携は必須のものとなっている．

2 自宅（居宅）

自宅（居宅）とは，療養者が生活を営んでいる場を指す．法律（高齢者の医療の確保に関する法律第78条，健康保険法第88条，介護保険法第8条）では，訪問看護が実施される場を「居宅において」と規定している．しかし，

---

plus α

地域包括支援センターによる一次予防

介護予防や認知症予防活動の取り組みは，2006（平成18）年4月以降，地域包括支援センターの必須事業となっている．

---

plus α

在宅ケア提供の責任

世界保健機関（WHO）は，「地域集団を対象とする看護が在宅ケアサービスを提供しなくてもよいが，在宅ケア提供に関する責任は存在する」[1]と述べている．

---

plus α

入院時支援加算

安心して入院医療を受けられるよう，入院中に行われる治療の説明，入院生活に関するオリエンテーション，服用中の薬の確認，褥瘡・栄養スクリーニング等を，入院前の外来において実施し支援を行った場合の評価として新設された（平成30年）．

2008（平成20）年度診療報酬改定により，老人ホーム，地域密着型特定施設，高齢者専用賃貸住宅，サービス付き高齢者向け住宅などの介護保険施設などで暮らしている療養者に対しても訪問看護を行い，訪問看護基本療養費を請求できるようになった．つまり，在宅看護が提供される場は，自宅だけでなく介護保険施設など広く療養者が生活する場へと，制度的にも拡大してきている．

在宅看護の役割を主に担う機関は，地域包括支援センター，訪問看護ステーション，医療機関の訪問看護部門，保健所・市町村保健センター，子育て世代地域包括支援センターなどである．中でも，訪問看護サービスの主翼を担うのは，訪問看護ステーションや医療機関の訪問看護部門である．

3 入所施設

介護保険制度における施設は，介護老人福祉施設，介護老人保健施設，介護療養型医療施設，介護医療院の種別がある．いずれも医療を目的とした施設ではないが，医療との連携の下，施設内外の看護職が福祉職と共に自立支援や悪化防止，看取りなどの役割を担っている．

→ 介護保険制度における施設サービスについては，p.272 資料3参照．

4 通所施設

自宅で生活しながら，定期的に通所介護（デイサービス），通所リハビリテーション（デイケア），看護小規模多機能型居宅介護などの施設に通っている場合がある．いずれの施設においても，看護職が勤務し，療養者の健康観察や病状管理，清潔ケアや食事など日常生活上のケアなどを担っている．

2 地域療養を支える在宅看護の役割・機能

1 自立・自律支援

2001年に世界保健機関（WHO）が従来の**国際障害分類**（**ICIDH**）から**国際生活機能分類**（**ICF**）へと障害のとらえ方を発展させたことにより，**自立支援**とは対象となる人の障害を克服するだけではなく，その人のもっている力や強みにも着目して支援することであると考えられるようになった．

→ WHOについては，p.52 用語解説，ICIDHとICFについては7章7節1項p.207参照．

また，「**自立**」とは社会福祉用語では「**自律**」とほぼ同じ意味でとらえられ，「できないことは人に頼むが，自らの考えに従って行動する」ことを指し，在宅療養の場における看護職は，療養者や家族の望む生き方，暮らし方といった価値観を尊重しつつ，自立支援をしていくことが重要である．

ここでいう自立とは日常生活動作（ADL）の向上などの身体的な自立に限らず，療養者の主体性や意向を尊重した精神面での自立も含む．つまり，療養者自らが生活における自己決定，自己選択を通じて生活の質（QOL）を高めていくことを自立ととらえる．

在宅療養の場において自立支援を重要な視点とする理由は，療養者にとって療養生活を送る場そのものが，自分らしく主体的に自立できる場だからである．

plus α

自立と自律

保健・医療・福祉の場においては，対象となる人の生活の「自立」を目指す援助とともに，その人が主体的に生活できるように，「自律」に向けての援助を行う．

また，専門職が24時間そばにいる環境ではないため，1人暮らしでも，家族と同居でも，近隣の人の助けやさまざまな社会資源を活用しながら，助け合いの下で生活することが求められる．在宅療養の場で，療養者が安全に安心して自立した生活ができるように支援することは，在宅看護の重要な役割である．

例えば，生活リハビリテーションを自然な形で取り入れ，残存機能を維持・向上させたり，病気や障害をもちながらもなんらかの社会参加ができるような支援をしたり，療養者や家族が今後の療養方針を決定できるように支援したりする．在宅療養者が自立して生活をすることは，本人のQOLが向上するだけでなく，家族等の介護負担の軽減，要介護度の改善にもつながる.

⮕ 生活リハビリテーションについてはナーシング・グラフィカ『在宅療養を支える技術』3章4節参照.

2 病状・病態の予測と予防

在宅療養の場で活動する看護職，中でも訪問看護師が，医療依存度の高い療養者に適切な手技で素早く看護を提供している場面は，プロフェッショナルな姿としてとらえられよう．しかし訪問看護はそればかりではない．的確なフィジカルアセスメントを行い，現在の病状・病態を正確に把握して看護を施したり，必要に応じて医療や福祉につなげる手立てを行ったりする一連の看護過程に加え，今後の状態を予測して予防策を講じておくことも重要な役割の一つである.

在宅療養の場において，病状・病態の予測と予防が重要な理由はその環境にある．整った環境の下で医師や看護師等の医療者が緊急時にすぐに対応できる病院や施設と違って，居宅の構造や環境は多種多様で，必ずしも療養者にとって快適で安全な状態とは限らない．また，1人暮らしの場合，同居の介護者自身が高齢者である場合や病気・障害をもっている場合，療養者の病状の急激な変化や機能低下に気付けなかったり，対応できなかったりする．そのため，訪問看護師は次回の訪問看護や他の専門職の訪問までの間に予測される変化や危険性を想定し，それに対する予防策を講じておく必要がある.

⮕ 在宅療養者の家族に生じやすい課題については，4章3節2項p.125参照.

特に，予備力や回復力の低い高齢者には注意が必要であり，超高齢社会となった今，予防と予測の視点，異常の早期発見や優先度・緊急度を考慮した対応は，ますます訪問看護技術として求められる．例えば，体位変換ができない高齢者は，寝かせきりにすることですぐに褥瘡が生じる．体温調節機能の低下により，厳しい暑さや寒さのために熱中症や低体温を引き起こすこともあり，命さえ奪われかねない．うつ傾向や閉じこもりは，機能低下による廃用症候群（生活不活発病）を引き起こし，栄養状態も悪化する．視力低下や認識不足によって正しく服薬できない場合には，重大な副作用が起こることもあろう.

こういった状況を引き起こさないためには，病状の観察，フィジカルアセスメントだけでなく，療養の場がどのような環境で，療養者がどのような動作や行動をして生活を営んでいるのかを把握する必要がある．つまり，生活者としての視点を失わず，全身の状態を把握した上で，リスクを予測し，予防策を講じておくことが在宅療養を支える訪問看護師の安全管理の一つであるといえる.

3 地域・在宅看護における倫理

1 看護倫理の概要と活用

1 倫理とは

広辞苑によると，倫理とは「人倫のみち．実際道徳の規範となる原理．道徳」であり，人倫とは「人として守るべき道」，道徳とは「ある社会で，その成員の社会に対する，あるいは成員相互間の行為の善悪を判断する基準として，一般に承認されている規範の総体」である．一方で「法」は，「社会秩序維持のための規範で，一般に国家権力による強制を伴うもの」と定義されている[2]．このように，「法」は「外的強制的」であり「正しくない行動をとった際の罰則」が示されているのに対し，「倫理」は「内的自立的」であり「取るべき正しい行動」を示している．

2 看護倫理と倫理綱領

看護学事典によると，看護倫理は「看護実践において，ほかの分野の倫理では完全に理解されない道徳的問題に対する正しい行動を決定するための道徳上の判断に対する考え方」と定義されている[3]．

看護師の倫理に関する国際的な綱領は，1953年に国際看護師協会（ICN）によって初めて採択され，何回かの改訂を経て現在では2021年の改訂版が最新となっている．前文には，看護職の四つの基本的責任（健康増進，疾病予防，健康回復，苦痛緩和と尊厳ある死の推奨），看護の本質（人権の尊重），ケアの対象（地域，家族，療養者），調整役割が記されている（図3.3-1）．そして，本文には四つの基本領域（人々，実践，看護専門職，グローバルヘルス）が設けられており，それぞれにおいて倫理的行為の基準が示されている[4]．

日本看護協会では，1988（昭和63）年に日本初の「看護師の倫理綱領」を策定し，2003（平成15）年の「看護者の倫理綱領」15項目への改訂を経て，2021（令和3）年に**看護職の倫理綱領**として新たな行動指針を示した[5]．倫理綱領は看護師が専門職であることの証であり，これにより，看護師が自己の実践を振り返る際の基盤を提供し，看護の実践について専門職として引き受ける責任の範囲を社会に対して明示している．

2021（令和3）年の改訂では，医療提供の場が地域へ拡大したことや人々の権利に対する意識の変化などに応じ，本人にとっての最善を実現するための意思決定支援や，多職種との有機的な連携・協働，人々の尊厳の厳守と尊重について強調するなどの見直しがなされた．また，自然災害の発生が多い日本の現状を鑑み，災害発生時における看護職の行動指針が新たに追加された．

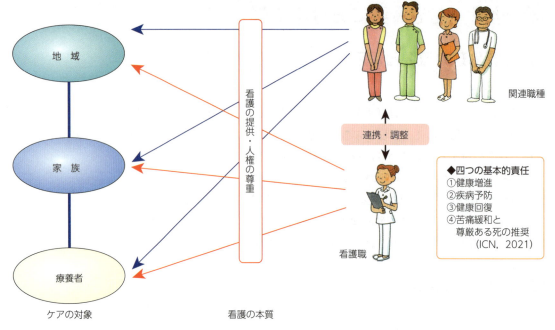

図3.3-1　看護者の倫理綱領

3 倫理原則・概念と活用

　参考となる**倫理原則**や概念には，ビーチャム（Beauchamp, T.L.），チルドレス（Childress, J.F.）による「自律尊重」「与益」「無危害」「正義」の四つを医療に関わる基本原則とする「**生命倫理の四原則**」[6]，フライ（Fry, S.T.）による看護実践の規範，知識の増大，アドボカシーと指針開発を看護実践上の概念とする「**看護実践上の倫理的概念**」，フライとジョンストン（Johnstone, M.J.）の「**六つの倫理原則**」などがある．「六つの倫理原則」とは，対象に善を創出し害を与えないようにする「善行・無害」の原則，資源の配分に当たっての平等性を問う「正義」の原則，個人の自由を重んじ個人の意思決定を尊重する「自律」の原則，対象に真実を告げる「真実」の原則，対象との間に結ばれたコミットメントを守る「忠誠」の原則，行為の結果を予測する「効用」の原則である[7]．日本では，「**善行**」「**無害**」「**正義**」「**自律**」「**真実**」「**忠誠**」を六つの原則とし，七つ目として「**効用**」の原則を示すこともある．

　これらの倫理原則は，看護職に倫理的葛藤が生じたとき，整理・分析する際の枠組みとして用いることができる．倫理的葛藤を整理・分析できれば，課題を客観視し最善のケアに向かうことが可能となる．

　このほか，倫理的葛藤を解決するための枠組みとして，「医学的適応」「患者の意向」「QOL」「周囲の状況」という四つの項目の検討を行う，ジョンセンによる「**臨床倫理4分割法**」[8]があり，病棟の医師や看護師だけでなく，訪問看護師も活用するようになってきている．

plus α
臨床倫理4分割法
臨床における倫理的な問題を四つの要素（医学的適応，患者の意向，QOL，周囲の状況）ごとに4区分に分けて記述した後，四つの倫理原則（自律尊重，善行，無危害，公平・公正）の視点で対立を整理することで問題解決を検討する方法．Jonsen, A.R.らにより作成された．

2 在宅看護特有の倫理問題

1 療養者・家族の意思決定

在宅看護では，療養者・家族の思いや願いに沿うように，療養上の問題を解決する．そのため，生活や医療ケアにおけるさまざまな場面で，「療養者・家族の意思決定」を支援することが重要な看護となる．しかも，在宅療養においては，筋萎縮性側索硬化症（ALS）療養者の人工呼吸器装着の選択，摂食嚥下機能低下の際の胃瘻導入時や終了時における意思決定，看取りの場の決定など，生命の維持に直結する意思決定や覚悟が必要とされることもある．

これらは，「看護者の倫理綱領」（2003〈平成15〉年）の「④知る権利，自己決定の権利尊重・擁護」に明記されていた．しかし，そもそも日本人は意思決定に不慣れな傾向があることに加え，高齢化による療養者の理解力不足や入院期間の短縮化などの影響で，医療ケアの選択におけるインフォームドコンセントが十分でない場合，導入したケアが療養者や家族の生活に沿っておらず見直しが必要な場合もあり，意思決定支援は重要な看護ケアとなっている．日本看護協会では，看護職の意思決定基盤として，看護実践上の倫理的概念のうち「アドボカシー」「責務」「協力」「ケアリング」の四つを示している．

➡ インフォームドコンセントについては，p.116 plus α参照.

ICNの倫理要領[4]では，「個人や家族がケアや治療に同意する上で，理解可能かつ正確で十分な情報を，最適な時期に，患者の文化的・言語的・認知的・身体的ニーズや精神的状態に適した方法で確実に得られるように努める」と示されている．このように，医療者として現状と将来を見据えた情報提供を行い，療養者・家族と共により良い決定を創造し支援すること（**シェアード・ディシジョン・メーキング**：shared decision making）が必要となる．

2 個人情報の保護，管理

療養者・家族の自宅を長期にわたり訪問する場合，療養者本人の健康に関わる情報以外にも，療養者・家族間の人間関係や経済状況，本来は秘密にしておきたい趣味や苦手な家事など，多様な情報を知り得ることになる．そして，これらを総合的にアセスメントし，看護ケアに生かすことが在宅療養を支える看護の醍醐味である一方で，**個人情報の保護**や管理の視点では，病院・施設に比べてより高度な倫理的行動が求められるといえる．

個人情報の保護や管理については，日本看護協会の倫理綱領に，対象となる人々の秘密を保持し，取得した個人情報は適正に取り扱わなければならないことが記され，ICNの倫理綱領には「看護師は，個人情報を守秘し，個人情報の合法的な収集や利用，アクセス，伝達，保存，開示において，患者のプライバシー，秘密性および利益を尊重する」と記されている[4]．

在宅療養を支える看護ではより多くの個人情報を知り得る状況下にあるため，守秘義務を遵守することは必須であり，チーム内での共有においてはより高い個人の倫理観が求められる．

plus α
個人情報の管理に関する法律

保健師助産師看護師法第42条の2に守秘義務が記され，同第44条の4には個人情報の漏えいによる罰則が規定されている．医師・薬剤師・助産師でも個人情報の漏えいに対する罰則（刑法第134条）があり，当該の専門職以外でも個人情報を漏えいした場合は民事上の損害賠償請求訴訟のリスクを負う．

3 サービス提供者の権利の保護

サービス提供者が療養者の居宅に訪問する際，自転車や自動車などの交通手段を用いることが多く，交通事故のリスクを負う．また，密室空間への単独訪問となることもあり，療養者から暴力などのハラスメントを受ける可能性もある．

これらは日本看護協会の倫理綱領の「自身のウェルビーイング」，ICNの倫理綱領[4]の「自己の健康を維持し，ケアを提供する能力が損なわれないようにする」に関わる．看護職の心身が健康なことで長期的に療養者・家族を支援できるため，体調不良や睡眠不足などで事故の原因をつくらないよう留意する．

> **plus α**
> **ハラスメントの対処**
> 療養者の認知機能低下や精神疾患に起因する可能性があるため，直ちに信頼できる上司や医師などに相談する．また，単独訪問を避ける，担当を外してもらうなど，一人で悩まないようにする．認知症の療養者ではユマニチュード®などの技術を身に付けることを検討する．

📝 コラム　在宅看護：海外と日本の交流の歴史と将来

在宅看護の概念が生まれたのは19世紀の英国である．Home nursing という「家」と「看護」を結びつける新しい言葉で活動を始めたのは，英国のフローレンス・ナイチンゲールであったといわれる．近代的な病院が整う以前には，療養の場は自宅であり，医師と看護師が患者宅を訪問していた．また，看護師は，ビクトリア女王の庇護のもと，人々から敬愛の念をこめて"クイーンズナース"と呼ばれていた．産業革命期の都市部の劣悪な衛生状態を改善し，人々を健康的な生活に導くために大いに貢献した．

ナイチンゲール自身は看護師の教育をドイツで受け，英国で看護師教育を始め，病院経営や地域・在宅看護を手掛けていった．そこで学んだ看護師たちは，英国内はもとより米国，オーストラリア，ニュージーランド，香港，アフリカなどに看護教育を広め，人々の病気や健康問題に携わってきた．

日本にも明治期にはこの流れが到達し，英国のナイチンゲール学校で学んだ看護師が，桜井女学校，慈恵看護専門学校などで看護を教えた．これが日本の近代看護の夜明けであり，病院看護，在宅看護，公衆衛生看護の始まりである．

その後病院での看護に力が注がれ，在宅看護が下火になった時代もあった．1970年代から，英国・米国で訪問看護を学んだ季羽倭文子，川村佐和子など先駆者のリードもあって，病院からの訪問看護や行政サービスの訪問看護の先駆的取り組みが各地で盛んになった．1980年代，老人保健法創設の際には，「訪問看護」の言葉を使うことへの抵抗から「訪問指導」という名称ではあったものの，保健師・看護師が患者の自宅を訪ねる看護が初めて制度化され，全国の自治体に普及した．1990年代ごろになると，寿命が延び，高齢化に伴う介護をどうするかが社会問題となった．ドイツやオランダでは，介護保険制度が整備されていく．それを参考に，日本でも深刻な高齢化に備えて介護保険制度が創設されたのが2000（平成12）年である．このとき「訪問看護」という言葉が法律に明記され，普及のきっかけとなった．

こうした歴史を振り返ると，人々の困りごとや健康ニーズに気付き，必要なサービスを立ち上げ，時代のニーズに即して変革してきた原動力は看護師自身であったことが理解できる．いつの時代も，患者や家族のニーズは変化し続けるが，その変化の兆しをキャッチし実践していくことは，看護の大切な役割といえよう．

引用・参考文献
1) 季羽倭文子. 死に向きあって生きる：ホスピスと出会い看護につとめた日々. 講談社, 2011.
2) 小川典子. フロレンス・ナイチンゲールが描いた21世紀における在宅看護. 順天堂保健看護研究. 2016, 4, p.1-12.
3) リリアン・ウォルド, ヘンリー・ストリートの家. 阿部里美訳. 日本看護協会出版会, 2004.

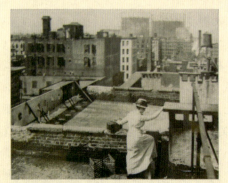

●初期の訪問看護．利用者が玄関の鍵を開けられず，隣のビルの屋上伝いに，窓から訪問．

4 地域包括ケアシステムにおける多職種・多機関連携

1 医療機関との連携

　日本では近年，疾病構造や人口構造の変化に伴い，1人の患者が複数の疾患を抱え他者からの生活支援を必要とするケースが年々増加している．一方で，長引く不況による経済的な困窮や，高齢者の単身または夫婦のみの世帯の増加などにより，家族の介護力は低下している[9]．どんなに健康な人でも加齢とともに体力・筋力は低下し，生活力の低下や健康不和などと上手に長く付き合うスキルが必要となる．そして，医療者はどのような場面でも，その人の「生活を支えるための医療」をいかに展開するかということと常に向き合う義務がある．

　病院は治療や医療者による生活全般の管理を目的とし，健康の獲得を目指す一時的な滞在の場であり，病院という特殊な環境は，すべての患者を個人が従来属してきた社会生活から切り離してしまう．特に長期の治療を受ける学童期の子ども，環境変化に弱くADLや認知機能の低下を免れない高齢者，複数の医療処置や機器を継続する必要があったり，重介護となったりする終末期患者などにおいては，社会復帰に一層の困難を来す．治療のために生活の場を医療に委ねると，患者・家族はその後の自身の生活全般に主体的に取り組むことに大きな不安を抱く．

　そのため，診断時や治療開始前から医療者は患者・家族の治療に対する意思の言語化を支援し，多職種で関わる際も専門職一人ひとりがその意向の中での自身の役割を十分に検討して関わっていくことが大切である．それには，事前情報として患者・家族の従来の生活歴や個別性，これまでの闘病生活・病気の体験・健康に対する信念，そこに見いだしている意味や価値観など，患者・家族全体のありようを把握することが重要といえる．そして，「命を救う・生きるための医療」にそれらをうまく織り交ぜ，治療の経過をみながら「退院後の生活を支えるための医療ケア」に転換するしくみが必要である（**表3.4-1**）．

　また，今日では医療の適正化や役割細分化の影響で在院日数が短縮化されている．医学的・身体的には退院が可能であっても退院後の生活のイメージをつかめない，初めての介護に不安がある，などの理由によって準備や支援体制が整わないことも少なくない．不安や負担があまりに大きくなるとこのような状況は家族に別の健康課題を招いてしまうこともある．そのため，医療者が考える退院のタイミングと患者・家族のイメージするものに差異がないかを確認することが必須である（**図3.4-1**）．また，外来通院時，つまり入院前から，入院や治療による患者の身体状況の変化とそれらが生活に及ぼす影響を患者・家族と共有し，治療が終わる時期には次の療養の場やそこでの生活に負担なく移行できるように，医療と生活，時に福祉の橋渡しをすることが必要である．

---

plus α

地域連携クリニカルパス

脳卒中，大腿骨頸部骨折，5大がん等を対象に活用されている診療計画表．急性期病院やがん診療拠点病院での専門的治療の後，回復期リハビリテーション病院やかかりつけ医を経て，早期に自宅退院を目指すためのツール．患者が治療を受けるすべての医療機関での役割分担や診療内容と次の医療機関に移動する時期などを示す．患者はあらかじめこれらの情報を知ることで安心して切れ目のない医療を受けられる．

表3.4-1 退院後の療養生活アセスメントの着目ポイント

ベースとなるポイント
●これまで患者・家族は何を大切にして生活してきたのか？
●医療や介護が必要となる際，患者・家族自身で工夫できることは何か？
●医療や介護の支援をどの程度受けたいと考えているのか？

生活についての情報	医療についての情報
●家族のメンバーは誰か？ ●家族からどの程度の支援を得られるか？ （身体的・心理的・社会／経済的側面から） ●家族の健康状態や介護力はどうか？ （家事・排泄・保清の状況，安否確認など） ●どの程度，患者自身が自立した生活が送れるか？ （室内の歩行，嚥下，保清，内服管理など） ●近隣に助けてくれる人はいるか？ ●現状の身体機能で自宅環境に適応できるか？ （玄関から寝室までの段差，寝具，浴槽の高さ，手すりの有無，空調機器の設置状況・使用状況など） ●サービスは利用しているか？ ●通院は自分でできるか？ ●生活の中で新たに困りごとが生じたら，どこに相談するか？ ●活用できる社会資源に関する情報を提供できているか？ ●療養生活を支援する地域やサービス担当者との情報共有はどの程度されているか？	●患者・家族は病状や障害を理解しているか？ ●継続する医療的処置やケアはあるか？ ●今後の治療の見通しはどうか？ ●薬剤は調整できているか？ ●リハビリテーションでどの程度の生活の機能回復が期待できるか？ ●今回の治療のゴールはどこか？ ●治療のゴールまでにかかる期間はどの程度か？ ●患者・家族が医療者に希望している／していない医療の内容を把握し，情報提供できているか？

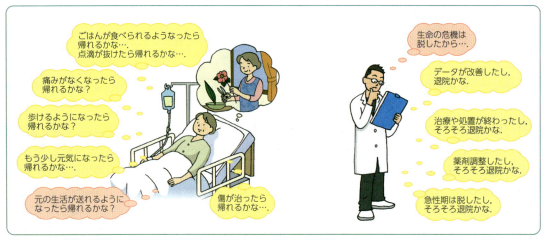

図3.4-1 患者が思う退院のタイミング，医師が思う退院のタイミング

1 退院支援と退院調整

　多くの患者・家族にとって，継続すべき医療処置や介護などを自身の生活に組み入れてイメージすることは難しく，新たに必要となる医療処置や生活の再構築への不安は退院後も存続するといわれている．そのため医療者は，日常生活で医療が占める割合が増えても，本来の「その人（家族）らしい生活」を患者・家族が再獲得できるようにするには何が必要なのかを多角的にとらえ，評価し支援する必要がある．このように，患者・家族の「その人（家族）らしい生活」の実現に向けて展開される一連の過程を**退院支援・退院調整**という．

この退院支援・退院調整を主たる業務として行う看護師を**退院支援看護師***という．退院支援看護師は，社会保障制度（**表3.4-2**）と患者・家族の状態を照らし合わせながら院内での多職種連携を行い，適宜，地域の保健・医療・福祉サービスに有機的につないでいく．退院支援と退院調整はこれらの一連の流れにおいて患者・家族と協働する，躍動感のある看護領域である．

1 退院支援

退院支援とは，療養の支援に関わるあらゆることに対する意思決定支援である．退院支援でなすべきことは主に二つある．一つは患者の身体状況や家族の介護状況に合った療養場所の意思決定支援，もう一つは地域の保健・医療・福祉サービスなどの利用に関わる意思決定支援であり，これは生活様式の変容や個別性に合わせた生活の再構築の際に行われる．退院支援の場面では，患者・家族の非常にプライベートで，時に繊細な部分に触れる可能性が高い．そのため，患者の入院経過をみながら，患者・家族の脅威とならないような介入のタイミングを見極め，相手の語りや事情に根気強く付き合う心構えが必要である．また，安心して話せる場所や面談時の参加者などに配慮し，一度に提供する情報量などをアセスメントしながら進めるスキルも不可欠である．

退院支援は主に，患者にとって最も身近な病棟看護師や医師，退院支援看護師や医療ソーシャルワーカー（MSW）が協働して行う．加えて，リハビリテーションスタッフ，管理栄養士，薬剤師などの多職種とも適宜連携を図り，合同でカンファレンスをするなどして，患者・家族が意思決定できるよう支援していく．すでになんらかの保健・医療・福祉サービスを利用している場合は，ケアマネジャー，訪問看護師，かかりつけ医などとも連携しながらのダイナミックな関わりとなる．

用語解説 *
退院支援看護師

2016（平成28）年の診療報酬改定で，病棟への退院支援職員の配置を行うなど，積極的な退院支援を促進するため，それまでの退院調整加算を基調としつつ実態を踏まえた評価として，退院支援加算が新設された（平成30年診療報酬改定で入退院支援加算となった）．これを受け，多くの病院で「退院調整看護師」は「退院支援看護師」へと名称が変更された．本書では，医療の場で用いられる語や実態に合わせ，「退院支援看護師」と記載している．現在，資格や要件の規程はない．

plus α
主治医と かかりつけ医

主治医は疾患や治療に対する治療全般に責任を負う医師のことで，専門医を指すことが多い．かかりつけ医はより身近な存在で日ごろから体調不良時，予防接種など患者の健康状態を把握し，診療や治療行為のほかに健康管理における相談に応じたり，アドバイスをくれたりする医師．必要時には主治医と連携する．

表3.4-2　社会保障制度

介護保険 （➡p.191参照）	● 原則として65歳以上の高齢者で日常的に他者の支援を受ける必要がある人が利用できる．がんの末期などの特定疾病については40〜64歳でも利用可能．申請の際は，主治医と相談の上，担当の地域包括支援センターもしくは市区町村の窓口に本人・家族が申請する．
医療費助成制度	● 乳幼児医療費助成制度：乳幼児をはじめとした子どもの医療費を自治体が助成してくれる．対象年齢や自己負担額の設定など，制度の詳細は各自治体によって異なる．対象となるのは外来通院医療費，入院医療費，薬代． ● 高額療養費制度：「限度額適用認定証」を保険証と共に医療機関等の窓口に提示すると，1カ月（1日から月末まで）の窓口での支払いが自己負担限度額までとなる．自己負担限度額は収入に応じて異なる．
身体障害者手帳 （➡p.208参照）	● その障害が永続することを前提とした制度のため，障害の原因となる疾病を発病して間もない時期や乳幼児期または障害が永続しないと考えられる場合は，認定の対象とならない．加齢または知的障害等に起因する日常生活動作不能の状態についても，身体障害とは認められない場合がある． ● 手帳の交付対象となる障害：①視覚障害，②聴覚障害，③平衡機能障害，④音声機能・言語機能または咀嚼機能の障害，⑤肢体不自由（上肢，下肢，体幹，乳幼児期以前の非進行性の脳病変による運動機能障害〈上肢機能，移動機能〉），⑥心臓機能障害，⑦腎臓機能障害，⑧呼吸器機能障害，⑨膀胱または直腸の機能障害，⑩小腸機能障害，⑪ヒト免疫不全ウイルスによる免疫機能障害，⑫肝臓の機能障害．
生活保護 （➡p.221参照）	● 経済的に困窮する国民に対して，国や自治体が最低限の生活を保障する公的扶助．生活費や教育費のほか医療や介護においても扶助を受けることができる．

➡ 精神障害者保健福祉手帳については，7章7節2項p.209参照．

|2| 退院調整

　退院調整は，患者・家族が望む生活の実現に向けての資源となる，人・もの・制度などを有機的に結び付けていく過程を指す．退院調整を行う際には，主治医に現時点での治療のゴールを確認し，病棟看護師が行っているケア内容や患者・家族への退院指導内容，進捗状況を把握するとともに，リハビリテーションのゴールや薬剤調整の状況など，個々の専門職が行っていることを集約し，退院に向けた全体の流れをマネジメントする．そして，そこに患者・家族の意向や生活を重ねて，地域包括支援センター，ケアマネジャー，指定特定相談支援事業者（相談支援専門員），訪問看護師，保健師，かかりつけ医，介護職など保健・医療・福祉サービスの提供者のうち，誰との連携を優先すべきかを見極め，その人々ともれなく協働していくことが重要である．つまり，病院と地域の施設の垣根を越えた連携と協働が必要となる．

|3| 試験外泊

　人工呼吸器などの高度な医療機器管理が必要な場合や，医療的観点からみると不衛生，あるいは安全の確保には適さないような住環境へ患者が退院を希望する際は，病院内での退院指導の一環として**試験外泊**を行う場合もある．試験外泊では，患者・家族が短期間自宅で過ごすことにより，必要な手技の確認や退院後に介入するサービス提供者との打ち合わせをしたり，在宅療養の具体的なイメージづくりの大きな助けとなったりする．

　精神障害者の場合は，ケア提供者との関係づくりや環境変化による症状の変調が起きやすいことに配慮し，退院後に利用するサービス提供者が入院中から患者を訪問し，今後の療養上必要な指導や在宅療養に向けた調整を行うことができる（**精神科退院前訪問指導料**）．

|4| 退院支援看護師

　退院支援看護師は病棟に配属されている場合と，地域連携部門などに配属されている場合がある．いずれも，患者の在宅での生活（入院前）から退院までの流れや今回の入院で変更・調整が必要なことを予測しながら，タイムリーに退院支援と退院調整の双方をマネジメントしていく役割を担う．

　退院支援看護師には，医療的知識に加えて在宅医療や社会保障制度に関する知識が必要であり，物事全体を俯瞰してとらえ，多様な価値観に柔軟に対応できる資質とコミュニケーション能力などが求められる．そして，患者・家族が生活する地域の保健・医療・福祉サービスの状況に応じて調整内容は大きく異なるため，地域診断の視点や，患者・家族の生活を個別・集団で支援する家族看護の視点，それらをつなぎ状況に応じて医療や介護を生活に落とし込む在宅看護の視点も必要となる．また，サービスの利用には患者・家族に経済的負担がかかるため，生活基盤に即した経済的観点も忘れてはならない．

---

plus α

在宅医と往診医

在宅医とは，外来通院が困難な在宅療養者に対する定期的な訪問により医療を提供する医師．往診医は，急激な状態の変化時に患者宅を訪問し，初期医療を提供する医師．在宅医による定期的な訪問診療に加えて，緊急時に往診で対応してくれる医療機関は地域医療において心強い存在である．

---

plus α

コロナ禍での試験外泊

コロナ禍においては，入院中の外出・外泊に制限をかけざるを得ない場合もある．その際は感染対策に十分に配慮する，外出・外泊における新たなルールや対策を患者・家族と共有するなどの工夫も求められる．

|5| 入退院支援のプロセス

入退院支援のプロセスには六つの局面がある（**図3.4-2**）.

❶**外来支援**　外来通院時（入院前）に患者の生活等の情報や意向を収集して可能な範囲でアセスメントし，今後の治療や入院生活による退院支援や退院調整の必要性をアセスメントする．外来通院時から支援を開始することで，入院・治療中・退院後の支援に関する患者・家族のイメージ化を助け，安心して自らの生活に戻れるように介入していく．アセスメントに必要な視点としては，身体的・社会的・精神的背景を含めた患者の生活等の情報や意向，入院前にすでに利用していた保健・医療・福祉サービスの把握，褥瘡の危険因子や食事摂取状況，服薬中の薬剤，退院困難要因の有無などである.

❷**入院～３日目**　入院前に収集した患者の生活等の情報や意向に入院時の状況を追加し，病棟看護師と退院支援看護師が協働して退院困難要因の抽出と入院目的，治療内容，入院期間の確認を行い，退院時に予測される患者の身体状況をアセスメントする．ここでは，外来通院時からの具体的な支援を見越した介入や，退院支援・退院調整の必要性を早期に見極めるしくみが必要となる.

❸**入院～７日以内**　❷と並行して，今回の入院・治療が従来の生活になんらかの変化を来す可能性をアセスメントする．退院支援の方向性について，医師，病棟看護師，退院支援看護師，MSWらがカンファレンスなどで情報を共有しながら退院支援計画の立案に着手する．そして，患者・家族に脅威や不安を与えないように配慮しながら，各専門職が役割分担して退院支援を開始する.

❹**入院７日～退院２週間前程度**　継続的な院内カンファレンスを通して患者・家族の疾患や障害への理解と受容を確認しながら，継続する医療処置や必要な介護内容を見立て，患者・家族の今後の生活へのイメージづくりと療養に関わる意思決定を支援していく．それと並行して，生活の再構築に必要な地域の保健・医療・福祉サービスなどを洗い出し，療養の場への円滑な移行に向けた調整を行っていく．具体的には，療養場所（自宅か自宅以外か）の選択における支援と，要介護認定の申請，保健・医療・福祉サービスに関する情報提供と活用支援である.

❺**退院２週間前程度～退院まで**　退院支援看護師やMSWを中心に退院後に利用する保健・医療・福祉サービスの提供者と連携し，可能であれば退院前に地域のサービス提供者とカンファレンスを開催し，具体的なサービス内容の調整や必要なケアの引き継ぎを行う.

❻**退院以後**　退院日は無事退院できたことを確認し，自宅へと退院した場合には，順調に生活が送れているかどうかをケアマネジャーや訪問看護師に聞いたり，退院後の初回外来時に面談したりして確認する．自宅以外の新たな療養場所に退院した場合も，同様に適宜その後の様子を確認する.

---

plus α

サービス提供者とのカンファレンス

全ケースで行うことは時間的に難しいため，特に医療依存度が高い，初めてのサービス導入，疾患や病態の理解が難しい，小児，精神疾患がある，終末期など，ある程度特殊な場合に行われることが多い．コロナ禍以後，オンラインと対面を使い分けながら開催される傾向にある.

		病院内連携			多職種連携		地域連携	
	患者・家族	主治医	病棟看護師	退院支援看護師	連携部門（MSW、連携部門の看護師）	院内多職種（リハビリテーション関連職種、薬剤師、管理栄養士、リソースナース、診療チームなど）	外来看護師	地域のサービス提供者
外来 ①入院前支援	体調不良の自覚、健診での指摘	加療・入院の必要性の判断			地域からの情報を主治医、外来看護師と共有		身体や心理的状況の情報収集と全体像のアセスメント、栄養リスクの評価、利用サービスの確認、検査や今後の治療に関する情報提供、受診家族の同意のもと、患者家族に必要なサポートや主治医へ報告事項、確認事項頂の情報提供など	かかりつけ医・在宅医：専門病院への紹介 地域包括支援センター・訪問看護ステーション：患者家族の同意のもと、受診時に必要なサポートや主治医へ報告事項、確認事項頂の情報提供
②入院〜3日目 退院支援		入院診療計画、病状・方針説明	退院困難要因の抽出、連携部門への情報提供	初回、退院調整のカンファレンス [退院支援計画] 立案の着手				
③入院〜7日目 退院支援	主治医から今後の方向性、退院後の生活に向けて退院支援看護師や連携部門のスタッフが関わることの説明を受ける		安全に、安心して検査や治療が行えるように支援	患者家族との初回面談		入院前のADLやIADLの評価をもとにリハビリテーションに介入。自宅での内服管理状況を確認し病棟看護師と協働、褥瘡や栄養の評価を行い、必要であればリソースナースや管理栄養士が介入		病院からの情報をもとにしたより良いたい方法の提案
退院調整								
④入院7日〜退院〜2週間程度	[退院支援計画書] に署名	今回の退院時の身体機能、治療・医療ゴールの明確化	治療の進捗状況をみつつ、皆で患者の全体像、家族が望む療養場所の選択を支援					
⑤退院2週間程度〜退院まで	退院後の生活のイメージをつくる		病棟看護師・退院支援看護師・患者に関わる多職種と患者家族と退院後の生活のイメージづくり 治療が円滑に進むようにサポート	退院直後に必要となるサービスの洗い出し 地域との連携	洗い出された新たに必要となるサポートに対する体制づくり	家族の支援体制と自宅での生活状況を確認とカンファレンスや退院前に向けた目標の共有 入院中に行える退院支援		
			退院指導内容の検討と簡易化、退院指導、必要な資材の手配					
		適宜、院内多職種でのカンファレンスを繰り返し返しながら、地域で必要となるサービス提供者との退院前カンファレンスの実施（介護支援連携指導、退院時共同指導）						
退院		診療情報提供書、退院時処方	退院指導の最終確認、物品の準備	退院指導、退院時看護サマリー			状況確認・院内各所と共有	退院後のケアプランの立案
⑥退院以後					地域からの情報を主治医、外来看護師と共有		外来時の支援	生活状況の確認 病院への報告

図3.4-2 入退院支援のプロセス

2 継続看護の重要性

患者は疾患や障害によるさまざまな苦悩や不便を抱えながら日常生活を送っており，その多くは療養の場として病院や自宅・介護施設などを往来している．そのため，どこにいても患者が必要なケアを受けられるように継続的な関わりが必要となる．これを**継続看護**といい，そこには単なる時間的な継続だけでなく，看護の質の維持や患者の尊厳の保持も含まれる（図3.4-3）．

退院後に患者・家族が安心して生活を送るには，患者・家族が適切な処置やケアの指導を受けられることと，生活への支援体制が整っていること[10]が条件である．それには，入院中に行う退院指導が次の療養の場の状況に応じた内容であることと，必要な情報が地域のサービス提供者と的確に共有されていることが必要である．その手段として**退院時看護サマリー***の活用は有効である．

言葉での共有に限界がある場合は，退院指導に当たった病院の看護師が，訪問看護師などと協働して退院後の患者宅を訪問し共にケアを提供することを通して引き継ぎをする制度も活用されている．

> **用語解説** *
> **退院時看護サマリー**
> 通常，入院生活における患者の様子を要約するもの．継続看護に生かすという意味では，退院後も継続が必要な医療処置やケア内容，患者の望む生き方や価値観，家族の状況，サービスの利用状況など，これまでとこれからの生活状況なども網羅することが望ましい．

外来（入院前）

患者 / 外来看護師 MSW

困りごと，不安，治療への期待，療養に対する希望

- 自宅での生活環境・状況の情報収集，ケア状況のアセスメント
- 疾患や治療に対する認識の確認
- 利用しているサービスや支援に関する情報収集

- 患者の表情・言動や付き添いの家族からの情報で患者の生活や家族との関係も含めた患者の全体像をアセスメントする．
- 現時点での外的支援の介入や地域連携の必要性の判断，入院や今後の治療に関する情報提供を行う．
- 治療に対する過度な期待や不安，入院生活の支障となることがないか確認する．

在宅（退院後）

患者 / 訪問看護師 ケアマネジャーなど

在宅での安心感と緊急時への不安

- 退院時の状況を受けた継続的なケアの提供
- 退院指導や調整に関するフィードバック
- サービスやケアの過不足への微調整
- 医師への報告や相談の窓口
- 再入院の調整

- 状況に応じて，退院直後から，病院からケアを引き継いだ看護師による支援を開始する．
- 外来通院する場合は，患者・家族の在宅療養・支援体制・サービスに対する受容状況を確認する．
- 病棟看護師へのフィードバックを行う．

病棟（入院中）

患者

身体的苦痛，環境の変化に伴う不快，先々への不安…

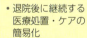
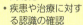

病棟看護師 / 退院支援看護師

- 退院後に継続する医療処置・ケアの簡易化
- 疾患や治療に対する認識の確認

- 退院時の状況の全体像のアセスメントと患者・家族へのイメージ化
- 患者・家族の意向に沿うサービスや情報の提示と意思決定支援，地域へのケアの引き継ぎ

- 退院後フォローする医療機関での受診の日程調整，退院後に関わる看護師（外来，訪問看護，施設や他の医療機関）との連携を行う．
- 生活でのあらゆる危険を軽減する方法を検討し，希望する医療や在宅生活の範囲を言語化する支援を行う．

図3.4-3 継続看護

3 多職種連携・地域連携

|1| 多職種連携

　病院ではさまざまな職種が専門性に基づいて役割を発揮し，患者の治療・療養を支えている．このように，異なる専門職が患者・家族の情報や関わりの方向性およびゴールを共有しながら協力して関わっていくことを**多職種連携**という．多職種連携を実践することで，患者・家族に提供する情報の幅を広げ，ケアの質を高めることができる．

　院内であれば情報共有と連携は行いやすいが，多事業所で在宅療養を支援する場合はそうではない．対象となる患者・家族の生活環境・習慣・価値観は多様で，患者・家族の生活は継続的である．起こり得る患者・家族の困りごとに臨機応変に対応していくためには多職種連携の強化が必要であるが，それぞれの専門職では所属する事業所，訪問時間，専門性が異なる．さらに，退院直後は患者・家族とサービス提供者との関係性が構築されておらず，サービス提供者間でも互いをよく知らない場合も多いため，ICTの活用が活発化している．

|2| 地域連携

　治療後の療養生活が可能な限り早く軌道に乗るように，入院中から病院と地域のサービス提供者が密に連絡を取り合う必要がある．病院は今後の大まかな治療予定や治療方針，支援する上で必要な情報等を提供し，また，地域のサービス提供者は提供できる具体的な内容と提供開始日程などを調整し，料金についても共有することが重要になる．このように，療養生活に関わるさまざまな課題と対応についてきめ細かく検討し，病院と地域のサービス提供者が施設間の垣根を越えて協力し関わっていくことを**地域連携**といい，現在，多くの医療機関が地域連携を強化している（**図3.4-4**）．

　また，退院後も患者の身体状況や生活状況などに応じてサービスの提供内容は微調整が繰り返される．その際，病院の相談窓口を明確にしておくと，調整時の混乱を少なくすることができる．地域連携では，病院から地域のサービス提供者へ一方向につなぐだけではなく，必要時には地域のサービス提供者からも病院に受け入れを要請するという，**双方向の連携**も忘れてはならない．

4 退院支援や地域連携に係る診療報酬について

　2008（平成20）年の診療報酬改定において**退院調整加算**が新設されて以降，2年ごとの改定のたびに，退院支援や地域連携に係る診療報酬は拡充されている．ケアマネジャーとの連携（介護支援等連携指導料，介護連携加算）や地域のサービス提供者とのカンファレンス（退院時共同指導料）などにも報酬を算定できるようになり，実際の退院支援や地域連携の取り組みが評価され，算定要件も拡大している．また，患者がより円滑に退院後の生活に移行できるよう，病院看護師等が患者宅を訪問し指導することに対する報酬（退院前訪問指導料，退院後訪問指導料）も設けられた．退院支援や地域連携は看護師のみが担うべき業務ではないが，これらの報酬の新設は，看護師が中心となっ

---

plus α

在宅療養における夜間の介護

夜間の患者の状況や必要となる介護の程度の情報は，在宅療養継続の大きな鍵となる．在宅療養における夜間の介護は，同居家族にとって負担が大きいが，利用可能なサービスは少ない．施設に移行する場合でも，夜間人員配置は少ないため，対応を考えておく必要がある．

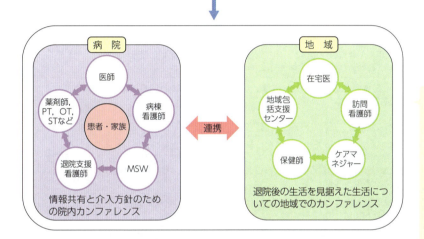

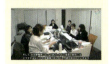

多職種連携

退院後に利用する地域のサービス提供者らと入院中から情報共有を行い，退院後の生活の再構築に向けて一緒にアセスメントし，退院前に病院スタッフと地域のサービス担当者が合同でカンファレンスを行う．
これにより，現状に即したケアを引き継ぎ，退院後の生活に関する患者・家族の安心感を高めている．

図3.4-4　病院内の多職種連携から地域の多職種連携へ

て患者の医療と生活を支えていることが高い評価を得ている証であり，看護への期待がさらに高まっているといえる．

2 医療施設や介護施設との連携

1 医療施設と介護施設

　患者の療養の場は自宅とは限らない．患者・家族の状況に応じてさまざまな地域の保健・医療・福祉サービスを導入し療養方法について工夫を重ねても，自宅療養が難しくなった場合は自宅以外の施設が新たな療養の場となることもある．施設には，大きく分けて医療保険適用の施設（**医療施設**）と介護保険適用の施設（**介護施設**）がある（表3.4-3）．

　それぞれの施設において受け入れ可能な要件等があるため，患者・家族の希望だけで療養の場となる施設を選択することは難しい．

表3.4-3 **医療施設と介護施設**

	病院・施設の種類	概要	利用できる保険
医療施設	一般病床	医療保険を利用して入院. まず治療を受ける病棟.	医療保険
	回復期リハビリテーション病院	医療保険を利用して入院. 脳卒中や骨折の発症もしくは手術後等, 1, 2カ月以内の患者が対象となる. リハビリテーションを専門的, 集中的に行い, 自宅退院を目指す. 利用には条件がある.	医療保険
	地域包括ケア病棟	医療保険を利用して入院. 急性期の治療後, 60日間を限度にリハビリテーションや在宅調整を行い, 自宅退院を目指す.	医療保険
	医療療養病床 ※2017年度で廃止	医療保険を利用して入院. 急性期での治療は終了し, 継続して医療と介護が必要で在宅では対応が困難な患者が長期入院できる病床. 状態や病院により入院期間や入院の可否が異なる.	医療保険
	有床診療所 (療養病床) ※2024年4月開始	医療保険を利用して入院. 19床以下のベッドで家族の介護負担の軽減目的, 急性期病院から自宅に戻る間のワンクッションなどとして, 一時的に入院が可能.	医療保険
	介護医院 (療養病床) ※2024年4月開始	高齢要介護者の長期療養・生活の場として, 施設サービス計画に基づき, 療養上の医学的管理下で介護や機能訓練等を含めた日常生活の世話を提供する施設.「利用者の尊厳の保持」と「自立支援」を理念とし,「地域に貢献し地域に開かれた交流施設」としての期待も担う.	介護保険
介護施設 — 公的施設	介護老人福祉施設 (特別養護老人ホーム)	原則として要介護度3以上の者が対象. 申し込み先は市町村. 状態, 状況により優先順位が異なる. 待機期間は年単位に及ぶこともある.	介護保険
	介護老人保健施設	原則として, 要介護1以上の者が対象. 病状が安定し, 入院の必要がなくなり, 自宅退院を目指すためにリハビリテーションや在宅調整の支援をする施設. 入所期間は基本的に長期ではなく, 3カ月程度が目安の施設が多い. 入所中は医療機関への受診が制限されることがある. 施設により利用に条件があり, それぞれで異なる.	介護保険
	看護小規模多機能型居宅介護	在宅療養を支援するサービスが基本だが, デイサービスや短期の宿泊サービスがあり, 医療処置も可能.	介護保険
	小規模多機能型居宅介護	在宅療養を支援するサービスが基本だが, デイサービスや短期の宿泊サービスがあり, 介護がサービスの主体.	介護保険
介護施設 — 民間施設	有料老人ホーム	**介護付有料老人ホーム**：日常生活が自立している者から重度の介護が必要な者まで幅広く利用可能. 個々の施設において認知症の受け入れの有無, 医療体制等が異なる. 介護スタッフが24時間常駐している. 特別養護老人ホームの待機期間が長いため, ニーズは増えている.	介護保険
		住宅型有料老人ホーム：日常生活が自立している者から中等度の介護が必要な者が利用. 介護サービスは外部の業者に依頼できる. 軽度認知症や継続的な医療であれば, 施設内で対応可能な場合が多い.	外部のサービスを利用する際に介護保険
		健康型有料老人ホーム：日常生活が自立している者で, 認知症の症状があっても, あるいは施設内における医療体制がなくても生活が可能な者が利用. 施設内に健康を維持する施設があるが, 介護が必要になった場合は退去となる.	不可
	サービス付き高齢者向け住宅	60歳以上の人で, 日常生活が自立している人から中等度の介護(要介護3程度)が必要な人が利用. 軽度の認知症や継続的な医療体制であれば対応可能な施設が多い.「特定施設」と付いている場合は, 介護は提供しないが, 資格をもった相談員が勤務し, 病院への送迎や買い物の代行などのサービスは受けられる.「特定施設」と付いていない場合は, 外部の業者に依頼できる.	外部のサービスを利用する際に介護保険
	グループホーム	要支援2以上の認知症の者が利用できる. 高齢者の自立を促す施設で, 家事を分担した共同生活を営む. 介護やリハビリテーションを受けることができる.	介護保険
	ケアハウス(軽費老人ホーム)	日常生活が自立している者から要介護3程度の60歳以上の高齢者が利用できる. 一般型は介護サービスはなく, 外部の事業者に依頼することができる. 介護型は介護サービス付きで要介護1以上でないと入居不可.	介護保険

＊便宜的に公的と民間に分けた. ケアハウス等の施設は公共団体が運営する場合もある.
＊介護療養型医療施設は2024年3月末に廃止.

図3.4-5 転院までのプロセスと流れ

2 医療施設と介護施設の選択と転院までのプロセス

　医療施設と介護施設の選択においても，患者・家族の今後の療養に対する希望を確認し，それを医師や病棟看護師，退院支援看護師，MSWらで共有する．そして，対象となる施設の選択肢をMSWや退院支援看護師が患者・家族に情報提供し，意思決定できるように支援を行う．その際は，患者・家族の経済状況を踏まえ，その施設で提供可能なケア内容とそれに対する患者・家族の意向を確認しながら選定していく（図3.4-5）．

　施設が決定したら，病院内ではその施設の機能や条件に合わせて治療内容やケア内容を見直すことで，患者・家族が新たな環境に円滑に適応できるように支援していく．

3 医療施設や介護施設などとの連携

　入院中の病院と新たな療養の場となる医療施設や介護施設との連携は，各施設の医療連携・地域連携部門を介して行うことが多い．医療施設においてはMSWが窓口となることが多く，介護施設や有料老人ホームにおいては，ケアマネジャー，施設の相談員，施設長等が窓口の役割を担うこともある．特に介護施設においては，施設の特徴によって担当者の保有資格や医療・介護知識に幅があるため，難しい専門用語や特殊な表現は避け，簡易な日本語で適切に伝える技術と，相手の立場への配慮が重要となる．

　療養場所が移行する際には患者・家族の不安は大きくなりやすいことに留意して，患者に必要な医療処置やケアが継続して提供されるよう情報共有を行い，その後の生活の安定と安心のために密に連携していく．万が一患者の状態が変化した場合の対応も検討しておき，双方向で連携できる体制を整えておくことも重要である．

　療養場所の移行期に関わる看護師は医療と介護双方に精通している専門職として，患者が健康状態を維持し新たな生活に順応できるように医療ニーズと生活支援を多角的にアセスメントし，多職種に働きかけてマネジメントする役割がある．

3 保健・医療・福祉関連機関との連携

　ここまで，療養者が病院から在宅に移行する際に必要な**多職種・多機関連携**について病院の視点から学んできた．これらを訪問看護師の視点からみると，入院中の療養者とその家族，医師，退院支援看護師，医療ソーシャルワーカー（MSW），ケアマネジャー，ホームヘルパー等との連携が重要といえる．そして，相手が必要とする情報を取得しやすい手段で意識的に提供し合う，**双方向の連携**が必要となる．

　保健・医療・福祉関連機関との双方向の連携を可能にするには，まず，関係機関の専門性と，関係職種について把握しておかなくてはならない．特に，専門職である場合は，互いの職業役割における得手不得手や実施可能性を把握しておくことで，役割分担や連携を実現しやすく，適切な療養者支援が可能になる．さらに，看護職は医療と生活の双方を総合的に理解できる唯一の職種であるため，多機関連携においても調整の役割を担うことが期待されており，この役割を担うためにも，連携すべき職種の特性を知る必要がある（**表3.4-4**）．

➡ 多機関との連携については，p.27 **図1.2-1**参照．

1 行政機関（保健所や市町村）との連携

　介護保険を利用できる年齢で介護サービスを必要としている人であっても，市町村の介護保険窓口に申請しなければサービスを受けることはできない．そこで，行政機関と連携し情報を提供し合い，必要に応じて要介護度などの適正な見直しや悪化の予防ができるよう，直接的・間接的に連携する．そして，できるだけ対象となる人が自立して疾病を予防できるように関わりつつ，必要に応じてサービス提供が可能となるように協働する．

　また，難病患者や重症心身障害児，精神疾患患者のように障害をもって地域で生活する人々には行政の保健師，社会福祉主事が積極的に関わるほか，**民生委員・児童委員***とも連携して見守っていくため，行政職との連携が必要となる．

2 地域包括支援センターとの連携

　地域包括支援センターは，市町村が設置主体となり，保健師・社会福祉士・主任ケアマネジャー等を配置して，住民の健康の保持および生活の安定のために必要な援助を行うことで，地域の住民を包括的に支援することを目的とする[11]．保健・医療・福祉などさまざまな分野から総合的に高齢者とその家族を支える地域の窓口であり，介護予防や，障害をもつ高齢者などが住み慣れた地域で生活し続けるための支援を行っている．また，高齢者本人だけでなく，その家族や地域住民の相談も受け，適切な機関と連携し問題を解決している．

　そのため，地域包括支援センターで相談を受けて医療機関を受診した**療養者**が，病院から退院し地域に戻るとき，地域包括支援センターが療養者の見守りを担うことも多い．このように，見守りが必要な高齢者を看護する場合は，地域包括支援センターと情報をやり取りし，地域ケア会議などに参加しながら，高齢者の個別のケースカンファレンスや地域づくりを行っていく．

用語解説*
民生委員と児童委員
厚生労働省から委嘱された地域のボランティアであり，民生委員は地域住民の相談に応じて福祉の増進のための活動を行う．民生委員は児童委員を兼ね，児童委員は子どもの見守りや子育てに関する相談に応じ，支援を行う．

➡ 地域包括支援センターについては，2章3節2項p.60，3章4節6項p.99参照．

➡ 地域ケア会議については，6章1節6項p.171参照．

表3.4-4　在宅ケアで連携する主な保健・医療・福祉関連職種

職　種	法律上の任務と業務内容	資　格　国家資格	資　格　都道府県	法　令
医　師	医療および保健指導をつかさどることによって，公衆衛生の向上および増進に寄与し，もって国民の健康な生活を確保する者.	○		医師法
歯科医師	歯科医療および保健指導をつかさどることによって，公衆衛生の向上および増進に寄与し，もって国民の健康な生活を確保する者.	○		歯科医師法
薬剤師	調剤，医薬品の供給その他薬事衛生をつかさどることによって，公衆衛生の向上および増進に寄与し，もって国民の健康な生活を確保する者.	○		薬剤師法
保健師	保健師の名称を用いて，保健指導に従事することを業とする者.	○		保健師助産師看護師法
助産師	助産または妊婦，褥婦もしくは新生児の保健指導を行うことを業とする女子.	○		
看護師	傷病者もしくは褥婦に対する療養上の世話または診療の補助を行うことを業とする者.	○		
准看護師	医師・歯科医師または看護師の指示を受けて，傷病者もしくは褥婦に対する療養上の世話または診療の補助を行うことを業とする者.		○	
栄養士　管理栄養士	（栄養士）栄養士の名称を用いて栄養の指導に従事することを業とする者.		○	栄養士法
	（管理栄養士）管理栄養士の名称を用いて，傷病者に対する療養のため必要な栄養の指導，個人の身体の状況，栄養状態等に応じた高度の専門的知識および技術を要する健康の保持増進のための栄養の指導ならびに特定多数人に対して継続的に食事を供給する施設における利用者の身体の状況，栄養状態，利用の状況等に応じた特別の配慮を必要とする給食管理およびこれらの施設に対する栄養改善上必要な指導等を行うことを業とする者.	○		
歯科衛生士	歯科医師の指導の下に，歯牙および口腔の疾患の予防処置として次に掲げる行為を行うことを業とする者.①歯牙露出面および正常な歯茎の遊離縁下の付着物および沈着物を機械的操作によって除去すること，②歯牙および口腔に対して薬物を塗布すること.歯科診療の補助をなすことを業とする者.歯科衛生士の名称を用いて，歯科保健指導をなすことを業とする者.	○		歯科衛生士法
理学療法士（PT）	理学療法士の名称を用いて，医師の指示の下に，理学療法（身体の障害のある者に対し，主としてその基本的動作能力の回復を図るため，治療体操その他の運動を行わせ，および電気刺激，マッサージ，温熱その他の物理的手段を加えること）を行うことを業とする者.	○		理学療法士及び作業療法士法
作業療法士（OT）	作業療法士の名称を用いて，医師の指示の下に，作業療法（身体または精神に障害のある者に対し，主としてその応用的動作能力または社会的適応能力の回復を図るため，手芸，工作その他の作業を行わせること）を業とする者.	○		
言語聴覚士（ST）	言語聴覚士の名称を用いて，音声機能，言語機能または聴覚に障害のある者についてその機能の維持向上を図るため，言語訓練や嚥下訓練，その他の訓練，これに必要な検査および助言，指導その他の援助を行うことを業とする者.	○		言語聴覚士法
精神保健福祉士（PSW）	精神保健福祉士の名称を用いて，精神障害者の保健および福祉に関する専門的知識および技術をもって，精神科病院その他の医療施設において精神障害の医療を受け，または精神障害者の社会復帰の促進を図ることを目的とする施設を利用している者の地域相談支援の利用に関する相談その他の社会復帰に関する相談に応じ，助言，指導，日常生活への適応のために必要な訓練その他の援助を行うことを業とする者.	○		精神保健福祉士法
社会福祉士	社会福祉士の名称を用いて，専門的知識および技術をもって，身体上もしくは精神上の障害があること，または環境上の理由により日常生活を営むのに支障がある者の福祉に関する相談に応じ，助言，指導，福祉サービスを提供する者または医師その他の保健サービスを提供する者その他の関係者との連絡および調整その他の援助を行うことを業とする者.	○		社会福祉士及び介護福祉士法
介護福祉士	介護福祉士の名称を用いて，専門的知識および技術をもって，身体上または精神上の障害があることにより日常生活を営むのに支障がある者につき心身の状況に応じた介護を行い，ならびにその者およびその介護者に対して介護に関する指導を行うことを業とする者.	○		

職　種	法律上の任務と業務内容	法令・資格
社会福祉主事	都道府県の福祉事務所において，生活保護法，児童福祉法，母子及び父子並びに寡婦福祉法に定める援護または育成の措置に関する事務を行う者，市町村の福祉事務所において生活保護法，児童福祉法，母子及び父子並びに寡婦福祉法，老人福祉法，身体障害者福祉法および知的障害者福祉法に定める援護，育成または更生の措置に関する事務を行う者，福祉事務所を設置しない町村において，老人福祉法，身体障害者福祉法および知的障害者福祉法に定める援護または更生の措置に関する事務を行う者． 医療ソーシャルワーカー（MSW）：主に医療機関や介護老人保健施設，地域包括支援センター等に勤務し，経済的，社会的，心理的な悩みなどの相談を受け地域の医療・保健・福祉機関と連絡をとり合い社会復帰や在宅療養への準備などの援助を行う者．	社会福祉法 ＊任用資格 （公務員などで採用され実際に業務に就くことで名乗ることができる資格）
介護支援専門員 （ケアマネジャー）	要介護者等からの相談に応じ，および要介護者等がその心身の状況等に応じ適切な居宅サービス，地域密着型サービス，施設サービス，介護予防サービスもしくは地域密着型介護予防サービスまたは特定介護予防・日常生活支援総合事業を利用できるよう市町村，居宅サービス事業を行う者，地域密着型サービス事業を行う者，介護保険施設，介護予防サービス事業を行う者，地域密着型介護予防サービス事業を行う者，特定介護予防・日常生活支援総合事業を行う者等との連絡調整等を行う者であって，要介護者等が自立した日常生活を営むのに必要な援助に関する専門的知識および技術を有する者として介護保険法第69条の7第1項の介護支援専門員証の交付を受けた者．	介護保険法 都道府県または都道府県知事が指定する者が行う「介護支援専門員実務研修受講試験」に合格し，実務研修の課程を修了して介護支援専門員名簿に登録する．5年ごとに更新． ＊医師，歯科医師，薬剤師，保健師，助産師，看護師，准看護師，理学療法士，作業療法士，社会福祉士，介護福祉士，視能訓練士，義肢装具士，歯科衛生士，言語聴覚士，あん摩マッサージ指圧師，はり師，きゅう師，柔道整復師，栄養士（管理栄養士を含む），精神保健福祉士の資格をもち，原則として福祉や医療などの分野で5年以上の実務経験がある者，または資格がなくても老人福祉施設や民間介護サービス業で5〜10年以上の経験がある者は受験が可能である．
訪問介護員 （ホームヘルパー）	居宅において介護その他の日常生活上の世話を行う者．訪問介護員は政令により定められる職種． 実務者研修（450時間），介護職員初任者研修（130時間）	介護保険法施行令 （認定資格） 都道府県等が実施する養成研修を受講し，介護保険に基づく研修課程を修了後に各都道府県知事の認定証明書が授与される．
福祉住環境コーディネーター	高齢者や障害者に対して住みやすい住環境を提案するアドバイザー． 1級：新築や住宅改修の具体的なプランニングや，安全で快適なまちづくりへの参画． 2級：各専門職と連携して具体的な解決策を提案． 3級：福祉と住環境の関連分野の基礎的な知識についての理解．	（認定資格） 東京商工会議所が検定を行う．
民生委員	住民の生活状態を必要に応じ適切に把握し，援助を必要とする者がその有する能力に応じ自立した日常生活を営むことができるように生活に関する相談に応じ助言その他の援助を行う者．援助を必要とする者が福祉サービスを適切に利用するために必要な情報の提供その他の援助を行う者．社会福祉事業者または社会福祉活動を行う者と密接に連携し，その事業または活動を支援する者．福祉事務所その他の関係行政機関の業務に協力する者．	民生委員法 都道府県知事の推薦によって，厚生労働大臣が委嘱する．
医療ソーシャルワーカー（医療福祉相談員，医療社会事業士，社会福祉主事等）注）各機関により統一されていない．	病院等において，患者・家族に対し，在宅医療に伴う不安等の問題の解決を援助し，心理的に支援する者．在宅ケアや介護保険給付等についての情報を整備し，関連機関，関連職種等との連携の下に，患者の生活と傷病の状況に応じたサービスの活用を援助する者．住居の確保・改修をはじめ在宅医療等に伴う患者，家族の問題解決を援助する者．患者のニーズに合致したサービスが地域において提供されるよう，関連機関，関連職種と連携し，地域の保健医療福祉システムづくりに参画するなどを行う者．	旧・厚生省指針「保健所における医療社会事業の業務指針について」（1958年通知）
生活支援員	身の回りの支援から創作・生産活動まで，生活に密着しながら障害者の自立をサポートする者．施設などで障害者の日常生活上の支援や身体機能・生活能力の向上に向けた支援を行うほか，創作・生産活動に関わる者．	障害者総合支援法（日常生活自立支援事業：第2種社会福祉事業） ＊市町村の社会福祉協議会から派遣される支援者

3 居宅介護支援事業所との連携

居宅介護支援事業所では，介護サービスを必要とする人が自宅で適切に利用できるように，ケアマネジャーが心身の状況や生活環境，本人・家族の希望等に沿ってケアプラン（サービス計画）を作成し，ケアプランの計画に組み込まれたサービスを提供する事業所等との連絡・調整などを行う[8]（**図3.4-6**）.

しかし，ケアマネジャーは取得の条件となっている資格（基礎資格）が多岐にわたっているため，医療職は福祉的側面を，福祉職は医療的側面を見落とすという傾向がある．現在のケアマネジャーの基礎資格をみると，介護福祉士が半数以上を占める．連携する看護職は，療養者の医療的なアセスメントが不十分となり，訪問看護サービスが導入されず健康問題の発見が遅れるという問題が生じないよう，医療的側面に留意し，連携を図ることが望ましい.

そこで，訪問看護サービスがケアプランに入る意義や導入後の成果を理解してもらえるよう，日ごろからのケアマネジャーとの関係づくりが重要となる.

4 介護サービス事業所との連携

介護サービス事業所とは，介護給付におけるサービスを行う事業所を指す.

介護サービス事業所の中でも，看護職はホームヘルパーと連携することが多い．ホームヘルパーは，「身体介護」「生活援助」「通院介助」の三つの役割を担う，つまり療養者の日常生活で基本となる食事，排泄，移動などのADLを担う職種である．しかし，誤嚥や便秘・下痢，寝たきりなどにつながるリスクに気付くには，専門的な医療の知識が求められる．そこで，療養者の特性に応じたケアを協働して提供できるよう，看護職が医療的視点からの適切な情報提供をしながら，ホームヘルパーと療養者の心身の変化などを報告し合い，療養者・家族の支援に当たる.

→ サービスの種類と関係職種についてはp.270 **資料2**参照.

その他，さまざまな介護サービス事業所との連携においても，設置主体の特性や専門職の特性を理解して，共通の用語やノート，シートを用いて協働する.

5 その他の施設との連携

ここまでに取り上げたほかに連携が必要となる施設には，指定介護老人福祉施設（特別養護老人ホーム）等の高齢者施設，認知症高齢者が利用するグループホームや認知症カフェ・サロン，デイサービス事業所等がある.

高齢者施設は利用する人が要介護状態か否か，公共施設か否かによって大きく分けられ，入所期間や希望，認知症の有無等によって適した施設は異なる．また，認知症になっても施設ではなく住み慣れた自宅で暮らすことも可能であり，その選択肢も含めて療養の場を紹介することも訪問看護師の役割である.

そのため，訪問看護師は，療養者本人の希望や家族の介護状況等を見極めてケアマネジメントを行い，ケアマネジャーと協働して高齢者施設につなげたり，つないだ後に施設を「居宅」として継続訪問を行ったりすることがある．さらに，高齢者施設での看取りや，看取りを行う家族への支援も役割の一つとなる.

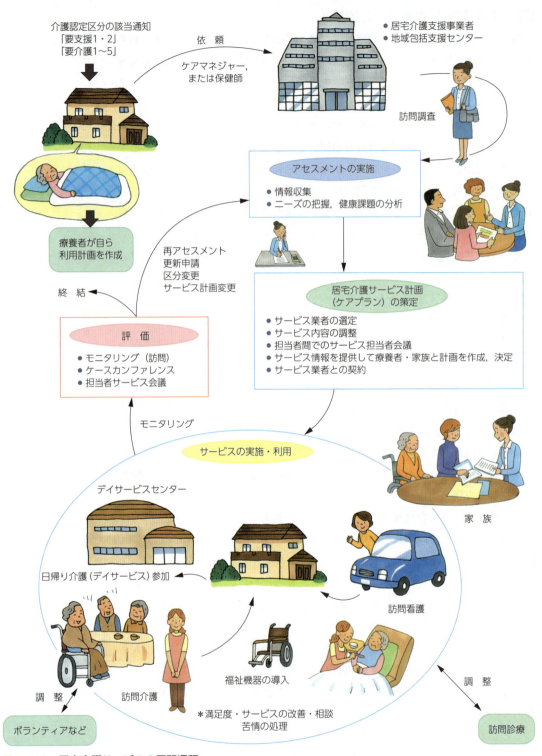

図3.4-6 居宅介護サービスの展開過程

4 さまざまな人・機関との連携と地域の目

1 住民との連携と見守り・SOSネットワーク

　超高齢社会となった日本では，独居高齢者，高齢者のみの世帯の増加，夫婦とも認知症の高齢者世帯の増加が社会問題となっている．また，障害や難病をもつ在宅療養者や家族も，核家族化や近隣住民との関係が希薄になりつつあることで，困ったことがあっても気軽に相談できる人がおらず，早期に解決できない孤立した療養生活に陥りやすいほか，虐待のリスクも増大している．

　このような療養者・家族の問題は，家族だけで解決することは難しく，また近隣の住民との付き合いも減っているため，地域住民のボランティアなど，地域社会で支え合うしくみを再構築することが必要である．

　高齢者や障害・難病をもつ療養者（児）では，その人らしい生活を「**地域の目**」で温かく見守りながら，経済的な困窮状態の早期発見や，独居高齢者の孤立死の防止の視点をもって，地域で支え合うことが求められている（**見守り・SOSネットワーク**）．

　支え合いには，対象となる人々の生活を支えている関係団体，機関，事業者のすべてが「地域の目」として重要な役割を担う．特に，ライフラインである電気・ガス・水道の支払いが滞っている，宅配業者が荷物を手渡しできない，配達された新聞や牛乳などが取り込まれていないといった状況に周囲が注意することによって，早期に安否の確認ができる．また，コンビニエンスストアやスーパーマーケットでの買い物，金融機関での年金に関連するトラブルなどで，認知症を早期に発見できることがある（**図3.4-7**）．

2 専門職以外の人々との連携と地域の目

　子ども支援ネットワークや地域包括支援センター，民生委員や児童委員などの子ども・高齢者・障害者を見守るしくみ以外に，以下のような団体，機関，事業者による「地域の目」があり，それぞれの地域特性に応じて新たなしくみづくりが検討されている．

:・ **協力団体**　町内連合会，居住区住民会議連絡協議会，商店街連合会，民生児童委員協議会，シルバー人材センター，老人クラブ連合会，ミニデイ・サロン連絡会，医師会，歯科医師会，薬剤師会，介護事業者連絡会など．

:・ **協力機関**　警察署，消防署，権利擁護センターなど．

:・ **協力事業者**　電気・ガス・水道事業者，新聞販売店，牛乳販売店，乳飲料宅配サービス事業者，そば屋などの飲食店，配食サービス事業者，食材配達サービス事業者，宅配便サービス事業者，郵便局，コンビニエンスストア，スーパーマーケット，金融機関，公衆浴場，理髪店，美容院，精肉店など．

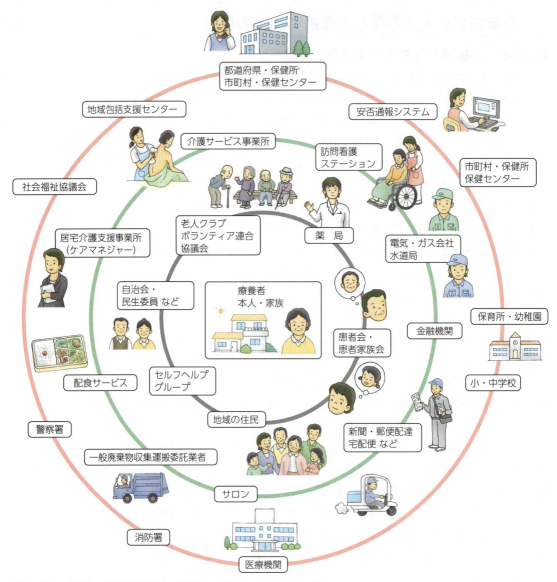

図3.4-7　地域における見守り・SOSネットワークのイメージ

3　地域における複合的な連携

　日本には，地域の相互扶助や家族同士の助け合いなど，地域・家庭・職場といった生活のさまざまな場面における支え合いの機能があった．しかし，現在は高齢化や人口減少が進み，生活領域における支え合いの基盤が弱まり，暮らしにおける人と人とのつながりが弱まりつつある．さらに，8050問題*などの世帯の複合的な課題や，耕作放棄地，空き地，シャッター商店街などの地域の課題により，地域で暮らす人々にとっての状況は深刻化している．

　一方で，「耕作放棄地の再生や森林などの環境の保全，空き家の利活用，商店街の活性化など，地域社会が抱えるさまざまな課題は，高齢者や障害者，生

> **用語解説***
> **8050問題**
> ひきこもりの中高年の世話を，その親がしている状況を示す．「80代の親が50代の子どもを支えている」という意味合いで名付けられた．

活困窮者などの就労や社会参加の機会を提供する資源ともいえる」[12] という考え方に立つと，地域における複合的な連携によって，病気や障害をもちながらも幸せに暮らせる地域をつくることができる可能性が見いだせる．病気や中途障害などで従来の仕事の継続が難しくなったり，認知症などで家族全体が危機状態に陥ったりしても，視野を拡大し，今まで出会ったことのない人々と複合的に連携することで，新たな生き方や幸せを獲得し直す方法が見つかるかもしれない．在宅療養者とその家族には，「支援される」側の役割を担わせがちであるが，「支援する」側にも立てるのである．

国は「**地域共生社会**」という考えの下，社会構造の変化や人々の暮らしの変化を踏まえ，制度・分野ごとの縦割りや「支え手」「受け手」という関係を超えて，地域住民や地域の多様な主体が参画し，人と人，人と資源が世代や分野を超えてつながることで，住民一人ひとりの暮らしと生きがい，地域を共に創っていく社会を目指している[12]．これからの地域共生社会において，地域における複合的な連携が進めば，在宅療養者とその家族もより自分らしく暮らせる可能性が高まるといえる．

➡ 地域共生社会については，
1章2節3項p.30参照．

5 生活の場に応じた看護とサービス提供機関

地域包括ケアシステムでは，疾病を抱えていたとしても，人々が可能な限り自宅などの住み慣れた生活の場や希望する場で療養し，自分らしい生活を続けることを目指している．そのために，地域での療養生活では，自立的な暮らしのための生活支援や社会参加が確保された上で，必要に応じて専門職による医療，看護，介護，リハビリテーション，保健，福祉などの多様なサービスや支援が必要になる（➡p.27 **図1.2-1**参照.）．

在宅療養生活を支える多様なサービスや支援は，さまざまな組織や事業者によって提供されることが一般的である．医療や介護等の関係機関が連携して，包括的かつ継続的な在宅医療・介護の提供を行うことが必要である（**図3.4-8**）．この中で，看護職はマネジメント等の重要な役割を担う．

1 生活の場に応じた看護の始まり

療養者が自分らしい生活を続けるために，療養者本人にとって居心地の良い住まいを選択したり，選択し直したりするところから看護支援は始まる．住まいとは，長年住み慣れた自宅やサービス付き高齢者向け住宅等であるが，どのような地域・場所で暮らしていきたいのかについては，改めて確認をしておくとよい．生まれ育った地域に帰りたい，大好きな山や海に囲まれて暮らしたいなど，本当に住みたい場所は現在暮らしている場所とは限らないためである．

暮らしていきたい場所を確認した後，当該地域で療養者・家族が望む暮らしを継続させるための看護を展開する．療養者の生活の場となる地域では，療養者や家族がどのようなサービスを利活用できるのかを，医療，介護，生活支援・介護予防のサービスを中心に看護の視点でマネジメントする必要がある．

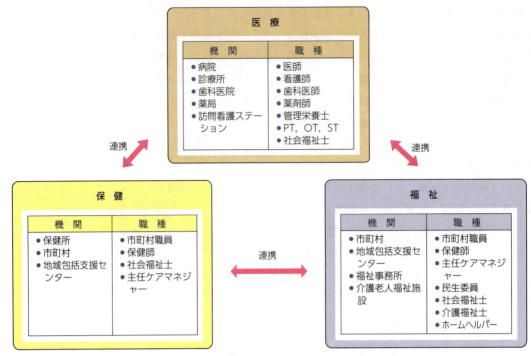

図3.4-8 医療・保健・福祉に関わる主な関係機関と関係職種

2 地域包括ケアシステムの今後の課題

　地域包括ケアシステムは，高齢者の尊厳の保持と自立生活の支援を目的につくられたしくみであり，認知症や脳血管疾患で身体的な障害を抱えながらも療養者が希望する場で暮らし続けられることを目指している．

　このために，「ときどき入院・ほぼ在宅」の観点で地域包括ケア病棟をもつ病院の入退院支援看護師，看護小規模多機能型居宅介護や訪問看護事業所の看護師が看護の継続を担っており，生活支援・介護予防の面では，市町村の保健師が地域支援事業（表3.4-5）を通して関わっている．

　また，若い世代やほかの疾患・障害をもつ療養者にとっても同様のサービスは必要とされており，各年代の発達課題やライフスタイル，療養者・家族の生活の場に応じた看護が必要となる．在宅で終末期を過ごしたいというニーズは多く，その場合，最期まで療養者が望む場で暮らし続けられるようにするための看護が必要となる．医療的ケア児，若年性のがんや認知症では，療養者が望む場所で学校に通ったり働いたりといった社会的生活を営みながら暮らせるよう，学校保健の看護職や産業保健師等の看護職と，病院や訪問看護事業所の看護職らが連携をしながら支援を続けることになる．

　このように，多くの場にいる看護職が中心になって，看護職同士の連携は元より，看護職と多職種との連携を取り持つ橋渡し役となることで，専門的サービスが有機的に連携し一体的に提供される地域包括ケアシステムの実現につながる．

表3.4-5 地域支援事業

介護予防・日常生活支援総合事業	介護予防・生活支援サービス事業	● 訪問型サービス ● 通所型サービス ● その他の生活支援サービス ● 介護予防ケアマネジメント
	一般介護予防事業	● 介護予防把握事業 ● 介護予防普及啓発事業 ● 地域介護予防活動支援事業 ● 一般介護予防事業評価事業 ● 地域リハビリテーション活動支援事業
包括的支援事業		● 総合相談支援業務 ● 権利擁護業務 ● 包括的・継続的ケアマネジメント支援業務 ● 在宅医療・介護連携推進事業 ● 生活支援体制整備事業 ● 認知症総合支援事業 ● 地域ケア会議推進事業
任意事業		● 介護給付等費用適正化事業 ● 家族介護支援・事業 ● その他の事業

➡ 地域ケア会議については，6章1節6項p.171参照.

6 地域包括支援センター

1 地域包括支援センターの機能

地域包括支援センターは，2006（平成18）年の介護保険法の改正の施行に伴い創設された施設であり，「地域住民の心身の健康の保持及び生活の安定のために必要な援助を行うことにより，その保健医療の向上及び福祉の増進を包括的に支援することを目的」としている（介護保険法第115条の46第1項）.

市町村が責任主体となっており，市町村または市町村から委託を受けた法人が設置主体となる．地域包括支援センターには保健師，社会福祉士，主任ケアマネジャーが配置され，3職種のチームアプローチにより地域包括ケアシステムの中心的役割を担っている（**図3.4-9**）.

2 地域包括支援センターの業務

地域包括支援センターでは，高齢者が要介護状態または要支援状態となることを予防し，社会に参加しつつ，地域において自立した日常生活を営むことができるよう支援することを目的とした地域支援事業を行っている（➡p.99 **表3.4-5**）.中でも地域包括支援センターが中心的な役割を担っているのは地域支援事業の中の包括的支援事業である（**図3.4-9**）.また，それ以外にも，多職種協働による地域支援ネットワークの構築や地域ケア会議の実施，指定介護予防支援が地域包括支援センターの重要な業務になっている.

多職種協働による地域支援ネットワークの構築は，地域の保健・医療・福祉・看護・介護・リハビリテーションのさまざまなフォーマルまたはインフォーマルなサービスを有機的に連携できるように環境整備などを行うことである．地域の特性に応じたネットワークを構築することで，地域の関係者との

➡ フォーマルサービス，インフォーマルサービスについては，p.28 用語解説参照.

相互のつながりを築き，日常的に連携を図ることが求められている．

地域ケア会議の実施は，多職種協働による個別事例のケアマネジメントの充実と地域課題の解決を通して地域包括ケアシステムの構築を目指す業務で，現在の地域包括支援センターが担うべき大きな業務の一つである．2015（平成27）年度から地域ケア会議についての規定も介護保険法に加わっている（第115条の48）．

指定介護予防支援は，介護予防サービス事業者等の関係機関との連絡調整などを行うものである．

3 包括的支援事業

包括的支援事業には，①総合相談支援業務，②権利擁護業務，③包括的・継続的ケアマネジメント支援業務，④在宅医療・介護連携推進事業，⑤生活支援体制整備事業，⑥認知症総合支援事業，⑦地域ケア会議推進事業の七つの業務が存在する（**図3.4-9**）．

地域包括支援センターでは地域の高齢者に対するワンストップサービス*窓口としての役割を担うとともに，そこから個々人に応じたさまざまなサービス利用につなぐだけでなく，地域の関係諸機関とのネットワークを構築する役割を担っている．

a 総合相談支援業務

高齢者およびその家族等からの介護・福祉・医療・生活等のさまざまな相談に応じ，どのような支援が必要かを把握し，地域における適切なサービスや関係機関，諸制度の利用につなげる支援を行う．

b 権利擁護業務

高齢者の権利を守るために，成年後見制度の活用，介護老人福祉施設等への措置，高齢者虐待への対応，消費者被害の防止などを行い，生活の維持を図っている．

c 包括的・継続的ケアマネジメント支援業務

地域で働くケアマネジャーの日常的な業務を支援するために，ケアマネジャーからの相談に応じ個別に指導・助言を行うとともに，ケアマネジャー同士のネットワークを構築することを目指している．

d 在宅医療・介護連携推進事業

介護事業者，居宅における医療を提供する医療機関，その他の関係者との連携を推進している．

e 生活支援体制整備事業

日常生活の支援および介護予防に係る体制の整備，およびこれらを促進する業務を行っている．

用語解説 *
ワンストップサービス
1カ所で，さまざま異なった複数のサービスが受けられる環境や場所のこと．

➡ 成年後見制度については，7章3節3項p.185参照．

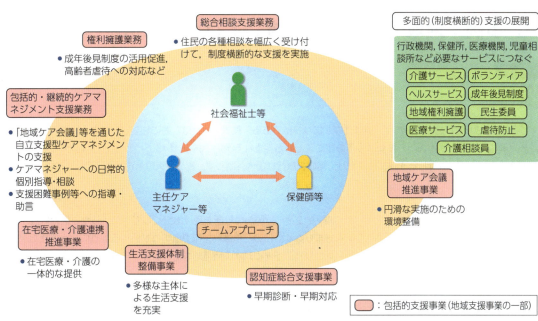

図3.4-9 地域包括支援センターの業務

f 認知症総合支援事業

認知症早期における症状の悪化防止のための支援や，その他の認知症に関わる総合的な支援を行っている．

g 地域ケア会議推進事業

地域ケア会議を円滑に実施するために必要な環境を整備するための業務を行っている．

5 事例：地域の多職種が連携して行う自宅退院への支援

> **事例**
>
> **プロフィール**
> 　Aさん，68歳，男性，元会社員．
> 　妻（60歳）と同居しているが，妻は仕事があり多忙である．長男・長女はともに独立し，長男夫婦には小学生と幼稚園児の子どもがおり，長女は今年の夏に子どもが生まれる予定である（図3.5-1）．Aさんは愛犬と散歩や読書を楽しむ穏やかな日々を過ごしており，趣味の旅行は国内外問わず，妻や友人達と年に数回楽しんでいた．
>
> **現病歴・既往歴**
> 　5年前の健診で右肺の陰影を指摘されX病院を受診し，肺癌の診断を受け治療をしてきた．しかし最近は抗がん薬投与後の副作用でしんどくなり食欲もあまりなく，このごろは軽労作で息切れを感じるようになってきた．加えて，前回の画像検査で頭部への転移も見つかり，がんに対する積極的な治療より，苦痛緩和に焦点を当てることへの提案を主治医から受けた．
> 　しばらくして，平時での呼吸苦が出現したため受診したところ，来院時の血中酸素濃度が90％と低値のため，すぐに入院となった．呼吸苦症状に対して症状緩和目的で酸素療法と医療用麻薬の内服が開始となった．既往歴は特にない．
>
>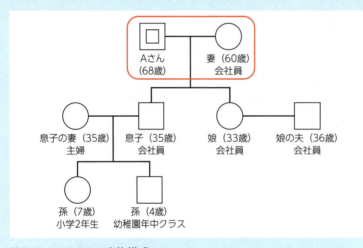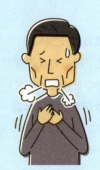
>
> **図3.5-1** Aさんの家族構成

1 Aさんの基本状況

1 入院前の身体状況

　Aさんは身長172cm，体重50kgである．この数年で10kg近く体重が減り，身の回りのことは自立しているが，何をするのもおっくうになってきた．また，入浴後は疲労が強くなる日もでてきた．食事は妻が準備・配膳すれば食べられるが，途中で疲れてしまう．痩せてしまったことで，寝ていると腰や仙骨部に時々痛みを感じている．トイレなど室内の歩行は，ふらつきがあるがかろうじて行えている．

2 入院前の生活状況

63歳で前職退職後は町内会の活動や家事を楽しんでいたが，今はできず，リビングのソファーで過ごすことが多い．妻が仕事の日は妻が昼食を冷蔵庫に用意しているが，準備もおっくうで食欲もなく，食べずに過ごす日がよくある．

3 入院前のサービス利用状況

これまで介護保険などのサービスは利用せずに生活できていた．また，Aさんも妻も介護経験はなく，両家の両親は病院での最期だった．

2 院内における多職種連携と退院指導

1 サービスや支援体制のイメージ化と療養場所の意思決定

Aさんは「病院にいても良くなるわけでも治るわけでもないなら，家で過ごしたい」と話したが，妻は当初，自宅退院には消極的だった．

主治医からの病状説明の後，Aさんとその妻には退院支援看護師が紹介された．そこでAさんと妻は在宅医療や介護保険での具体的なサポートを知り，必要時は在宅医等から病院への連絡を継続してくれること，自宅療養が難しい場合は緩和ケア病棟などへの連携も支援してくれることが妻の不安を払拭し，自宅退院の意思決定ができた．

2 院内の多職種連携

入院後，Aさんの下肢筋力低下は顕著で，トイレ歩行は看護師の見守りが必要であり，車椅子で移動することもあった．自宅は一戸建てで段差があり，1階にキッチン・風呂・トイレなどの水回りとリビング，2階に寝室があった．Aさんは寝室で寝ることを希望し，「大丈夫だよ．家に帰ったら動けるよ．もう，何十年も住んでいる家なんだから」と話していたが，看護師も妻も階段の昇降は危ないと感じていた．

また，入院前は常食（普通食）を食べていたが，「おかゆのほうが噛まずに食べられるから食事時間が短くできていい」と最近はかゆを希望していた．また，「家だと，食べろ，食べろ，と言われるのがつらい．食べたくても，体が受け付けないんだよ」と話していた．

病棟看護師と退院支援看護師とのカンファレンスで上記を共有し，主治医と相談してADLの評価には理学療法士が介入した．現状に適した栄養摂取方法については管理栄養士による栄養指導を退院前に組み入れることにし，各担当者にはAさんの思いを共有した．

病棟看護師からは妻に，Aさんの日中や夜間の様子，歩行時の介助状況などを伝えた．妻からは「夜間，夫のトイレのたびに起きるのは大変だから何か良い方法はないか？」「以前は毎日お風呂に入っていたが，在宅酸素療法をしながらお風呂に入れるのか？」などの質問があった．そこで病棟看護師は尿瓶やポータブルトイレの紹介をしたり，在宅酸素療法の指導映像をAさんと妻に一緒に見てもらったり，万が一の車椅子移乗の方法なども一緒に練習してもらった．

---

plus α

病院での食事

病院の食事は，患者の嚥下機能や消化機能，また糖尿病や高血圧など特殊な配慮が必要なことを想定し，多数の食種が提供されている．

3 退院に向けた地域連携

1 地域連携

　退院支援看護師は，介護保険の申請と認定調査の日程調整依頼の手配を進め，同時に担当の地域包括支援センターとも情報共有を開始した．地域包括支援センターとは，病状やADLから介護度の見立てをすり合わせ，対応可能なケアマネジャーの選定を急いだ．また，Aさんの住所，意向，病状と今後の見通し，家族の介護力等から，在宅医と訪問看護事業所の選定も地域の医療相談窓口や従来の連携実績等から進めた．そして，在宅緩和ケアに力を入れている在宅療養支援診療所と，訪問看護ステーションが妥当と判断した．

　ケアマネジャー，在宅医，訪問看護ステーションそれぞれの事業所の内諾を確認しつつ，Aさんと妻にも事業所の特徴や雰囲気等の情報提供をし，事業所決定への了解を得た．

2 退院前のカンファレンス

　病棟看護師と退院支援看護師は定期的な病棟カンファレンスで，退院に向けて必要となる準備の洗い出し，役割分担，進捗状況の共有を重ね，また，適宜，リハビリテーション担当者や担当管理栄養士ともすり合わせをしていった．また，薬剤師とも自宅でのAさんの生活時間に合わせた内服方法や副作用についての指導方法のすり合わせなどを進めた．

　院内での準備と並行して，退院の頃合いを主治医ともすり合わせ，在宅医・訪問看護師・ケアマネジャー・福祉用具業者とAさん・妻の顔合わせを行い，自宅退院に向けた準備内容の確認と引き継ぎを目的に，全員でカンファレンスを行った．カンファレンス後，Aさんは「なんかさ，こんなにたくさんの人が自分のために力を貸してくれるなんて贅沢だなあ」と目を潤ませた．妻からは「不安じゃない，と言えばうそになるけど……．ここまできたら，家でできるだけやってみるしかないわよね，お父さん．何かあれば，また，相談していけばいいしね」と力強い声かけが聞かれた．

3 自宅環境の準備

　院内の準備，地域連携と並行して，自宅環境の準備も進めていった．Aさんが希望していた2階寝室への階段昇降は，理学療法士からも転倒・転落のリスクが高いことを伝えてもらった．しかし，Aさんの気持ちを汲んで，自宅でのリハビリテーションも継続してもらうこととし，1階に介護ベッドを置くことで折り合いを付けた．妻は，管理栄養士との面談の後，「これまで少しでも体に良いものを食べさせたいと思っていたけれど，量も内容も本人が食べられる程度でいいのね」と話していた．

　在宅酸素療法に必要な酸素濃縮器は，退院前日に自宅に設置してもらうように退院支援看護師が手配した．また，自宅への移動には，介護タクシーで病院のベッドから自宅の介護ベッドを設置したリビング

まで車椅子介助で搬送してもらうようにした．

4 退院日とその後

　Aさんと妻の自宅退院への気持ちの準備，自宅環境の準備，サービス提供者の初回訪問日の見立てを主治医と共有し，退院日が決定した．退院当日に在宅医，訪問看護師，ケアマネジャーが時間を合わせて訪問し，在宅サービスが開始となった．

　その後，1週間程度経ったころ，在宅医からAさんの在宅での様子が主治医に書面で報告され，退院調整看護師と病棟看護師にもその内容が共有された．

■ 引用・参考文献

1) WHO. Community Health Nursing：Report of a WHO expert committee, 1974, No.558.
2) 新村出編．広辞苑．第7版，岩波書店，2018．
3) 見藤隆子ほか編．看護学事典．第2版，日本看護協会出版会，2011，p.175.
4) ICN看護師の倫理綱領（2021年版）．日本看護協会ホームページ．https://www.nurse.or.jp/nursing/assets/pdf/icn_document_ethics/icncodejapanese.pdf，（参照2024-07-31）．
5) 日本看護協会ホームページ．https://www.nurse.or.jp/nursing/rinri/index.html，（参照2024-07-31）．
6) T・L・ビーチャムほか．生命医学倫理．永安幸正ほか訳．成文堂，1997．
7) サラ，T.F.ほか．看護実践の倫理：倫理的意思決定のためのガイド．片田範子，山本あい子訳．第3版，日本看護協会出版会，2010．
8) ジョンセン，A.R.ほか．臨床倫理学．赤林朗ほか監訳．第5版，新興医学出版社，2006，p.13.
9) 戸村ひかりほか．退院支援の実践状況と退院支援に関するシステム整備の関連要因の明確化．日本在宅看護学会誌．2017，5（2），p.26-35.
10) 地域包括ケア研究会．地域包括ケアシステムと地域マネジメント：地域包括ケアシステム構築に向けた制度及びサービスのあり方に関する研究事業：平成27年度厚生労働省老人保健健康増進等事業．三菱UFJリサーチ＆コンサルティング，2016．
11) 厚生労働省．"公表されている介護サービスについて"．介護事業所・生活関連情報検索．https://www.kaigokensaku.mhlw.go.jp/publish/，（参照2024-07-31）．
12) 地域共生社会の実現に向けて．https://www.mhlw.go.jp/stf/newpage_00506.html，（参照2024-07-31）．

重要用語

在宅ケア	看護職の倫理綱領	地域連携
在宅看護	退院支援	医療施設
訪問看護	退院調整	介護施設
公衆衛生看護	退院支援看護師	地域共生社会
自立・自律支援	試験外泊	地域支援事業
看護倫理	多職種連携	地域包括支援センター

◆ 学習参考文献

❶ 秋山正子. つながる・ささえる・つくりだす：在宅現場の地域包括ケア. 医学書院，2016.
　著者が現場の訪問看護師，地域包括ケアの先駆者として，地域の中での場づくりを通し，地域包括ケアを推進していく実際が理解できる.

❷ 高山義浩. 地域医療と暮らしのゆくえ：超高齢社会をともに生きる. 医学書院，2016.
　地域包括ケアシステムが推進される中，医療者がなすべきこと，臨床や地域医療のあり方を考える.

❸ 医療人権を考える会. 学生のための患者さんの声に学ぶ看護倫理. 吉川洋子，杉谷藤子監修. 日本看護協会出版会，2010.
　4コマ漫画で記された「先輩学生の体験談」から，倫理的な思考を学習できる.

❹ 宇都宮宏子ほか編. 看護がつながる在宅療養移行支援. 日本看護協会出版会，2014.
　在宅療養支援に関する知識だけではく，事例もたくさん盛り込まれているため，退院支援や退院調整の一連の流れをイメージできる.

4 地域・在宅看護の対象者

学習目標

- 地域・在宅看護の対象者の特徴について説明できる．
- 在宅療養の成立要件を理解し，在宅療養開始時に必要な支援について説明できる．
- 在宅療養の場における家族の特徴について説明できる．
- 家族形態に応じた在宅療養者の家族への支援の必要性を説明できる．
- 家族に関するアセスメントを理解し，実践に結び付けることができる．
- 療養者を取り巻く家族を全体的にとらえ，その強みを生かした介入を検討することができる．
- 療養者，家族双方に安全な在宅ケアを継続できるための支援について説明できる．

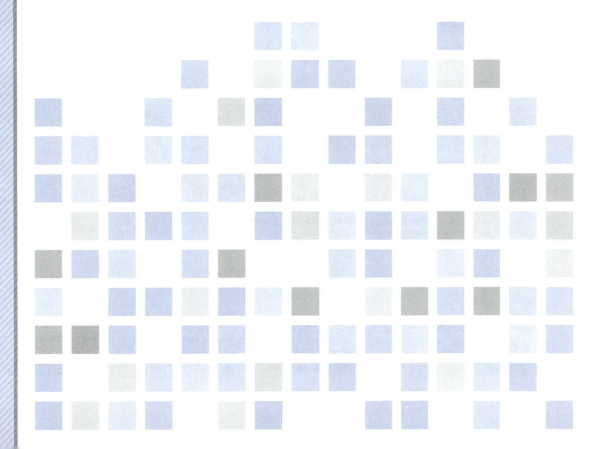

1 地域・在宅看護の対象者

1 地域・在宅看護の対象と背景

　地域・在宅看護は，地域で暮らすすべての人々を対象としている．予防のためのセルフケアから，在宅への療養移行支援，介護予防などまで，あらゆるレベルにある地域の人々の健康や暮らしを支える．中でも，在院日数の短縮化により[1]，医療依存度の高い人や複数の疾患を有する療養者が地域で生活するようになっている．小児や精神疾患をもつ在宅療養者，末期がん等人生の最終段階にある療養者など，地域・在宅看護の対象は幅広く，多様化・高度化している．国民の価値観も多様となり，人生の最終段階における医療とケアの方針を，本人・家族を主体に専門職チームが支え合って考える時代となった．このように多様化する地域・在宅看護の対象，国民の価値観に対し，療養者の状態に応じたきめ細かなサービスの提供や事業所の体制構築が求められている．

　病気や障害をもつ療養者の誰もが住み慣れた地域で暮らし続けることを可能とする地域包括ケアシステムの実現に向けて，とりわけ在宅生活を支える基盤となるサービスである訪問看護は今後ますます重要性が高まると考えられる．

> **plus α**
>
> **平均在院日数**
>
> 年間在院患者延数／{1/2×（年間新入院患者数＋年間退院患者数）}で求められる．「令和4（2022）年医療施設（動態）調査病院報告の概況」によると，2022年の全病床の平均在院日数は27.3日で，2021年の27.5日より0.2日少なくなっている．

2 法制度からみた対象者

　ここでは，地域・在宅看護の主な対象である訪問看護の対象者について述べる．訪問看護を規定する法律には，**介護保険法**，**健康保険法**，**高齢者の医療の確保に関する法律**があり，年齢や要介護認定の程度，疾病の状態によって訪問回数が定められている（**表4.1-1**，➡p.197 **表7.5-5**参照）．

➡ それぞれの法律に基づく制度については，7章4節p.186，5節p.191，6節p.200参照．

表4.1-1　主な法制度からみた訪問看護の対象者

根拠法令	介護保険法	健康保険法	高齢者の医療の確保に関する法律
対象者	継続して療養を受ける状態にあり，かかりつけ医が訪問看護を必要と認めた要支援・要介護者 •65歳以上の第1号被保険者 •40歳以上65歳未満の第2号被保険者で16特定疾病の該当者	居宅において継続して療養を受ける状態にある者で，かかりつけ医が訪問看護を必要と認めた者 •40歳未満（難病，がん，小児疾患，精神疾患など医師が認めた者） •40歳以上65歳未満（介護保険の特定疾病に該当しない人．がん末期を除く） •65歳以上（介護保険の要介護・要支援認定を受けていない人で，訪問看護が必要な人）	居宅において継続して療養を受ける状態にある被保険者で，かかりつけ医が訪問看護を必要と認めた者 •75歳以上の後期高齢者 •65歳以上75歳未満で一定の障害が認められた者
訪問回数	支給限度額（区分支給限度基準額）でケアプランに基づく回数	原則として週3日を限度とする（1日につき1回） ※「厚生労働大臣が定める疾病等」，「特別訪問看護指示～指示書の交付を受けた者」，「医療保険の特別管理加算」の対象者は，週4日以上（1日複数回訪問）が可能	

➡ 特別訪問看護指示書については，ナーシング・グラフィカ『在宅療養を支える技術』1章3節参照．

108

2022（令和4）年9月の訪問看護ステーションにおける訪問看護の利用者数は約111万人であり，そのうち，介護保険法による対象者は717,708人（64.3％），健康保険法等医療保険による対象者は397,926人（35.7％）で，介護保険の対象者が約64％近くを占める（図4.1-1）.

介護保険法による要介護・要支援の認定者，健康保険法や高齢者の医療の確保に関する法律による被保険者以外にも，公費負担医療等で訪問看護の対象者となる場合がある．

自立支援医療には，身体障害者が対象の**更生医療**，障害児が対象の**育成医療**，精神障害者が対象の**精神通院医療**の三つがあり，必要に応じて訪問看護を行っている．

また，公費負担医療として，**生活保護法**の医療扶助によって生活保護対象者が訪問看護を受けられたり，**原子爆弾被爆者に対する援護に関する法律**によって被爆者は全額公費で訪問看護を受けることもできる．

その他，**難病の患者に対する医療等に関する法律（難病法）**により，原因が不明で治療方法が確立されていない難病のうち，341疾病（2024年4月現在）を指定難病として医療費の公費負担が行われており，訪問看護も同様に受けることができる．

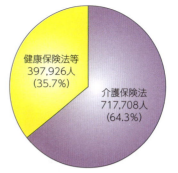

厚生労働省．令和4年介護サービス施設・事業所調査（第10表）より作成．

図4.1-1　介護保険・医療保険種別訪問看護ステーションの利用者数と割合－適用法別

➡ 難病法については，7章8節p.217参照．

3 ライフサイクルからみた対象者（訪問看護の場合）

訪問看護の対象となるのは乳幼児から高齢者まで，すべてのライフサイクル期にある人々である．年齢階級別にみると，訪問看護ステーションの利用者が最も多いのは80～89歳で，利用者全体の34.1％を占める．また，全体の79.0％が65歳以上の高齢者である（表4.1-2）．今後，後期高齢者の増加により，複数の疾患や障害を併せもつ高齢の訪問看護対象者はますます増加すると見込まれている．

表4.1-2　訪問看護ステーション利用者の年齢階級別割合

（単位：％）　　　　　　　　　　　　　　　　　　　　　　　（2022〈令和4〉年9月）

	40歳未満	40～64歳	65～69歳	70～79歳	80～89歳	90歳以上
総　数	6.2	13.8	5.1	21.0	34.1	18.9
介護保険法	―	3.7	3.8	21.3	43.3	26.9
健康保険法等	17.3	32.0	7.3	20.4	17.4	4.5

＊総数には，年齢不詳を含む．
＊「健康保険法等」の利用者は，介護保険法の支払いがなく，後期高齢者医療制度等の医療保険，公費負担医療等の支払いがあった者．
厚生労働省．令和4年介護サービス施設・事業所調査結果（第11表）より作成．

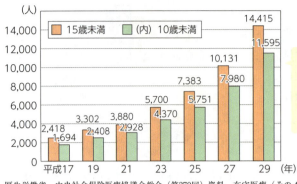

厚生労働省．中央社会保険医療協議会総会（第370回）資料．在宅医療（その4）．平成29年11月15日．2017．一部改変．

図4.1-2 小児の訪問看護利用者数の推移

また，医療的ケア児（15歳未満）や長期にわたり療養を要する児童の数は増加していく傾向にあり，訪問看護利用者も年々増加傾向にある（図4.1-2）．

→ 医療的ケア児については，1章2節1項p.28参照．

4 健康レベルからみた対象者（訪問看護の場合）

訪問看護は，予防的ケアを要する人から終末期の状態にある人まで，多様な健康レベルの療養者・家族を対象とする．

1 予防を目的とした対象者

介護保険により要支援1・2と認定された場合，**介護予防**を目的とした看護を行う．新たな疾病・障害の発生を防止し，日常生活動作（ADL）の低下による介護度の悪化を招かないよう，予防に力を入れた訪問看護を行う．

2 慢性的な疾患をもつ対象者

継続して医療処置が必要な人，定期的なリハビリテーションが必要な人，糖尿病などの慢性的な疾患をコントロールする必要がある人，人工呼吸器を装着した難病をもつ療養者など，長期にわたり療養支援を行う必要がある対象者には，**セルフケア**の支援や**家族ケア**が必要である．

3 終末期にある対象者

在宅医療の推進により，がんの末期などの治癒する見込みがない人，高齢により回復の見込みがない人など，在宅で終末期を迎える療養者が増加している．看護においては，療養者・家族に対する全人的ケア*や痛みの緩和を多職種と連携し合って進めていくことが求められる．

4 健康な状態にある対象者

療養者だけでなくその家族も看護の対象である．介護によって腰痛やうつ状態などが生じないよう，家族の健康状態を維持するための工夫を伝える．また，療養者に障害があったり医療的ケア児であったりする場合，そのきょうだいや保護者も看護の対象となる．健康状態の良い対象者には，それを維持・増進できるような支援を進めていく．

用語解説 *
全人的ケア
身体的な苦痛の緩和にとどまらず，精神的，社会的，スピリチュアル（霊的）な側面から包括的に提供されるケアをいう．

5 疾患からみた対象者（訪問看護の場合）

訪問看護ステーションの利用者における傷病別の割合（図4.1-3）をみると，最も多いのは脳血管疾患など循環器系の疾患（24.1％）で，次いで，認知症，統合失調症など精神及び行動の障害（18.6％），パーキンソン病やアルツハイマー病など神経系の疾患（15.5％），新生物（9.4％），骨粗しょう症など筋骨格系及び結合組織の疾患（8.2％）となっている．

保険別の傷病者数の割合では，健康保険等の利用者の場合，精神及び行動の障害（37.5％），神経系の疾患（26.0％），新生物（13.0％）を合わせると7割以上を占め，介護保険利用者とは疾病の傾向が異なる（図4.1-4）．

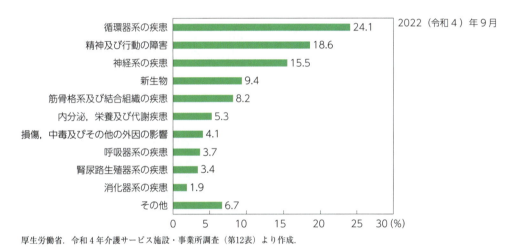

厚生労働省．令和4年介護サービス施設・事業所調査（第12表）より作成．

図4.1-3　訪問看護ステーションの利用者における傷病別の割合

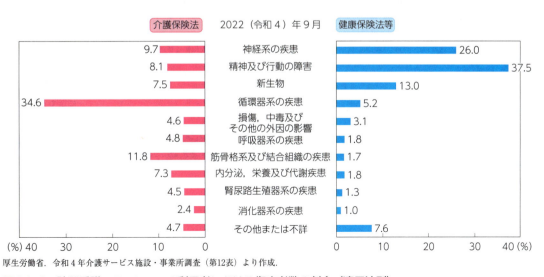

厚生労働省．令和4年介護サービス施設・事業所調査（第12表）より作成．

図4.1-4　訪問看護ステーションの利用者における傷病者数の割合（適用法別）

6 障害レベルからみた対象者（訪問看護の場合）

1 日常生活自立度

訪問看護の対象者をとらえる場合，日常生活における自立度が重要な指標となる．その自立度を判定するものとして「**障害高齢者の日常生活自立度判定基準**」（表4.1-3）がある．

訪問看護ステーションの利用者の「障害高齢者の日常生活自立度判定基準」による割合をみると，日常生活自立度の割合が最も高いのは，準寝たきりのランクA（33.6％）である．また，ベッド上での生活が主であるランクBと1日中ベッド上で過ごすランクCは寝たきり者に分類され，ランクBとCを合わせると32.0％に及ぶ（図4.1-5）．訪問看護の対象者は，家族の介護負担が大きい高齢者が約半数を占める．

→ 要支援・要介護の区分については，p.193 表7.5-4参照．

2 要介護（要支援）度

訪問看護ステーションにおける要介護（要支援）度別利用者の割合で最も多いのは要介護2（22.1％）であり，要介護1（20.8％）がそれに次ぐ（図4.1-6）．

表4.1-3 障害高齢者の日常生活自立度判定基準

生活自立	ランクJ	なんらかの障害などを有するが，日常生活はほぼ自立しており独力で外出する． 1. 交通機関を利用して外出する． 2. 隣近所へなら外出する．
準寝たきり	ランクA	屋内での生活はおおむね自立しているが，介助なしには外出しない． 1. 介助により外出し，日中はほとんどベッドから離れて生活する． 2. 外出の頻度が少なく，日中も寝たり起きたりの生活をしている．
寝たきり	ランクB	屋内での生活はなんらかの介助を要し，日中もベッド上での生活が主体であるが，座位を保つ． 1. 車椅子に移乗し，食事，排泄はベッドから離れて行う． 2. 介助により車椅子に移乗する．
	ランクC	1日中ベッド上で過ごし，排泄，食事，着替えにおいて介助を要する． 1. 自力で寝返りをうつ． 2. 自力では寝返りもうたない．

障害老人の日常生活自立度（寝たきり度）判定基準．平成3年11月18日厚生省大臣官房老人保健福祉部長通知．一部改変．

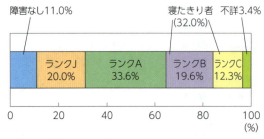

＊「寝たきり者」はランクBとランクCを合わせた者をいう．
厚生労働省．令和4年介護サービス施設・事業所調査（第14表）より作成．

図4.1-5 訪問看護ステーションにおける利用者の日常生活自立度

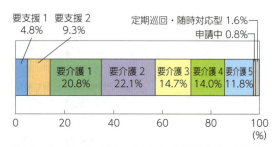

厚生労働省．令和4年介護サービス施設・事業所調査（第13表）より作成．

図4.1-6 訪問看護ステーションにおける利用者の要介護（要支援）度（介護保険法による利用者）

3 認知症高齢者の日常生活自立度（表4.1-4）

　訪問看護ステーションの利用者（介護保険法）は，「認知症なし」が16.5％，「認知症あり」が81.8％である．認知症がある利用者では「日常生活に支障を来しているが誰かが注意していれば自立できる」ランクⅡ以下が71.4％，「日常生活に支障を来し介護を必要とする」ランクⅢ以上が28.6％である（図4.1-7）．

表4.1-4　認知症高齢者の日常生活自立度判定基準

		判定基準		症状・行動例	判定留意事項
ランクⅠ		なんらかの認知症を有するが，日常生活は家庭内および社会的にほぼ自立している．			在宅生活が基本であり，一人暮らしも可能．相談，指導などを実施することにより，症状の改善や，進行の阻止を図る．具体的なサービスの例としては，家族などへの指導を含む訪問指導や健康相談がある．本人の友人づくり，生きがいづくりなど，心身の活動の機会づくりにも留意する．
ランクⅡ	Ⅱa	日常生活に支障を来すような症状・行動や意思疎通の困難さが多少みられても，誰かが注意していれば自立できる．	家庭外でⅡの状態がみられる．	たびたび道に迷う，買い物や事務，金銭管理などそれまでできたことにミスが目立つなど．	在宅生活が基本であるが，一人暮らしは困難な場合もあるため，日中の在宅サービスを利用することにより，在宅生活の支援と症状の改善，および進行の阻止を図る．具体的なサービスの例としては，訪問指導による療養方法などの指導，訪問リハビリテーション，デイケアなどの利用，リハビリテーション，毎日通所型をはじめとしたデイサービスや日常生活支援のためのホームヘルプサービスの利用などがある．
	Ⅱb		家庭内でもⅡの状態がみられる．	服薬管理ができない，電話の応対や訪問者との応対など一人での留守番ができないなど．	
ランクⅢ	Ⅲa	日常生活に支障を来すような症状・行動や意思疎通の困難さがみられ，介護を必要とする．	日中を中心としてⅢの状態がみられる．	着替え，食事，排便・排尿が上手にできない・時間がかかる．やたらに物を口に入れる，物を拾い集める，徘徊，失禁，大声・奇声を上げる，火の不始末，不潔行為，性的異常行為などがある．	日常生活に支障を来すような行動や意思疎通の困難さがランクⅡより重度となり，介護が必要となった状態．「時々」とはどのくらいの頻度を指すかについては，症状・行動の種類などにより異なるため一概には決められないが，一時も目が離せない状態ではない．在宅生活が基本であるが，一人暮らしは困難であるため，夜間の利用も含めた在宅サービスを利用し，サービスを組み合わせることで在宅での対応を図る．具体的なサービスの例としては，訪問指導，訪問看護，訪問リハビリテーション，ホームヘルプサービス，デイケア，デイサービス，症状・行動が出現する時間帯を考慮したナイトケアなどを含むショートステイなどの在宅サービスがあり，これらのサービスを組み合わせて利用する．
	Ⅲb		夜間を中心としてⅢの状態がみられる．		
ランクⅣ		日常生活に支障を来すような症状・行動や意思疎通の困難さが頻繁にみられ，常に介護を必要とする．		ランクⅢに同じ．	常に目を離すことができない状態．症状・行動はランクⅢと同じであるが，頻度の違いにより区分される．家族の介護力などの在宅基盤の強弱により，在宅サービスを利用しながら在宅生活を続けるか，または特別養護老人ホーム・介護老人保健施設などの施設サービスを利用するかを選択する．施設サービスを選択する場合には，施設の特徴を踏まえた選択を行う．
ランクM		著しい精神症状や周辺症状あるいは重篤な身体疾患がみられ，専門医療を必要とする．		せん妄，妄想，興奮，自傷・他害などの精神症状や精神症状に起因する問題行動が継続する状態など．	ランクⅠ〜Ⅳと判定されていた症状が進行し，精神科病院や認知症専門棟を有する老人保健施設などでの治療が必要，または重篤な身体疾患がみられ老人病院などでの治療が必要な状態．専門医療機関の受診を勧める必要がある．

認知症高齢者の日常生活自立度判定基準．厚生省老人保健福祉局長通知（平成18年4月3日改正）．一部改変．

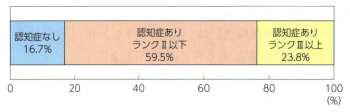

＊認知症の状況には，不詳を含まない．
＊認知症のランクは，「認知症高齢者の日常生活自立度判定基準」による．
厚生労働省．令和4年介護サービス施設・事業所調査の概況．

図4.1-7　訪問看護ステーションの利用者における認知症の状況（介護保険法による利用者）

7 地域社会における生活者としての対象者

　地域・在宅看護の対象者は，事業所による訪問看護を利用する療養者だけではない．独居高齢者や高齢者のみの世帯が増加していく中，在宅療養者の住まいは自宅だけではなく，特別養護老人ホーム，グループホーム，住宅型有料老人ホーム，サービス付き高齢者向け住宅，ケアハウスなど，さまざまな形態へと多様化してきた．在宅で療養する家族も含めた，さまざまなコミュニティーで生活をしている人々すべてが在宅看護の対象者である．自分らしく，生きがいや役割をもって生活でき，どのような状態であっても最期まで地域の一員として生活を継続できるような地域包括ケアシステムが構築される中，医療と生活の両側面から人々を支える在宅看護への期待はますます高まっている．

➡ 各施設については，p.88 表3.4-3参照．

plus α
入所施設・通所施設での訪問看護
訪問看護の提供の場は拡大しており，特別養護老人ホーム，地域密着型特別養護老人ホーム，グループホーム，看護小規模多機能型居宅介護事業所，有料老人ホーム，ケアハウス，サービス付き高齢者向け住宅等で生活をする療養者も，一定の条件により訪問看護サービスを受けられる．

8 状態別・状況別対象者

　地域・在宅看護の現場で多くみられる状態別・状況別対象者について，主要なものを挙げる．

1 脳血管疾患に罹患した要介護高齢者

　訪問看護の対象の多くが高齢者であり，その中でも脳血管疾患による循環器系疾患の傷病者が最も多い．医療機関で急性期を脱して在宅に移行した場合，長期にわたる療養生活が続くことになる．原因疾患の再発予防と日常生活動作（ADL）の維持・向上，肺炎の予防に留意し，支援していくことが必要である．

2 認知症高齢者

　アルツハイマー型認知症，脳血管性認知症，レビー小体型認知症およびその混合型が多くを占める．超高齢社会を迎え，認知症高齢者はますます増加している．中核症状や周辺症状をもつ本人への対応方法や，問題行動に対処する家族への支援を行っていく必要がある．

➡ 認知症施策については，7章6節3項p.201参照．

3 難病療養者

　難病は，原因不明で治療法が確立しておらず，生活面への支障が長期にわたって続く疾患である．筋萎縮性側索硬化症（ALS）や重症筋無力症のよう

➡ 難病法については，7章8節p.217参照．

に，長期療養を余儀なくされ，人工呼吸器を装着するなどといった医療依存度の高い療養者も多い．社会資源を活用したり，多職種と連携したりして療養者・家族を支えていく．

4 精神障害者

コミュニケーションスキルや，日常生活を営む上で必要なセルフケアに支障がある療養者が多い．就学や就職などの社会生活の機会を失い，ひきこもり状態となっている場合もある．訪問看護師は療養者に対し，定期的な通院への促しや病状観察，服薬管理を行い，就労継続支援の事業所に通ったり，デイケアに参加ができるような社会復帰を目指した支援をしていく．

➡ 就労継続支援については，7章7節3項 p.212 参照.

5 終末期の療養者

訪問看護師には，終末期の過ごし方や最期の迎え方などについて療養者と話し合ったり，療養者と家族の意思決定を支援することが求められる．

終末期は疾患により経過が異なる．Lynn, J.による疾患群別予後予測モデル[2]では，終末期を「がん等」「心・肺疾患末期」「認知症・老衰など」に分類している．がん末期の療養者では比較的長い間機能は保たれるが，最後の2カ月ほどで急速に機能が低下するという経過をたどる．「心・肺疾患末期」「認知症・老衰など」の非がんの療養者の場合は，機能が徐々に低下したり，低下した状態が長く続いたりする．終末期の療養者においては，疾患の経過を理解した上で，痛みの緩和や療養者と家族に対する全人的ケア，看取りに向けた支援が必要である．

6 医療的ケア児・重症心身障害児

日常生活および社会生活を営むために恒常的に医療的ケア（人工呼吸器による呼吸管理，喀痰吸引，その他の医療行為）を受けることが不可欠である**医療的ケア児**は，全国の在宅療養の場で推計約2万人が生活をしている．医療的ケア児が心身の状況などに応じた適切な支援を受けられるようにすることは，訪問看護師の役割の一つである．

また，重度の肢体不自由と重度の知的障害とが重複した状態の子どもを**重症心身障害児***という．医療的ケア児と同様に，家族が自信をもって在宅での看護・療育などを実施できるよう，訪問看護やデイケアなどによって看護職がサポートを行う．

用語解説*

重症心身障害児

児童福祉法の定義では，重度の肢体不自由と重度の知的障害とが重複した状態の子どもをいう．さらに成人した人を含めて重症心身障害児・者という．

2 在宅看護の対象者とサービス提供者側の条件

在宅看護の特徴は，看護活動が生活の場で行われることである．そのため，サービス提供者には，療養者の生活を尊重した振る舞いが求められる．また，療養者や家族の意思決定を尊重しながら，療養者の健康や疾病，障害のレベルに合わせて，保健・医療・福祉のサービスを統合したケアマネジメントを行うことが重要となる．

1 療養者と家族の生活・価値観の尊重

在宅で療養している療養者および家族は，医療や看護を受けるために生活しているのではなく，より質の高い生活をするために医療や看護を受けている．そのため，療養者や家族がどのような生活を維持していきたいと望んでいるのかといった，それぞれの生き方や価値観を尊重した支援が求められる．療養者と家族の生活が尊重されなければ，療養者や家族から受け入れられないばかりか，必要なケアが生活の中に組み込まれず，看護活動に支障を来すこともある．

2 自立支援

在宅療養では，施設のように常に看護職がそばにいるのではなく，療養者自身が生活を送りながら病状を管理していくため，療養者のセルフケアと自立のための支援が不可欠になる．療養者自身が自分の状態をよく理解し，セルフケアをしながら療養生活が継続できるように支援する．

3 意思決定への支援（ACP）

療養者および家族が望む療養生活を送るためには，療養者と家族の意思を尊重した支援が重要である．アドバンス・ケア・プランニング（ACP）は，将来のケアについてあらかじめ考え計画するプロセス，あるいはそのプロセスにおける療養者の意思決定を支援する活動を指す[3]．ACPは，現在の病状と今後の見通しだけでなく療養者本人の価値観や希望，人生や生活への意向を含み，将来の状態変化を前提として，さまざまな局面で繰り返し行われる．療養者の心身の状態の変化などに応じて，本人や家族の気持ち（意思）も変化するため，適切な情報の提供と説明を行う．医療・ケアの方針やどのような生き方を望むかなどを，日ごろから療養者・家族と繰り返し話し合いながら，療養者・家族の意思を尊重した医療やケアが進められるよう，その意思決定を支援する．

4 地域包括ケアシステムの整備

日本では，少子・超高齢社会の急速な進展に伴い，核家族化や介護する家族の高齢化など，介護をめぐる状況が変化してきている（図4.2-1）．一方，要介護高齢者の増加や介護期間の長期化などで，介護のニーズはますます高まっ

---

plus α

サービス提供者の権利の保護

サービス提供者側の看護職もまた，自己の安全が守られ，療養者や家族からの虐待，暴力，脅迫，威嚇（いかく）を受けることなく，報復の恐れのない働きやすい環境で業務に従事する権利がある．

plus α

人生会議

「ACP」の愛称が「人生会議」に，11月30日が「人生会議の日」に決定された．11月30日は「いい看取り・看取られ」と読み，「人生会議の日」は，人生の最終段階における医療・ケアについて考える日とする（厚生労働省，平成30年11月）[4]．

plus α

インフォームドコンセント

「説明と同意」と訳されることが多い．患者自らが病状や治療を正しく判断できるように，医療者がわかりやすく説明して患者の同意を得ることであり，患者と医療者との信頼関係の上に成り立つものである．

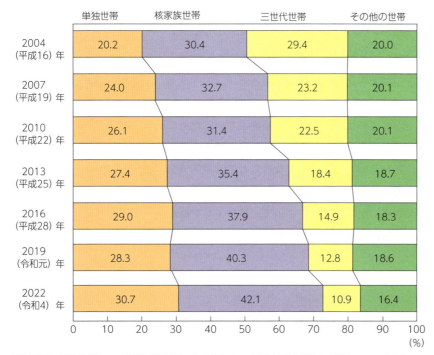

図4.2-1 世帯構造別にみた要介護者などのいる世帯の構成割合

ている．日常生活の場で高齢者が自立した生活を営めるよう，国は，医療や介護予防だけでなく，福祉サービスを含めたさまざまな生活支援サービスを提供する地域包括ケアシステムの実現への取り組みを進めている．

さまざまな保健・医療・福祉のサービスを，日常生活圏内で，療養者や家族のニーズに応じて提供できるシステムが整備されることにより，在宅療養が推進される．

➡ 地域包括ケアシステムについては，1章2節1項p.26参照．

5 保健・医療・福祉を統合したケアマネジメント

在宅療養者の抱える問題やニーズは，健康問題だけでなく，経済的な問題や介護負担など，保健・医療・福祉の各分野に関わることが多い．療養者のニーズに応じて適した資源を調整し，必要とされる多職種・多機関と連携し，生活支援の視点から統合されたケアマネジメントを行うことが求められる．

また，介護保険などによる訪問看護や介護などの公的なサービスだけでなく，地域には民間や近隣の人たちによるインフォーマルなサービスも多く存在しており，それらをうまくコーディネートして活用することが重要である．

➡ インフォーマルサービスについては，p.28 用語解説参照．

3 在宅療養の場における家族のとらえ方

在宅看護では，看護を必要とする療養者を中心としながらも，療養者を含めた家族全体を看護の対象としてとらえていく必要がある．

家族は療養者の在宅での療養生活を支えるという役割を担うことが期待され，療養者の病気や病状，障害等の状態と，在宅で療養していくために必要となる医療的ケアや処置，介護内容を理解し，それらの知識や技術を身に付けていくことが求められる．一方で，療養者の家族になることで，家族成員それぞれの役割や家族関係などに変化が生じ，生活パターンの変更を余儀なくされるため，家族全体が不安定な状態に陥りやすい．よって，療養生活を継続するためには，家族全体の状況をとらえながら支援していくことが重要となる．

1 家族とは

1 家族の定義

家族のありようは，所属する社会の文化やジェンダー*などによって異なり，また時代によっても変化している．そして，家族とは個人によって多様にイメージされるものであり，家族として見なす成員も個人によって異なる．

日本の民法では「親族の範囲」（725条）は規定されているものの，「家族」の定義はない．また，日本における夫婦とは，婚姻関係にある男女とされているが，現代は情緒的なつながりによる事実婚を選択する場合や，同性同士のカップルなど，夫婦関係に準じる形態は多様に存在する．親子関係についても，ひとり親家庭やステップファミリーの増加，非配偶者間人工授精などの生殖補助技術の進歩により多様化している．そして，子どもをもたないカップルや生涯独身で過ごす人など，家族形成やライフスタイルについての考え方も多様化・複雑化している．よって，家族を明確に定義することは難しく，各専門領域で焦点を当てる側面に応じてさまざまに定義されている（表4.3-1）．

> **用語解説** *
> **ジェンダー**
> 生物学的な性別（sex）に対して，社会的・文化的につくられる役割による性差を指す．

> **plus α**
> **多様化する家族**
> **ディンクス（DINKS）**：double income no kidsの略．共働きで子どもをもたない夫婦のこと．一方，共働きをしながら子どもを育てている夫婦をデュークス（DEWKS：double employed with kids）という．
> **ステップファミリー**：夫婦のいずれか，もしくは双方が前のパートナーとの子どもを連れて再婚したときに誕生する家族のこと．
> **ネットワークファミリー**：血縁，姻縁にこだわらずに選択的に形成された家族のこと．

表4.3-1 **家族の定義**

提唱者	定義
日本看護協会[5]	患者家族とは，患者もしくは療養者の家族をいう．なお，ここでいう家族とは，患者と婚姻・姻戚関係をもつ者だけではなく，患者が信頼を寄せる友人等，患者を支え回復を支援する立場にある者をいう．
Friedman[6]	家族とは，きずなを共有し，情緒的な親密さによって互いに結び付いた，しかも，家族であると自覚している，2人以上の成員である．
Wright & Bell[7]	家族とは，強い感情的なきずな，帰属意識，そしてお互いの生活に関わろうとする情動によって結ばれている個人の集合体である．
看護実践国際分類（ICNP®）[8]	「集団」の一つで，以下の固有の特徴をもつ：社会的単位または共同集合体と見なされる人間の集まりで，血縁・親族関係，情緒的・法的関係によって結ばれた構成員から成る（重要他者を含む）．集合体としての家族で構成される社会的単位は，そのグループを構成する一員である個人およびその個人間の血縁・親戚関係（重要他者を含む），情緒的・法的関係以上のものと見なされる．

一方，日本における医療や介護・福祉の現場では，治療・療養等に関わる意思決定に家族に関与してもらう場合が多くあり，その際は民法での規定が重視されることは否めない．よって，**療養者の家族をとらえるには，「親族」という枠組みと，情緒的なきずなでの結び付きという二つの側面を理解する必要がある．**

2 日本における家族のありようの変遷

第二次世界大戦後，日本では民主化が進められ，旧民法の家制度の廃止（1947年）により，家族に対する考え方も大きく変化した．以前は家族という集団に大きな価値が置かれ，家族成員は「家」のために尽くすことが求められていたが，個人としての価値に重きが置かれるようになり，結婚も個人の意思で選択できるようになった．経済成長が進む1950年代では，夫は仕事に就き，妻は専業主婦として家事・育児に専念し，2～3人の子どもで構成される家族が「標準的家族」としてとらえられるようになった．その後，女性の社会進出や男女平等思想の広がりにより，夫婦共働きの家庭の増加や性役割意識の変化，非婚・晩婚・少子化，離婚・再婚の増加など，社会の変化に伴って家族に対する価値観やライフスタイルは多様化している．

3 家族の機能

家族は，社会における構成要素の一つであり，社会や家族成員に対してさまざまな働きをもつ．その働きを**家族機能**といい，フリードマンは看護の視点から，**情緒機能，社会化と地位付与機能，ヘルスケア機能，生殖機能，経済的機能**の五つを重要な家族機能として挙げている（図4.3-1）．家族機能もまた，環境や時代によって変化する社会のありように対応しながら変化している．

4 家族の役割

家族機能を果たしていくために，家族はさまざまな役割を担っている．家事を担う役割，所得を得る役割，介護・養育する役割，情緒的な安定を支える役割，親族や地域等と交渉する役割などである．また，ほかにも家族内の地位に応じた役割や，その家族特有の役割を担う．これらの役割は，状況の変化に応

> **plus α**
> **近年の家族機能**
> 近年，家族形態の小規模化や家族の個人化，ライフスタイルの多様化などにより，家族機能は低下している．その結果，家族だけでは対処できないことも増えており，家事や介護の外注化，ロボット技術の介護への応用などが進められている．

●生殖機能●
婚姻制度はその範囲内において性を許容するとともに，婚外の性を禁止する機能を果たす．
これによって性的な秩序が維持されるとともに，子どもを産むことによって社会の新しい成員を補充する．

●社会化と地位付与機能●
家族は次の世代の子どもを産み育て，基本的な必要最低限の衣食住の生活，しつけ，習慣，文化の伝承など，子どもに対して社会に適応できる社会人になるよう教育する機能をもつ．
子どもは家族の中で人間性を形成し，文化を内面化し，社会適応能力を身に付けていく．

●情緒機能●
家族を集団として維持し続けていくには，家族成員が心理的に安定していることが必要である．
家族が共に生活する空間は外部世界から一線を画したプライベートな場であり，安らぎ，憩いの場として機能している．
精神的な安定を図り，健康の回復と増進を目的とした娯楽の機能も果たしている．

●ヘルスケア機能●
家族は構成員のうちの病人や高齢者に対して，ヘルスケアを提供する働きをもつ．

●経済的機能●
家事労働を含む労働力や経済力の生産と消費を行い，家族成員に対する経済的な資源を有効に分配する機能がある．

図4.3-1　家族の機能

じて，家族成員間で柔軟に役割移行を行いながら遂行される．役割移行が円滑にいかない場合や，特定の家族成員が複数の役割を担う場合などは，その役割に関わる家族成員に負担がかかり，家族内にさまざまな不調和が生じてくる．

また，家族は，療養者の療養生活を支えていくための**キーパーソン**を，家族成員の中から選出しなければならない．キーパーソンは，療養者の療養生活におけるさまざまな事柄に関して，療養者と共に，あるいは療養者に代わって意思決定する役割や，そのために家族をまとめたり，家族外支援者等と交渉したりする役割などを担う必要がある．

5 家族に関する基礎理論

1 家族システム理論

家族システム理論は，一般システム理論*に基づいて家族をとらえた理論である．家族を地域社会や家族内外の人々と相互作用しながら影響し合う一つのシステムとしてとらえることで，家族に何が起こっているのかについて，目に見える事象だけではなく，その背景をとらえることができるようになる．

家族システムには，以下の特徴がある．

❶**全体性** 家族成員の一人になんらかの変化が生じると，家族全体にも影響を及ぼし，必ず家族全体の変化となって現れる．

❷**非累積性** 家族成員間の相互作用には相乗効果があり，家族システム全体の機能は，家族成員個々の機能を合わせた総和以上のものになる．

❸**恒常性** 家族は内外の変化に対応していく中で揺れ動きながらも，安定状態を取り戻そうとする．

> **例**
> 家族成員の一人に介護が必要になった場合，その人が担っていた役割や介護をする役割を他の家族成員が担うことになる．それによって，従来の役割の遂行が難しくなる，生活パターンの変更が必要になるなど，家族全体の生活の見直しが必要になる（**全体性**）．家族全体の生活を見直すために，それぞれが自分のできることを考えて家族内のコミュニケーションを密にとり，助け合うことで，家族の凝集性や対処力が高まっていく（**非累積性**）．当初は戸惑い，試行錯誤しながらの生活であったが，徐々にその生活にも慣れ，それが日常となり，安定した家族生活を営めるようになる（**恒常性**）．

❹**円環的因果関係** 家族内に生じる事象は，一人の家族成員の行動が次々と他の家族成員の反応を引き起こしながら，円環的にもたらされる．

> **例**
> 夫が高血圧で塩分制限が必要になったため，主に炊事を担当している妻は夫と共に栄養指導を受け，工夫して減塩食を準備する．しかし夫は味が薄いと文句を言い，醤油をかけようとしたことで喧嘩になる．最終的に妻は夫のために減塩食を準備することをやめ，夫の血圧はコントロールできない状態が続く．同時に子どもにも，夕食時にいつも両親が喧嘩するため，食事時間が苦痛となり，食事をあまりとらなくなったり，親との食事を避けたりといった負の循環をもたらすことがある．

---

plus α

療養生活のキーパーソン

主介護者がキーパーソンになることが多いが，家族によってはキーパーソンと主介護者が分かれる場合がある．各々の状況においてキーとなる家族成員が異なる場合もあり，家族成員のそれぞれが，家族の中でどのような役割を担っているのかをとらえることが重要である．

用語解説＊

一般システム理論

1945年に生物学者ベルタランフィ（Bertalanffy, L.V.）が提唱した理論．現象を一部の直線的な因果関係（原因と結果）でとらえるのではなく，システムを全体的にプロセス思考でさまざまな視点から考え，相互の関連性をとらえていく．

plus α

家族システムとモビール

家族システムはよくモビールに例えられる．一つのパーツに刺激が与えられると，その刺激は次々に他のパーツへと波及し，モビール全体が揺れ動く．その揺れは徐々にゆっくりとなり，元のように制止する．この動きが，全体性，非累積性，恒常性の特徴を表している．

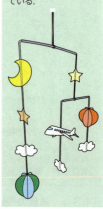

❺**組織性** 家族システム内には，夫婦や親子，きょうだいなど家族成員間の関係性や世代による階層性（サブシステム，図4.3-2）と，期待される役割がある．

2 家族発達理論

家族発達理論は，個人の発達の考え方を家族に適用し，個人が成長・発達していくように家族も成長・発達していく存在として考える理論である．出生－発達（成長・成熟）－老衰－死亡というライフサイクルを家族の生活現象のサイクル（家族周期）としてとらえ，それぞれの段階に特有の発達課題が示される（表4.3-2）が，家族周期の段階設定に関しては諸説ある．

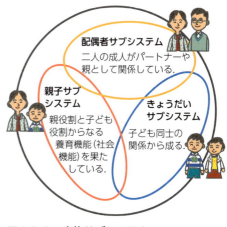

図4.3-2　家族サブシステム

表4.3-2　家族のライフサイクルと発達課題

家族ライフサイクルの段階	移行期における情緒的プロセス：求められる姿勢	発達促進的なシステムの二次変化・課題
源家族からの巣立ち：ヤングアダルト期	情緒的・経済的責任を自覚的にもつこと	a. 源家族との関係からの自己分化 b. 親密な仲間関係を築くこと c. 職業における自己の確立と経済的自立 d. コミュニティーや地域社会における自己確立 e. 世界観・スピリチュアリティー・信仰・自然とのつながりの確立
カップルの誕生：家族の結合	新しい拡大システムにコミットすること	a. カップルとしてのシステムの形成 b. 新たなパートナーと拡大家族を包括するように家族境界を拡大 c. カップル・親・きょうだい・拡大家族・友人・地域社会との関係の再編
幼い子どもがいる家族	新たなメンバーをシステムに受け入れること	a. 子どものスペースを作るためのカップルシステムの調整 b. 子育てと経済的活動，家事の協働 c. 親役割と祖父母役割を含む拡大家族との関係の再編 d. 新たな家族形態と関係でのコミュニティーと地域社会との関係の再編
青年期の子どもがいる家族	子どもの自立や祖父母の老いを受容できるように家族境界を柔軟にしていくこと	a. 青年期の子どもがより自立的な活動や関係をもち，システムの出入りを柔軟にできるような親子関係に移行 b. 青年期を迎える子どもがコミュニティーと交渉することを援助 c. 中年期カップルやキャリアの課題について再焦点化 d. 老年世代へのケアへの準備の開始
子どもの巣立ちとその後の中年期	さまざまなシステムへの出入りを受容すること	a. 二者関係のカップルシステムとして再び向き合うこと b. 親と育った子どもとの関係を大人同士の関係に発展させること c. 婚姻と孫を含んだ関係に再編 d. 家族関係の新たな布置を包含するようにコミュニティーとの関係を再編 e. 子育てから自由になることによる新たな興味やキャリアの模索 f. 健康問題，障害，親（祖父母）の死に向き合うこと
後期中年期の家族	世代役割の移行を受容すること	a. 身体的な衰えに直面しながら，個人，そして（または）カップルとしての社会機能と関心を維持，修正をする：新たな家族・社会的役割の模索 b. 中年世代がより中心的役割をとれるようなサポートをする c. 高齢者の知恵と経験を活かせる場をシステム内につくる d. 老年世代への過重になりすぎない援助
エンド・オブ・ライフ期を迎える家族	限界と死，人生の一つのサイクルの完結という現実を受容すること	a. 配偶者・きょうだい・友人の喪失への対処 b. 死と相続財産の準備 c. 中年世代と老年世代のケア役割交代への対処 d. 変わりゆくライフサイクルにおける関係を認めつつ，地域社会システムとの関係を再調整

McGoldrick et al., 2016. をもとに作成．
中釜洋子，野末武義，布柴靖枝，無藤清子編．家族心理学 家族システムの発達と臨床的援助．第2版．有斐閣，2019, p.26.

家族の発達課題では，家族が次の段階に進むまでに達成することが望ましい課題が示されており，達成されると次の段階の課題への取り組みが容易になり，達成できないと困難になりやすい．また，発達段階の移行期には，その取り組みに困難を感じると発達的危機に陥る危険がある．よって，家族の発達段階と課題への取り組みの状況をとらえることで，家族が抱えている課題を見出し，達成のための支援について考えられるようになる．発達段階の移行期にある場合には，危機に備えて家族に対し教育的な関わりをすることも考えられる．

　家族の発達課題は核家族形態を基盤としており，家族のライフスタイルが多様化している現在においては，すべての家族に適用するには限界がある．よって，多様な家族のライフスタイルに応じて，発達課題を幅広くとらえることも必要になっている．

3 家族ストレス対処理論

　家族ストレス対処理論は，ストレスとなる状況に対して家族が対処し，安定状態を取り戻していく過程を明らかにした理論である．

❶ ジェットコースターモデル

　ヒル（Hill, R.）は，家族危機が発生した後，家族が安定状態を取り戻していく過程を**ジェットコースターモデル**として示した（図4.3-3）．

❷ ABC-Xモデル

　ヒルは，家族危機の発生を構造化し，**ABC-Xモデル**として示した（図4.3-4）．ストレス源となる出来事（A要因）と，家族危機に対処していくために用いることができる既存の資源（B要因），ストレス源に対する認知（C要因）との相互作用により，家族危機（X）が発生する．

❸ 二重ABC-Xモデル

　マッカバン（McCubbin, H.I.）は，前述の二つのモデルを発展させ，より長期的な視野に立って家族ストレスを分析する**二重ABC-Xモデル**を示した（図4.3-5）．危機を境界として，ヒルのABC-Xモデルと同じ前危機段階と，家族の危機状態への適応過程を示す後危機段階という二つの局面に分けられている．

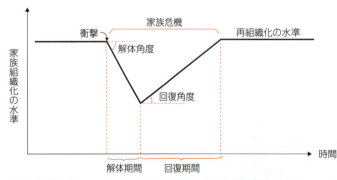

ストレスとなる出来事（衝撃）によって組織解体（下降線）が起こり，**家族危機**が発生する．
解体角度は，衝撃を受けた家族状況の深刻さを表す．その後，家族は家族危機からの回復に向けてさまざまな取り組みをする（上昇線）．
回復角度は，家族が安定状態を取り戻していく速さを表す．
家族によって回復にかかる期間や回復水準は異なる．

石原邦雄編著．家族のストレスとサポート．改訂版．放送大学教育振興会．2008．p103をもとに作成．

図4.3-3　ジェットコースター・モデル修正版

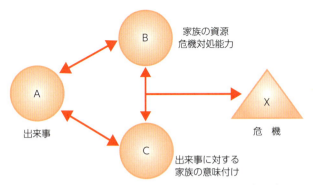

B要因には以下の4要素がある．
- 家族成員個々の資源（健康状態，知識，経済力，性格，時間的余裕などを総合した家族成員の特性）
- 家族システム内部の資源（家族関係や家族の凝集力*，過去の家族危機から培った力や適応力*）
- 家族外から得られる資源（親族や友人，地域社会との関係や活用している社会資源）
- 家族成員がとるストレス状況への対処法

C要因とは，家族がストレスをどのように意味付けし受け止めているかということで，B要因とC要因がどのように相互作用するかが危機に陥るかどうかを決めると考えられている．

石原邦雄編著．家族のストレスとサポート．改訂版，放送大学教育振興会．2008．p.100をもとに作成．

図4.3-4 ABC-Xモデル

例

妻が突然脳梗塞で倒れ，緊急入院となった（a）．家族はこのような体験をしたことがなく，夫も子どもたちも動揺が激しく，近くに親族もいない（b）ため，この先どのように生活すればよいのかが考えられず（c），危機状態に陥った（x）．なんとか日常生活を続けなければと考え（C），家事は夫の母の支援を得て（B）対処しているが，子どもが体調不良を訴え，学校に通えなくなってきている状態（A）にも対処しなければならない．

夫はさらに周囲の支援を得ることが必要だと考え（C），職場や学校の協力を得て（B）子どもが安心して学校や家で過ごせるように取り組む中で，家族は日常生活を安定して過ごせるようになっていく．

用語解説
凝集力
家族成員間の情緒的な結び付きの程度や，家族としてまとまる力のこと．

用語解説
適応力
家族が直面するさまざまな状況の変化に対して，柔軟に対処する力のこと．

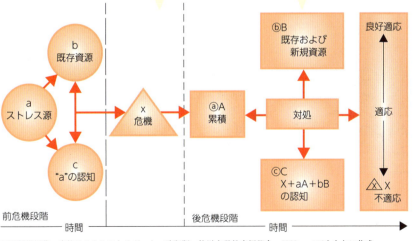

石原邦雄編著．家族のストレスとサポート．改訂版，放送大学教育振興会．2008．p.116をもとに作成．

図4.3-5 二重ABC-Xモデル

2 家族形態に応じた看護

　日本では，少子高齢化が加速する中で，家族形態も変化してきている．令和4年国民生活基礎調査によると，1世帯当たりの平均世帯人員は2.25人と1986（昭和61）年以降減少の一途をたどっている．世帯構造別では，単独世帯が最も多く，次いで夫婦と未婚の子のみの世帯，次に夫婦のみの世帯となっており，三世代世帯は全体世帯の3.8％まで減少し続けている．また，65歳以上の高齢者がいる世帯は全世帯の50.6％を占め，その中でも夫婦のみの世帯と単独世帯が増えている．家族集団そのものが小規模化している上，高齢世帯の増加は，家族内の資源がますます乏しくなっていることを示している．

1 家族看護とは

　家族看護では，家族には本来，健康的な家族生活を維持しようとするセルフケア機能が備わっていることに主眼を置き，なんらかの理由でその機能が十分に発揮できない場合に支援を必要としていると考える．療養者だけでなく，ほかの家族成員各々への支援に加え，二者関係や家族全体，そして地域社会へと働きかけながら（図4.3-6），家族のセルフケア機能を高められるように支援していくことが家族看護の目的である．

2 家族のアセスメント

　家族のアセスメントを行う際は，家族成員個々だけではなく，家族システム全体も対象とする．そのため，家族成員個々の状態－二者関係－家族全体－地域社会との関係という四つの視点でアセスメントしていく（図4.3-6）．また，家族にはこれまで築き上げてきた家族固有の歴史があり，そこには家族の規範や価値観，健康観などが内在しているため，家族を理解する上で重要な情報となる．よって，過去（これまでどのような家族であったのか）－現在（現在の家族はどのような状態にあるのか）－未来（これから家族はどのような状態に

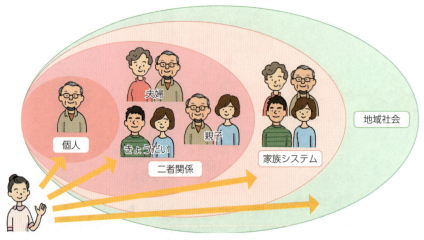

図4.3-6　家族アセスメントの視点と働きかけのレベル

表4.3-3　主な家族アセスメントモデル

モデル名	概要
カルガリー家族アセスメントモデル／介入モデル	**「構造」**（内部構造，外部構造，状況・背景），**「発達」**（段階，課題，愛着），**「機能」**（手段的機能，表出的機能）の三つの側面から成るアセスメントモデルである．アセスメントは家族機能の表出的機能に重点が置かれ，構造面ではジェノグラムやエコマップを使用する．情報収集は家族インタビューで行われる． アセスメントモデルと一緒に使用される介入モデルは，**「認知」「感情」「行動」**の3領域における家族機能の促進，改善，維持に焦点を置いている．
家族生活力量モデル	家族が健康生活を営むための知識，技術，態度，対人関係，行動，情動が統合されたものを**「家族生活力量」**という．このモデルは家族生活力量として家族の**セルフヘルスケア力**4項目，**家族の日常生活維持力**5項目，**家族生活力量に影響する条件**3項目から構成されている．アセスメント指標，アセスメントスケールが開発されており，スケールの採点結果はレーダーチャートで視覚的に評価される．在宅療養者の家族に適している．
家族エンパワメントモデル	家族像の形成を重視したモデルである．まず家族の病気体験を理解して，家族との援助関係を形成する．さらに，家族や看護理論などに基づいた家族アセスメントを行い，家族像を形成する．そして，その家族像を踏まえながら，その家族がもてる力を発揮できるように，予防的・支持的・治療的援助を行う．
渡辺式家族アセスメントモデル／支援モデル	療養者や家族員が抱えている困り事の全体像を，家族内部で，あるいは援助者との間で起こっている現象から把握する．分析の時期や場面を特定し，そのときの援助者と療養者，家族員の相互作用に焦点を絞って，解決の糸口を検討することができるツールである．
家族環境アセスメントモデル	家族システムユニットのウェルビーイングに作用する家族環境に焦点化した家族同心球環境モデルに基づいて，家族のウェルビーイングの状態をアセスメントするモデルである．家族症候をアセスメントするための「家族観察とインタビュー」，家族機能状態と家族支援のニーズをアセスメントする「測定検査」から構成されている．

＊その他，マギル式，フリードマン，ハンソンの家族アセスメントモデルなどもある．

なっていくとよいのか）という時間軸をもってアセスメントすることも必要である．具体的なアセスメントの視点はいくつかのアセスメントモデルで示されており（**表4.3-3**），各モデルの特徴を踏まえて柔軟に活用する．

　また，家族の状況，家族内外の関係性や資源状況などをアセスメントするためのツールとして，ジェノグラムやエコマップが活用されている（**図4.3-7**）．

ジェノグラム

　ジェノグラムは，家族の内部構造を可視化し，家族形態を把握するとともに，年齢や健康状態，仕事などの家族成員個々の状態や家族成員間の関係性，役割などの情報を記載したものである．家族のもっている資源や現在の状況に影響している意味深い出来事などをとらえることができる．

エコマップ

　エコマップは，家族と地域社会とのつながりを可視化するもので，家族外のサポート資源や関係性などを把握することができる．

3 在宅療養者の家族に生じやすい課題

|1| 介護を担うマンパワー不足

　家族の小規模化や高齢世帯の増加によって，介護を担うマンパワーが不足していることは明らかである．介護を担うことによって家族成員の一人ひとりの人生や生活になんらかの影響が及ぼされる上，介護者にかかる負担はより大きなものになり，次のようなさまざまな問題が生じている．

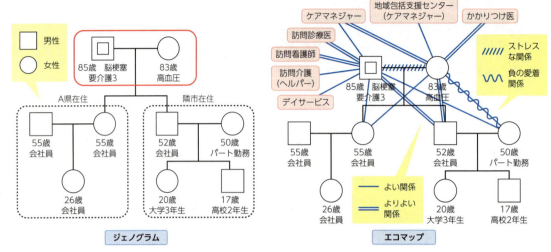

図4.3-7 ジェノグラムとエコマップ

a 老老介護，認認介護，病病介護

介護する側，される側ともに高齢である場合（**老老介護**）や，両者がともに認知症を患っている場合（**認認介護**）がある．また，家族内の複数人が病気を患い，治療や療養を続けながら介護している場合（**病病介護**）もある．このような家族ではどちらか一方の健康状態が悪化すると，たちまち両者の生活が成り立たなくなるという事態も生じ得る．

b 多重介護，シングル介護，介護離職

1人で複数の要介護者を介護している場合（**多重介護**）や非婚者が親を介護している場合（**シングル介護**）がある．介護者となる家族成員は，自身の生活や仕事を二の次にして介護を担わなければならず，心身の健康が脅かされる危険が高くなる．

そして，仕事と介護の両立が困難になることで，離職せざるを得なくなる場合もある（**介護離職**）．

c ダブルケア，ヤングケアラー

晩婚化や出産年齢の上昇に伴い，同時期に介護と育児の両方に直面する場合（**ダブルケア**）がある．特に育児は介護者のペースで行うことが困難で，休息をとることもままならないことが多く，心身ともに疲弊しやすい．

また，親の就労や病気などによって，未成年の子どもが介護を担わなければならない**ヤングケアラー**の問題も生じている．この場合，子どもが年齢に不釣り合いな役割と責任を担わされることで，その子どもの心身の発達や就学・就職等に影響を及ぼすことがある．

> **plus α**
> **介護離職**
> 離職は家族生活の経済基盤を大きく揺るがし，経済上の問題で必要な支援が得られずに一層ストレスが高まるなど危機的状況を招きやすい．再就職が困難な場合も多く，不安定で脆弱な経済基盤での生活により，次の世代の生活も困窮するといった状況を招く場合もある．

|2| 介護や育児の世代間伝承機会の減少と個人を重視した文化の醸成

三世代世帯の減少や少子化等により，身近で介護や育児，人の老いや死をみつめる体験が減っている．そのため，どのように介護をしていけばよいのかなどをイメージすることが難しい．また，家族成員個々の価値観や生活を大切にする中で，家族には介護を引き受けるかどうかの選択肢もあり，療養者を含む家族成員間での意見の相違が生じることもあるため，療養者の状態に合わせて柔軟に対応することは容易ではない．

|3| 地域社会とのつながりの希薄化とプライバシーへの意識の高まり

地域社会との関係性の希薄化とそれによる孤立・孤独やサポート不足，およびプライバシーの尊重により，ソーシャルサポートの活用が困難な家族もいる．これには，介護や育児を家族内で抱え込み，対処しきれなくなったときに虐待や介護殺人などが生じてしまうという危険がある．

4 在宅療養者の家族への支援

療養者が在宅療養を継続できるかどうかの鍵は，家族にあるといえる．在宅療養者の家族が抱えるさまざまな課題をとらえながら，療養者だけではなく，家族全体の生活が安定するように支援していくことが必要である．介護者の負担を軽減でき，有効なソーシャルサポートを活用できるように，家族を取り巻く地域社会の関係機関等と連携しながら，協働していくことが重要となる．

> **plus α**
> **日本における「ウチ」と「ソト」**
> 日本では歴史的背景から派生して，家族の「ウチ」と「ソト」を明確に区別する特有の概念が根強く残っているため，地域社会との交流が生まれにくい特徴がある．

---

4 在宅療養者の家族への看護

令和4年国民生活基礎調査結果によると，介護が必要となった主な原因は，認知症（16.6％）が最も多く，次いで脳血管疾患（16.1％），骨折・転倒（13.9％）となっており，療養者のADL（日常生活動作），IADL（手段的日常生活動作），認知機能の低下が大きな要因となっていることがわかる（➡p.199 表7.5-6参照）．要介護者等のいる世帯の状況では，単独世帯や核家族世帯が増えており，療養者を介護する家族成員は少なくなっている．主な介護者の状況をみると，要介護者等と同居している場合は配偶者（50.0％），別居している場合は子（86.6％）が多く担っていることがわかる（図4.4-1）．日常生活における介護のうち，主な介護者のみが行うことが多いのは洗濯，買い物，服薬の手助けであるが，在宅療養の継続に最も強く影響を及ぼす排泄介助についても，主な介助者のみが半数近く（44.9％）を担っている状況であり，事業者のみが行うことが多いのは入浴介助，洗髪，身体の清拭などである（図4.4-2）．また，同居の介護者においては，療養者の介護度が高まるほど介護に多くの時間を費やす傾向があり，半数以上の者が家族の病気や介護に悩みやストレスを感じていることが示されている[9]．

> **plus α**
> **在宅療養における排泄介助**
> 排泄は1日に何度も生じる生理的現象であり，特に療養者にとっては羞恥心を伴い，自尊心に関わる行為でもある．よって，介護者・療養者ともに，排泄介助は大きな負担となりやすい．

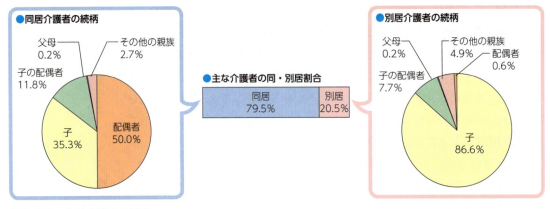

図4.4-1 主な介護者の状況

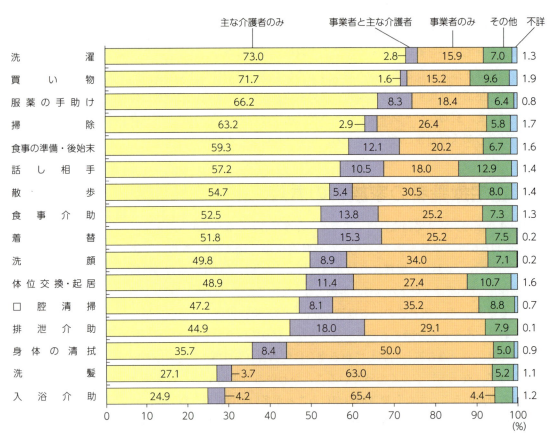

「その他」には、「事業者とその他の者」「事業者と主な介護者とその他の者」「その他の介護者のみ」「主な介護者とその他の者」が含まれる.
厚生労働省. 2022年国民生活基礎調査. 介護票（第85表）より作成.

図4.4-2 介護内容別にみた介護者の組み合わせの状況

療養者が在宅療養を継続していけるかどうかは，療養者のADLやIADL，認知機能の状態と必要な医療ケア内容等に影響され，療養者の家族がそれらに対応していけるかどうかが継続の鍵となる．さらに，家族だけでは対応できないことに対して，利用可能な社会資源が居住地域にどの程度あるかなどにも影響されるため，療養者の状況，家族全体の状況，家族を取り巻く地域社会の状況を含めてアセスメントし，支援の方向性を検討することが必要となる．

1 家族の介護力のアセスメントと調整

在宅療養におけるケアは，療養者本人だけではなくその家族も対象となる．家族にはこれまで築いてきた歴史があり，その中でさまざまな情緒的な関係が形成されている．よって，療養者に対する家族の関わりに課題があるようにみえたとしても，安易に評価するべきではない．療養者を含めた家族全体をとらえてアセスメントし，家族全体を対象とした介入を検討することが求められる．

家族アセスメントを行う中では，家族の介護力に着目して情報収集を行うことが重要となる．療養者に必要な介護や医療ケアの内容などに対して，家族がどのような内容をどの程度，どのように担うことができるのか，また，介護者のみならず，家族成員個々の知識や健康状態，生活状況，経済状態，家族関係や問題解決能力などの情報を収集していく．さらに，介護に対する考えや意欲，希望する支援内容やソーシャルサポートの有無，すでに介護を担っている場合にはその状況なども確認しながらアセスメントし，支援の方向性を検討する．

可能な限り家族全体の生活への影響を最小限に抑え，介護にかかる負担を軽減できるように調整していくことが重要となる．

2 家族関係の調整

家族成員が病気や障害をもつことで，家族関係にも変化が生じる．それは，在宅療養に対する考えや意欲，取り組み方などにも大きく関わってくる．

家族関係には，家族内のサブシステムである夫婦関係や親子関係など，世代や地位，役割などによる関係や，共に生活する中で形成される勢力関係や情緒的関係が複雑に影響し合っている．そのため，療養者と介護者との関係だけではなく，家族成員個々と家族全体との関係，地域社会との関係をとらえ，家族内でどのような事象が生じているのかを明らかにする必要がある．

そして，家族関係とともに，**家族のもつ強み（family strengths）**をとらえていくことも重要である．家族が本来もつ家族の機能（➡p.119 図4.3-1参照）を維持し，家族のつながりを維持・強化しながら，家族成員の病気や障害などといった健康状態の変化から生じる課題に対して，家族の強みを活かして家族が主体的に対処していけるように支援することが求められる．そのためにも，家族が抱える課題が家族内で共有され，互いの思いや考えをオープンに話し合えているのかなど，家族内のコミュニケーションの状態にも着目してアセ

plus α

家族のもつ強み

家族のもつ強み（family strengths）は「家族が遭遇する出来事を乗り越えていくための力の一つであり，家族特有の価値や内的なエネルギー，長年培われた能力や家族の相互作用パターンの組み合わせではないか」ととらえられている[10]．

スメントすることが必要である．必要に応じて，家族内のコミュニケーションを媒介しながら，家族成員間の相互理解を深め，家族関係を調整していく．

また，家族を支援するに当たり，家族とのパートナーシップを構築することが重要となる．そのために看護者に求められるものは，①家族の権利・尊厳を守ること，②パターナリズム*を脱却すること，③信頼される存在となること，④家族の力を信頼すること，⑤家族に適合したパワーや責任の分配が可能となるように交渉・合意し続けること，⑥看護者としてのあり方を洞察し続けることであるとされている[11]．パートナーシップを構築することによって，家族と看護者の間に信頼関係が生まれ，家族が抱える課題解決に向けて目標を共有して協働できるようになり，より効果的な家族支援の提供につながる．

用語解説 *
パターナリズム
強い立場にある者が，弱い立場にある者の意志に関わらず，弱い立場の者の利益になることだとして介入・干渉などをすること．

3 家族へのケア方法の指導

在宅療養では，看護者は療養者に必要な介護や医療ケアの内容などを明らかにし，家族の介護力のアセスメントを通じて把握した家族の状況に応じて，内容や伝え方などを検討し，家族が介護や医療ケアなどの方法を習得できるように支援していく．

介護者の多くは60歳以上であり，介護者自身もなんらかの健康課題を抱えていることが予想される．よって，介護者の健康状態に配慮した内容や方法を検討する必要がある．また，介護に対する意欲や準備状況，知識の程度等に応じて，口頭での説明や看護者の実施状況を観察してもらうだけではなく，伝える範囲や習得してもらう段階を設定し，看護者と共に実施しながら進めていくことも必要となる（図4.4-3）．介護者が内容を繰り返し確認できるように，パンフレットや動画など，視覚的に確認できるツールの準備も望まれる．こうした指導は，主となる介護者だけではなく，ケアに関わる可能性のある家族成員全員に対して行い，それぞれが単独で実施できるかを確認する．家族の実施状況を否定せず，ポジティブフィードバックをしながら，習得が必要な介護や医療ケアを継続して実施するための意欲を維持できるように支援する．

plus α
身体的負担を伴いやすい介護内容
療養者に必要となる介護内容のうち，車椅子への移乗などの移動に関わることや，排泄，更衣・保清（洗髪や入浴，清拭など）は，介護者の身体的な負担を伴いやすい．

口頭で説明する

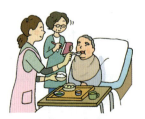
観察してもらう

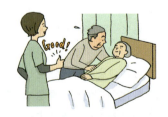
段階を設定して共に実施する

図4.4-3 家族の状況に応じたケア方法の指導

4 家族介護者の健康

療養者が在宅療養を継続していけるかどうかは，療養者の家族の状況に影響される．現代では介護者となる家族成員が少ない上，高齢である場合も多く，介護度が高い療養者を介護する場合は，長時間介護に当たることになる．そうなると介護者自身の健康や生活が二の次になってしまうことで健康管理が不十分になり，心身の不調を来しやすくなる．介護サービスを利用したとしても，多くの時間は家族のみで対応しなければならないため，家族には介護による負担がかかることは否めない．

1 介護負担

ザリット（Zarit, S.H.）らは，**介護負担**を「親族を介護した結果，介護者が情緒的，身体的健康，社会生活および経済状態に関して被った被害の程度」と定義している[12]．介護負担の関連要因には，要介護者側の要因，介護者側の要因，介護の状況などが挙げられ，それぞれの要因が関連し合い，介護負担に影響していると考えられている．

1 要介護者側の要因

要介護者側の要因としては，年齢や性別，病気や障害の種類や程度，ADL，IADL，認知機能の状態，問題行動や精神症状の有無などがある．

2 介護者側の要因

介護者側の要因としては，年齢や性別，要介護者からみた続柄，心身の健康状態，就労や子育ての有無，介護に対する考え（価値観）などを含むパーソナリティー特性*などが挙げられる．介護者の約5人に1人が自身の健康状態について「あまり良くない」，「良くない」と感じており[13]，介護者の多くは高齢者で，高血圧や心疾患などの持病や，肩こりや腰痛，関節痛などの自覚症状を抱えていることもある．身体症状は精神面にも影響するため，介護者の心身の健康状態は介護負担の最も大きな要因となる．そして，介護への意欲，ストレスに対する対処能力，将来への不安などといった個人のさまざまな要因や，介護に関する知識や技術，介護にかかる時間や期間，介護者となり得る家族成員数などのさまざまな状況も介護負担に影響を及ぼす．

3 家族・家庭の要因

要介護者と介護者との関係性や，家族形態，経済状況，家族成員の役割認識のほか，家屋構造や医療・介護機器や福祉用具の活用状況，介護サービス等の利用に対する知識や認識，社会との交流，ソーシャルサポートの有無なども，介護負担に影響を与える．

4 社会的な要因

「介護は家族が担うもの」といった地域社会の価値観や世間体，利用可能なフォーマル・インフォーマルなサービスの存在なども，介護負担に影響を及ぼす．

用語解説*＊

パーソナリティー特性

個人の思考や感じ方，反応，対人関係などのパターンを指す．ゴールドバーグ（Goldberg, L.R.）らが提唱した「ビッグファイブ理論」では，主な特性として「神経症的傾向」「外向性」「開放性」「調和性」「誠実性」が挙げられている．

2 家族介護者への支援

　介護は，介護負担に代表されるように，ネガティブな側面が強調され，**療養者の介護度が高いほどそのイメージは強くなる**．しかし，介護は必ずしも家族の負担となるばかりではなく，介護を通して得られるポジティブな側面もある．例えば，療養者の介護を担っていくために家族内で話し合う機会が増え，互いへの理解を深めたり，気遣ったりと，家族の凝集性が高まることもある．また，介護者の充実感・満足感，自己成長感や自尊感情などの高まり，療養者への愛着の深まりなどにより，介護への継続意欲が維持・促進されることもある．

　看護者は，家族介護者の心身の健康状態に留意しながら，介護状況をモニタリングし，介護負担につながる状況を早期にとらえて，その要因を軽減，除去することで介護負担を予防，軽減できるように支援する．同時に，介護における気持ちの表出を促し，ポジティブな側面を引き出しながらその関わりを肯定するなど，家族介護者が介護に意味を見いだせるように支援することで，在宅療養および在宅介護の継続を可能にしていく．

5 レスパイトケア

　レスパイトケアとは，家族介護者が一時的に介護から離れて，休息する時間を得られるようにするサービスである．介護サービスには，訪問系サービス，通所系サービス，短期入所サービスなどがあり，これらには，家族介護者が担うことが難しい介護内容を補うとともに，介護から解放される時間をつくり，心身の疲労を軽減していくことで在宅介護の継続を目指すレスパイトケアとしての役割を果たすものがある．

　家族によっては，すべての介護サービスの利用に抵抗を示したり，利用に対して家族成員間で意見が異なる場合もある．そのような場合には，介護サービス利用に対する考えや思いを丁寧に確認しながら，家族内のコミュニケーションが深まるようにし，中立的な立場で情報提供をしながら，家族が現実的な認識と意思決定ができるように支援する．同意が得られた場合には，適切なサービスを速やかに利用できるように働きかけていくことが求められる．

　レスパイトケアとして，特に通所系サービスのデイサービスや短期入所サービスが利用されることが多い．利用に当たっては，療養者自身にもその必要性を理解してもらう必要がある．療養者がサービスの利用を拒む場合には，療養者との愛着関係が非常に深い介護者であると自責感をもってしまい，利用を躊躇することがある．療養者と介護者との関係によっては，利用を勧めること自体が困難な場合もある．よって，療養者と介護者との関係に留意しながら，互いがより良い状態で在宅療養・在宅介護を継続するための方策であるという本来の目的を療養者と介護者双方が理解できるように支援する必要がある．

5 事例：療養者と家族全体を対象とした介入と調整

事例

プロフィール

Bさん，78歳，男性，元会社員（事務職）．

妻が3年前にがんで亡くなり，一人暮らしをしている．長男（50歳，会社員），次男（48歳，会社員）は2人とも結婚して独立し，それぞれBさん宅から電車で50～60分程度の場所に暮らしている（図4.5-1）．

Bさんは5年前に脳梗塞の後遺症で左半身麻痺となってから，ほとんど外出せずに家で過ごすことが多くなった．妻との死別後は，週2回デイサービスに通うようになり，現在はそれを楽しみにしている．

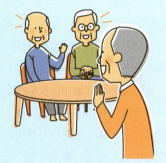

現病歴・既往歴

約10年前に慢性閉塞性肺疾患＊（COPD）と診断されて以後，禁煙を続け，定期的な通院で経過をみていた．5年前に脳梗塞を発症し，左半身麻痺が残ったが，リハビリテーションによって伝い歩き，杖歩行が可能な状態となり，服薬を継続し，介護保険サービスを利用しながら自宅療養している．

この1～2年，Bさんは感冒症状（咳，咽頭痛，発熱など）から容易に肺炎を併発し，入退院を繰り返すようになった．医師からは，繰り返す肺炎により肺機能は低下しており，近い将来在宅酸素療法が必要になるだろうという説明があった．

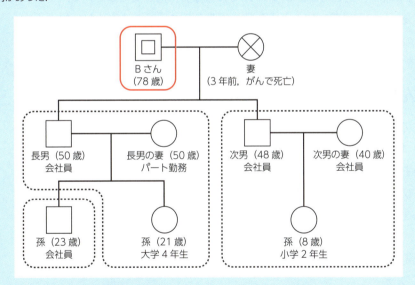

図4.5-1 Bさんの家族構成

用語解説＊

慢性閉塞性肺疾患

たばこの煙などの有害物質を長期にわたり吸入することで生じ，気道の閉塞を示す肺の炎症性疾患．

➡ フレイルについては，p.35 用語解説参照．

1 Bさんの基本情報

1 身体状況

Bさんは，身長168cm，体重56kg前後で，左半身麻痺がある．自宅内は伝い歩き，杖歩行ができているが，長距離の移動には車椅子を使用している．加齢とともにフレイルが進行し，転倒することが増えてきた．記銘力（新しい情

報を覚える能力）の低下もみられ始め，なんでも「大丈夫」と返答するが，どの程度理解しているのかがとらえにくい．現在，要介護2の認定を受けている．

2 生活状況

年金生活をしており，介護保険，後期高齢者医療制度ともに自己負担割合は1割である．エレベーターのある公営アパートの3階の自宅（2DK）で暮らしており，自宅内はBさんが安全に移動できるように要所要所に手すりが設置されている．室内の掃除は訪問介護員（ホームヘルパー）が担っているが，毎回訪問時には新聞や広告などが床に散らばっている状況である．

妻の存命中は妻がBさんの介護を担っていたが，妻が入院した時にはショートステイを利用していた．妻との死別後，Bさんが在宅療養を希望したため，介護サービスを増やし，長男と次男が交代で週末に数時間訪問して様子をうかがうことに加え，長男の妻（50歳，パート勤務）が介護支援専門員（ケアマネジャー）等の対応窓口となり，適宜支援を得て在宅療養を継続している．

➡ ショートステイについては，p.270 資料2参照.

3 サービスの提供状況

Bさんが脳梗塞を発症した後，回復期リハビリテーション病院の退院後から，訪問看護で週1回，病状観察とリハビリテーションのほか，服薬や食事などの様子を確認し，適宜助言をしながらBさんの療養生活を支援している．妻との死別後は，訪問看護に加え，週3回の訪問介護で掃除，洗濯，買い物を，週2回のデイサービスで食事と入浴，リハビリテーション，レクリエーションなどを行っている．また，配食サービスも利用している．

2 Bさんの病状変化に伴う課題と家族ケア

1 Bさんの状態と課題

Bさんは，咽頭痛や軽い咳などの自覚症状が出始めても「大丈夫」と言って2～3日様子をみていることがある．また，ホームヘルパーが訪問した際に，転倒しているBさんを発見することが何度かあった．その都度長男の妻に連絡が入り，急遽Bさん宅へ訪問することが増えていた．幸いこれまで大きなけがには至っていないが，近い将来在宅酸素療法が必要になると予測されていることからも，常時他者の見守りがある生活が望ましいと考えられた．

2 家族の状況

Bさんの妻の死後，Bさんの加齢や病状の変化に伴って，現状の支援体制では一人暮らしの継続が難しくなってきている．Bさんにこの現状を伝え，今後の療養先をどうしたいかと問うと「家で大丈夫．施設じゃなくても大丈夫」と答え，施設入所を拒んでいる様子であった．長男または次男家族との同居は各々の生活や家屋の状況から難しく，Bさん自身も以前から「子どもたちには迷惑はかけたくない」と話していた．

長男の妻は「最近，予定外での訪問が増え，負担になってきている」と話しているが，長男，次男は共に，週末の訪問では特に変わった様子がみられない

ことから，「可能な限り家にいさせてあげたほうがよいのではないか」と考えている．このように家族内でBさんの療養生活に対する考えの相違がみられ，長男の妻はさらに負担感が高まるといった悪循環を来している．また，次男の妻（40歳）は平日はフルタイムで仕事をしており，次男夫婦の子ども（8歳）はまだ小さいため，これまで家族全体で次男の妻を積極的に巻き込まないようにしてきた．

3 家族ケア

これまで看護師は長男の妻を窓口にして長男と次男の考えも確認していたが，長男と次男がBさんの記銘力低下や転倒のリスク等についてどのように認識しているのかは把握できていなかった．そこで，長男，長男の妻，次男，次男の妻も交えて，ケアマネジャー，訪問看護師等介護保険サービスの担当者と話し合う機会（サービス担当者会議）をもてるように調整した．

➡ サービス担当者会議については，6章1節3項 p.163参照．

この話し合いを通して，Bさんの現状と安全な環境を整えていくことの必要性について共通認識をもつことができた．また，以前ショートステイをした際のエピソードから，Bさんは施設での生活にあまり良い思いをもっていないことも共有でき，早急に施設入所を進めてもBさんのストレスを高めるだけで，有効ではないという結論に至った．

そこで，いずれは施設に入所することも念頭に置きながら支援体制を見直し，デイサービスの回数を増やすこと，体調不良等で長男に連絡が来たら訪問看護師に連絡し，緊急時訪問サービスをうまく活用すること，定期通院を長男の妻と次男の妻が交代で支援すること，定期的にショートステイを利用することとなった．

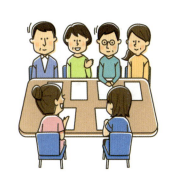

その後，長男，次男も訪問時にはBさんの細かな変化を気に掛けるようになり，家族内のコミュニケーションも活性化され，一層家族の凝集性を高めてBさんの療養生活を支えることができるようになった．

引用・参考文献

1) 厚生労働省．中央社会保険医療協議会総会資料：在宅医療（その4）．2017. https://www.mhlw.go.jp/file/05-Shingikai-12404000-Hokenkyoku-Iryouka/0000186845.pdf，（参照2024-07-02）．
2) Lynn, J. et al. Living well at the end of life : adapting health care to serious chronic illness in old age. https://www.rand.org/content/dam/rand/pubs/white_papers/2005/WP137.pdf，（参照2024-09-03）．
3) 日本医師会生命倫理懇談会．第XVI次 生命倫理懇談会答申．終末期医療に関するガイドラインの見直しとアドバンス・ケア・プランニング（ACP）の普及・啓発．2020. https://www.med.or.jp/dl-med/teireikaiken/20200527_3.pdf，（参照2024-07-02）．
4) 厚生労働省．報道発表資料 ACP（アドバンス・ケア・プランニング）の愛称を「人生会議」に決定しました．2018. https://www.mhlw.go.jp/stf/newpage_02615.html，（参照2024-07-02）．
5) 日本看護協会．看護にかかわる主要な用語の解説：概念的定義・歴史的変遷・社会的文脈．2007，p.33.
6) Friedman, M.M. et al. Family Nursing. Fifth edition, Prentice Hall, 2002, p.10, 92-95.
7) Wright, M.L. et al. Nurse and Families. Edition 6, F.A.Davis Co., 2012.
8) 国際看護師協会編．日本看護協会「看護実践国際分類第1版日本語作成ワーキンググループ」監訳．ICNP（看護実践国際分類）．第1版，日本看護協会出版会，2006，p.129.
9) 厚生労働省．2022年国民生活基礎調査．介護（第13表）．https://www.e-stat.go.jp/stat-search/files?page=1&layout=datalist&toukei=00450061&tstat=000001206248&cycle=7&tclass1=000001206252&stat_infid=000040071774&tclass2val=0&metadata=1&data=1，（参照2024-09-03）．
10) 森下幸子．家族の強み（Family Strengths）を支援する看護．家族看護．2007，5（1），p.37-44.
11) 野嶋佐由美．家族とのパートナーシップ構築の方略．家族看護．2006，4（1），p.6-13.

12) Zarit, S.H. et al. Relatives of theimpaired elderly : Correlates of feelings of burden. Gerontologist, 1980, 20, p.649-655.

13) 厚生労働省. 2022年国民生活基礎調査. 介護（第62表）. https://www.e-stat.go.jp/stat-search/files?page=1&layout=datalist&toukei=00450061&bunya_l=02&tstat=000001206248&cycle=7&tclass1=000001206252&stat_infid=000040071963&tclass2val=0, （参照2024-07-02）.

14) 厚生労働省. 平成28年介護サービス施設・事業所調査の概況. 2017. https://www.mhlw.go.jp/toukei/saikin/hw/kaigo/service16/index.html, （参照2024-07-02）.

15) 厚生統計協会編. 国民衛生の動向・厚生の指標. 2019/2020, 66（9）増刊.

16) 和田攻ほか編. 看護大辞典. 第2版, 医学書院, 2010.

17) 高崎絹子ほか編. 看護職が行う在宅ケアマネジメント. 日本看護協会出版会, 1996.

18) 中釜洋子ほか編. 家族心理学 家族システムの発達と臨床的援助. 第2版, 有斐閣, 2019, p.26.

19) 石原邦雄編. 改訂版 家族のストレスとサポート. 放送大学教育振興会, 2008.

20) 家族ケア研究会編. 家族生活力量モデル. 医学書院, 2002.

21) 法橋尚宏. 新しい家族看護学 理論・実践・研究. メヂカルフレンド社, 2010.

22) 厚生労働省. 2022年国民生活基礎調査の概況. 2023. https://www.mhlw.go.jp/toukei/saikin/hw/k-tyosa/k-tyosa22/index.html, （参照2024-07-02）.

23) Friedman, M.M. 家族看護学. 野嶋佐由美監訳. へるす出版, 1993.

24) 鷲尾昌一ほか. 家族介護者の介護負担に関連する要因：要介護高齢者の介護者の介護負担を中心に. 臨牀と研究. 2012, 89（12）, p.1687-1691.

重要用語

介護保険法	アドバンス・ケア・プランニング	家族看護
健康保険法	（ACP）	ジェノグラム
高齢者の医療の確保に関する法律	家族機能	エコマップ
介護予防	家族システム理論	介護負担
日常生活自立度	家族発達理論	レスパイトケア
在宅看護	家族ストレス対処理論	

◆ 学習参考文献

❶ 厚生労働統計協会. 図説 国民衛生の動向.
日本の保健医療や介護保険制度について，図表を中心に解説を加えながら詳しくまとめられている.

❷ 鈴木和子ほか. 家族看護学 理論と実践. 第5版, 日本看護協会出版会, 2019.
「家族」を理解し，家族への支援を実践するときに役立つ家族看護の理論と，実践への活用がわかりやすく記載されている.

❸ 中野綾美ほか. 家族看護学 家族のエンパワーメントを支えるケア. メディカ出版, 2020.
家族看護エンパワーメントモデルを基盤として，家族看護の知識と現象を結び付けて理解でき，モデルの考え方を学ぶことができる.

❹ 西川満則ほか. ACP入門 人生会議の始め方ガイド Kindle版. 日経BP, 2020.
アドバンス・ケア・プランニング（ACP，人生会議）の入門書であり，かつ実践マニュアルとして，ACPとは何か，どうすればACPを実践できるのかをわかりやすく解説している.

5 在宅療養を支える訪問看護

学習目標

- 訪問看護の目的,制度,実施機関,法的責任および訪問看護師の役割を説明できる.
- 訪問看護ステーションの設置,運営,従事者,対象者,サービスと利用までの流れを説明できる.

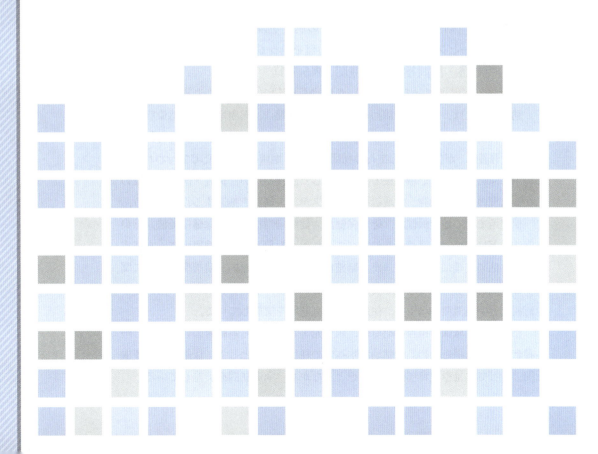

1 訪問看護の特徴

1 訪問看護とは

訪問看護とは，療養者が望む場合，可能な限り居宅で，その人の有する能力に応じて自立した生活を営むことができるよう，看護職等が療養者の家庭に直接出向き，その療養生活を支援する看護活動である．看護や介護を要する在宅療養者の増加をはじめ，入院治療の効率化や在院日数の短縮化により訪問看護の必要性は年々高まっている．また，在宅療養者が複数の疾患を抱えていたり，医療依存度が高かったりする場合もあり，質の高い訪問看護が求められている．

➡ 在院日数の短縮化については，p.108 plus α参照．

2 訪問看護の制度と現状

1 訪問看護の制度

1983（昭和58）年，老人保健法の施行により，市町村および保健所による40歳以上の住民に対する「訪問指導」が事業化された（2008〈平成20〉年，健康増進法に移管）．これに伴い同年，「退院患者継続看護・指導料」が診療報酬*に新設され，次いで1992（平成4）年の一部改正により，65歳以上の高齢者を対象とする「指定老人訪問看護制度」が創設された．その後，1994（平成6）年の健康保険法などの一部改正により**「指定訪問看護制度」**が創設され，老人医療受給者以外にも訪問看護の対象が広がった．

2000（平成12）年には介護保険制度の施行により，「指定老人訪問看護ステーション」「訪問看護ステーション」の制度が整備され，これらの施設は**「指定居宅サービス事業者」**として訪問看護を担っている．

> **用語解説***
> **診療報酬**
> 医療保険から医療機関に支払われる治療費のこと．医療保険で受けられる医療の範囲と内容が定められ，すべての医療行為について1点10円の点数が決められている．2年ごとに改定される．

2 訪問看護・訪問指導実施機関（表5.1-1）

|1| 行政（保健所および市町村）が行う保健師・看護師による訪問指導

訪問指導とは，地域保健活動として，母子保健法，健康増進法，感染症法，精神保健福祉法，地域保健法等の法的根拠に基づき，保健所および市町村の保健師（看護師）が住民に対して行う訪問活動で，地域の実情に応じて行われる．費用は無料で，主に地域住民の状況に即した支援を行い，保健・医療・福祉の社会資源の確保や開発，地域包括ケアシステムの構築を推進する役割を担う．

保健所では，地域保健法，母子保健法，健康増進法，精神保健福祉法，感染症法などに基づき，管轄地域のすべての住民を対象として，健康増進から在宅療養生活の支援に至るまで，また結核などの感染症，難病，精神疾患などに関する広域的・専門的な技術を要することを中心に，地域のシステムの構築や市町村など関連機関への支援，住民への**家庭訪問**を実施している．

市町村の地域保健担当部門では，新生児・乳幼児から高齢者の介護予防，療養者の家族支援も含め，管轄地域すべての住民を対象として，保健所や医療機関，そして福祉や教育部門と連携をとりながら，家庭訪問を実施している．

表5.1-1　日本における訪問看護・訪問指導の主な実施主体とその対象

	保健所・市町村	訪問看護ステーション			地域包括支援センター
根拠となる法律等	地域保健法 母子保健法 健康増進法 精神保健福祉法 感染症法など	高齢者の医療の確保に関する法律	健康保険法	介護保険法	介護保険法
		指定訪問看護事業者 ※健康保険法の指定訪問看護事業者が指定老人訪問看護を実施する	指定訪問看護事業者（医療法人，市町村，社会福祉法人，医師会，看護協会，会社，その他）	指定居宅サービス事業者（指定訪問看護事業者）市町村または市町村から委託を受けた地域包括支援センター	
			※介護保険法における指定居宅サービス事業者（訪問看護）は，健康保険法の指定訪問看護事業者とみなされ指定訪問看護を実施する		
対象者	妊産婦，新生児，低出生体重児，精神障害者およびその家族，健康診査等保健事業の経過観察児・者その他疾病の予防や健康の保持増進を目的として保健指導が必要と認められた者 障害者　　感染症者 結核患者　難病患者	①75歳以上の者 ②65歳以上75歳未満の寝たきり状態にある者で，かつ右記（健康保険法）の条件を満たしている者	すべての疾病，負傷により，家庭において継続して療養を受ける状態にある者（主治医がその治療の必要の程度について厚生労働省令で定める基準に適合していると認めた者）	病状が安定期にある要介護者等で，利用者の選択に基づき訪問看護が計画された者（主治医がその治療の必要の程度について厚生労働省令で定める基準に適合していると認めた者）	要支援と認定された者，支援や介護が必要となる可能性が高い者

	保険医療機関（病院・診療所）等		
根拠となる法律等	高齢者の医療の確保に関する法律	健康保険法など	介護保険法
		精神科を標榜する保険医療機関	指定保険医療機関 介護保険法の指定を受けたものは指定居宅サービス事業者とみなされる
対象者	A〈在宅患者訪問看護・指導〉 　居宅において疾病または負傷により継続して療養を受ける状態にある患者，通院が困難な者 B〈退院時リハビリテーション指導〉 　退院して家庭に復帰する患者 C〈退院前指導・退院後訪問指導〉 　退院して家庭に復帰する長期入院患者	A 精神科に入院中の精神障害者 　・退院して家庭に復帰または精神障害者施設に入所するものとその家族（精神科退院前訪問指導料） B 地域で療養する精神障害者 　・入院中の患者以外の精神障害者である患者またはその家族等（精神科訪問看護・指導料（Ⅰ）（Ⅲ））	病状が安定期にある要介護者等で，利用者の選択に基づき訪問看護が計画された者（主治医がその治療の必要の程度について厚生労働省令等で定める基準に適合していると認めた者）

※訪問看護の主たる費用については➡p.148 **表5.2-1**，**表5.2-2**を参照.

2 | 地域包括支援センターが行う家庭訪問

　地域包括支援センターは，地域住民の保健・医療・福祉を包括的に支援する拠点である．その中で，看護職は主に介護予防ケアマネジメントと介護予防支援を担い，アセスメントやサービス管理のための家庭訪問を実施することで，高齢者が住み慣れた地域で安心して暮らせるように支援を行っている．

➡ 介護予防ケアマネジメント，介護予防支援については，p.192 **図7.5-2**参照.

3 | 保険医療機関（病院・診療所）が行う訪問看護

　外来診療の一環として行われ，費用は訪問看護療養費（健康保険法第88条，高齢者の医療の確保に関する法律第78条）に基づき医療保険から支払われる．医療機関の看護職による訪問であるためかかりつけ医や病棟・外来と在宅との連絡が取りやすく，緊急時に後方ベッド*を確保しやすいのが特徴である．主に，その医療機関を受診している患者で医療依存度の高い人や，退院から在宅に落ち着くまでの移行期の人を対象としている．

用語解説 *

後方ベッド

在宅療養者が，緊急時やケアの継続が難しい場合に速やかに入院できる病院の病床を指す．地域包括ケアシステムや地域医療連携の一環として，医療機関に在宅療養者用のベッドを一定数確保するしくみである．

4 訪問看護ステーションが行う訪問看護

在宅ケアを推進することを目的とした在宅看護の基盤整備のために創設された**指定訪問看護事業所**を，**訪問看護ステーション**という．訪問看護ステーションは，医療保険による「指定訪問看護事業者」，介護保険法による「指定居宅（介護予防）サービス事業者」として都道府県から認可を受け，訪問看護を実施する．療養者のかかりつけ医による「**訪問看護指示書／在宅患者訪問点滴注射指示書**」に基づいてケアを行う．

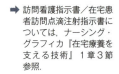

➡ 訪問看護指示書／在宅患者訪問点滴注射指示書については，ナーシング・グラフィカ『在宅療養を支える技術』1章3節参照．

訪問看護ステーションは2022（令和4）年10月現在で14,829カ所となっているが，最近では廃業や統廃合がみられ，地域格差が生じている．訪問看護ステーションの開設主体は多岐にわたる（図5.1-1）．利用者は，2022（令和4）年ではおよそ71.8万人が介護保険利用者であり，残り39.8万人が医療保険利用者である（➡p.109 図4.1-1参照）．

従事者は看護師・保健師・助産師が全体の約63％を占めており，そのほか准看護師，理学療法士，作業療法士，言語聴覚士などが従事している（図5.1-2）．

5 その他

民間企業（営利法人）である事業所と個人の契約による訪問看護では，利用料は全額自己負担となるが，療養者の状況に応じた特殊なケアを受けられる，そのサービスの量と質を決められる，といった特徴がある．また，健康保険組合が，受給者家族を対象にサービスとして訪問看護を実施している場合もある．

3 訪問看護利用者の主な傷病

訪問看護を利用している者の主な傷病は，循環器系の疾患，精神および行動の障害，神経系の疾患，新生物，筋骨格系および結合組織の疾患が多い（➡p.111 図4.1-3参照）．

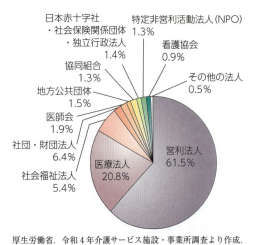

厚生労働省．令和4年介護サービス施設・事業所調査より作成．

図5.1-1 訪問看護ステーション開設（経営）主体別事業所数の構成割合

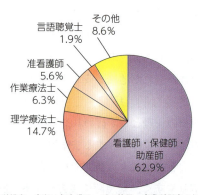

厚生労働省．令和4年介護サービス施設・事業所調査より作成．

図5.1-2 訪問看護ステーション職種別従事者数の構成割合

3 訪問看護の提供方法と種類

訪問看護にはさまざまな提供方法と種類がある．ここでは，訪問看護ステーションによる訪問看護について解説する．

1 訪問看護における看護職の役割

1 疾病や障害の管理

訪問看護では，療養者の病状・病態の変化や今後の経過から起こり得る問題を予測し，それを回避できるように予防的に関わることが大切である．これを念頭に置きながら，日常のケアの中で疾病や障害の現状を観察し，服薬管理や医療処置，リハビリテーションなどのケアや病状管理を実施し，現在の健康レベルの維持・向上を図るように働きかける．

また，看護職はその疾病や障害が療養者・家族の日常生活に及ぼす影響についても発見・予測・判断し，その状況に応じたケア方法の指導や情報を提供する役割を担う．

2 療養環境の整備

手すりやスロープなどで療養環境を整えることは，たとえ障害があっても自力での移動を可能にするなど，療養者の残存機能を生かし自立を促すケアの一環となる．また，療養者および家族の社会生活を維持するために，より健康で安全な暮らしの維持，将来起こり得る身体機能の低下や生活障害の予防という視点で環境整備をすることも看護職の役割である．具体的には，住宅内での転倒や転落，熱傷などの事故，段差などを要因とする閉じこもりや寝たきり，望まない転居を防ぐことが大切であり，これらには段差の解消や照明の工夫，補助具の活用，住宅改修などにより対処していく．

これらの環境整備は，結果的に療養者の自立を促し，介護者の介護負担軽減につながるのである．

3 必要な社会資源についての情報提供とその活用

療養者やその家族の状態，生活背景を踏まえ，利用可能な社会資源についての提案や情報提供を行い，必要な社会資源と結び付ける．ただし，看護職は社会資源活用の提案はできるが，最終的にその利用を決定するのは療養者とその家族である．

4 他職種との連携，調整

看護職は，職種間の役割の確認・調整を行うなど，関連機関・職種と情報を共有し連絡を取り合うことで，療養者・家族が継続性・一貫性のあるケアを受けられるようにする．また，必要に応じて，医療を専門としない関連機関・職種に対し，療養者の健康面に関する観察・ケアの方法についての情報伝達や指導を行う．

---

plus α

看護師の医療行為

保健師助産師看護師法・医師法では，医療処置は医師の指示の下に実施せねばならないと定められており，在宅看護では医師の指示書に基づいて看護行為がなされている．しかし，在宅看護の現場では医師がその場に不在のことが多い．そのため，その場で対処できるよう，ある程度は看護職による判断が求められる．

plus α

看護師等による静脈注射の実施について

厚生労働省は2002（平成14）年9月に，看護師による静脈注射の実施は「業務の範囲を超えるもの」とする従来の行政解釈を，「診療の補助行為の範疇」と変更した．これを受けて日本看護協会は2003（平成15）年4月，「静脈注射の実施に関する指針」を示した．2004（平成16）年にはさらに，全国訪問看護事業協会，日本訪問看護振興財団により「訪問看護における静脈注射実施に関するガイドライン」が示された．

➡ 環境整備については，ナーシング・グラフィカ『在宅療養を支える技術』3章3節参照．

5 療養者や家族の能力を活用した療養方法や介護方法の指導

療養者と家族が各自の意思に基づき，もてる能力を最大限に発揮してセルフケアができるようにするため，看護職は療養者と家族に療養方法や介護の方法について指導を行う．

介護の方法は，家庭にある物品を活用するなど，その家庭で実施可能なものを検討する必要がある．看護職の過度な期待は，家族の精神的な苦痛や介護負担感を助長してしまう恐れがあるため，無理なくできる方法を共に工夫していくことが大切である．

6 家族の健康管理，介護負担の軽減

在宅療養の場合，介護者の存在が療養生活の継続や質を左右する鍵となる．介護者への過重な介護負担は，家族機能の維持を困難にするだけでなく，虐待などの危険を生じやすくしてしまう．しかし，療養者本人からは介護者から不当な扱いを受けていることを訴えにくい状況がある．

看護職は家族の健康管理を行うとともに，介護者の介護の内容や量などといった介護力をアセスメントし，その力量に応じた支援や療養体制の整備を図るなど，家族成員が個々の生活と介護生活を両立できるように働きかけることが大切である．また，家族自身にも生活の継続やQOLの観点で関わることが大切であるため，訪問時には家族の健康観察を心掛ける．

➡ 在宅療養者の家族への看護については，4章4節p.127参照．

7 リスクマネジメント（危機管理）

在宅療養でのリスクは療養者本人だけに生じるものではなく，家族やケア提供者にも同様に起こり得るものである．特に施設内と異なるのは，リスクを予測するための情報が少なく，医療職が常駐していないため，トラブルの発見が遅れたり，対処への協力者を得にくかったりする点である．

➡ 在宅療養で起こり得るリスクについては，ナーシング・グラフィカ『在宅療養を支える技術』6章参照．

訪問看護におけるリスクとしては，ケア中の事故（転倒・転落），誤嚥・誤飲，褥瘡の発生，カテーテル類のトラブルなどが考えられる．訪問時には病状や状態のささいな変化にも気付くことができるよう，十分な観察とアセスメント，対処を行い，療養者・家族にも十分な説明・報告をするなど，安全への配慮と確保を行う．また，訪問時以外で起こり得るリスク，災害時に起こり得るトラブルなどをあらかじめ予測し，その回避策・対処法について療養者・家族に説明し，危険発生を回避することも看護職としての責務である．

8 療養者や家族の代弁者となる

療養者・家族はかかりつけ医や他職種に質問をしたり，要望を伝えたりすることを遠慮してしまうこともある．看護職は両者が良好な関係を保てるよう，仲介を行う．また，地域の社会資源が充実するように，地域の現状を把握し，社会に提言を行う役割も担っている．

2 訪問看護における留意点（図5.1-3）

①身だしなみや言葉遣いなど，不快な印象を与えないように配慮し，療養者・家族との信頼関係をつくる．
②療養者や家族のプライバシーを尊重する．
③意思決定の主体は，療養者ならびに家族であることを念頭に置く．
④療養者の生活の場で看護を行うため，療養者本人のやり方，価値観を尊重する．
⑤訪問看護は契約関係によって成立するものである．したがって，契約されたケアを的確に提供する責任を負う．
⑥療養者だけでなく，介護者をはじめとした家族全体を対象としてとらえ，療養者・家族がQOLを維持・向上できる療養生活を共に考える姿勢をもつ．
⑦看護職として，自らも成長しようとする姿勢をもち続ける．

➡ 訪問看護における留意点については，ナーシング・グラフィカ『在宅療養を支える技術』1章1節，8章参照．

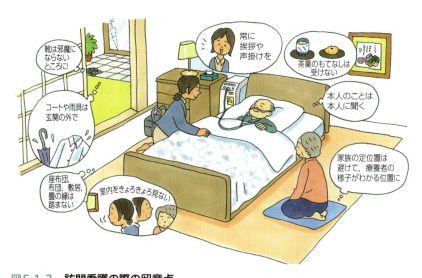

図5.1-3　訪問看護の際の留意点

訪問看護師に求められる危険の予測・予防と自立支援

　介護保険の利用者1人当たりの訪問看護ステーションの平均利用回数は介護予防サービスで4.8回／月，介護サービスで6.3回／月である．要支援1・2および要介護1・2に該当する療養者に限ると，4.0〜5.8回／月となっている[1]．つまり，週1〜2回程度の利用である．したがって，訪問看護師は限られた時間の中で，療養者の暮らしぶりと心身の状態をしっかりと把握・アセスメントし，次回の訪問までに起こり得る危険の予測と予防に努め，療養者・家族に指導しなければならない．また，近年，1人暮らしや高齢者のみの世帯も増加しており（➡2章2節 p.51参照），疾病や障害の状況によっては家族のみならず，介護支援専門員（ケアマネジャー）や通所施設のスタッフ，近隣住民，民生委員，ボランティアなどと調整・連携を図りながら，療養者が安全に安心して在宅で暮らせる環境を整えていく必要がある．

◉ 訪問看護を利用するAさんの例

　週1回の訪問看護を利用するAさん（85歳女性，要介護2）は，脳梗塞による左半身麻痺があり，歩行器や杖を使用しての移動は可能であるが，食事，入浴，外出は見守りや一部介助が必要である．長男（55歳，一人息子）と2人暮らし．長男は，土・日曜日以外は就労していて平日の日中は家にいない．Aさんは，最近，物忘れが目立つようになってきた．

　Aさんの1週間のスケジュール例を示す．

スケジュール（例）

	午　前	午　後
月	通所リハビリテーション（10〜16時）	
火	訪問介護（10〜11時）	1人でできるリハビリテーション
水		訪問看護（13〜14時）
木	1人でできるリハビリテーション	
金	訪問介護（10〜11時）	1人でできるリハビリテーション
土	家族と過ごす	近所の人との交流
日	家族と過ごす	

訪問看護指示書に基づき，Aさんに実施した看護内容

<u>13：00〜13：20　観察・情報収集</u>
・身体的観察（歩行状態，食事・水分摂取量，嚥下機能や栄養状態の観察など）
・生活，療養環境の状況把握（生活リズム，家族との関わりや近所の人との交流状況など）
・関連職種や家族が記載する「連携ノート」を確認し，前回の訪問時からの変化の有無や，生じた課題に対する状況を把握

<u>13：20〜13：30　服薬状況の確認</u>
・Aさんと一緒に1週間分の薬をセット（服薬管理，認知機能の観察）

<u>13：30〜13：50　基本動作の確認，1人でできるリハビリテーション（ホームプログラム）の確認</u>
・自宅横の道路を同行し散歩
・転倒予防のための環境チェックと指導

<u>13：50〜14：00　次回訪問日や1週間のスケジュールを確認</u>
・薬は現在正確に服用できていること，引き続き家族や関わる職種で確認し合ってほしいことなどを「連携ノート」へ記載

　Aさんの場合，脳梗塞の再発予防や服薬状況の確認を含めた健康管理，転倒予防のための環境整備，各種サービス利用における関連機関との連携が，訪問看護の主な役割になる．閉じこもりや認知症，ADLの低下を予防するために，1人でもできるリハビリテーションや趣味・楽しみを活用した生活リハビリテーションについて助言・指導し，療養者が主体的に日々の生活を送れるように支援することが大切である．

2 在宅ケアを支える訪問看護ステーション

訪問看護ステーションを開設するためには，都道府県知事，または指定都市・中核市の市長の指定を受けなければならない．指定申請をするには，法人格であることや定められた人員および設備に関する基準を満たしていることが条件となる．

1 訪問看護ステーションの開設基準

1 実施主体

訪問看護ステーションを運営できるのは，地方公共団体，医療法人*，社会福祉法人*，厚生労働大臣が定める者（公的医療機関の開設者，地域の医師会，看護協会など），NPO法人および民間企業である．

2 実施形態

訪問看護ステーションの実施形態は，単独で運営している「独立型」，診療所・病院などに併設されている「医療機関併設型」，福祉施設に併設されている「介護老人保健施設または介護老人福祉施設併設型」に分類できる．

3 管理者

訪問看護ステーションの管理者は保健師，看護師，助産師と定められている．ただし，介護保険のみの事業所の場合は，管理者は保健師もしくは看護師となる．

4 人員・設備および運営基準・開設基準

指定居宅サービス事業所としての人員・設備および運営基準として，開設時に常勤換算2.5名の看護職（常勤・非常勤にかかわらず専従者として）が従事し，うち1名は常勤でなければならない．

また，事業運営を行うために必要な広さを有する専用の事務室や，指定訪問看護の提供に必要な設備・備品等が備わっていなければならない．

2 従事者

訪問看護ステーションに従事することができる医療職は，保健師，看護師，准看護師，助産師，理学療法士，作業療法士，言語聴覚士である．

3 対象者

訪問看護ステーションが対象とするのは，主に医療的な管理や看護を必要とする，新生児から高齢者までのあらゆる年齢の傷病者である．障害がある者や虚弱な者，介護が必要な者から，医療依存度の高い療養者や在宅での看取りが行われる者まで，幅広い層が対象者となる．

用語解説 *
医療法人
医療法に基づき，病院・医師もしくは歯科医師が認可を受けて設立する組織．

用語解説 *
社会福祉法人
社会福祉法に基づき，社会福祉事業を行うことを目的とし，公共性がきわめて高く，営利を目的としない民間の組織．

1 医療保険による訪問看護

疾病・負傷や障害により，家庭において継続して療養を受ける状態にあり，かかりつけ医が訪問看護を必要と認めた者に対して，原則週3日までの訪問が認められている．厚生労働大臣が定める疾病等（➡p.197 **表7.5-5**参照）の場合は，週4日以上の訪問が認められる．

介護保険適用者であっても，厚生労働大臣が定める疾病等および急性増悪の場合は，医療保険の利用が認められる．なお，急性増悪の場合，「特別訪問看護指示書」により訪問は月1回（14日間＝2週間）と規定されているが，気管カニューラを使用している，または真皮を越える褥瘡（NPUAP分類のステージⅢまたはⅣ，DESIGN-R®2020におけるD3〜D5）のある者については，月2回（14日×2＝4週間）を限度とする．

2 後期高齢者医療による訪問看護

後期高齢者医療の被保険者で，前記**1**に定める状況にある者が対象となる．

3 介護保険による訪問看護

かかりつけ医が訪問看護を必要と認めた者，病状が安定期にある要介護者などで，療養者の選択に基づいて作成されたケアプランに，訪問看護が計画された者を対象とする．訪問回数などの制限は設けられていない．

4 サービス内容（訪問看護のサービス提供）

訪問看護ステーションでは，かかりつけ医の指示，療養者やその家族の状況に応じて，自宅あるいは居宅系サービスなどの自宅以外の居宅場所へ訪問し，次のようなサービスを提供する．24時間対応体制加算を申請したステーションでは，療養者や家族の要請に応じ，電話などで常時対応を行う．

①病状観察および日常生活指導　②清拭・洗髪などによる清潔の保持
③褥瘡の予防処置　④体位の変換
⑤カテーテルなどの管理　⑥リハビリテーション
⑦食事および排泄の介助　⑧家族などへの介護指導
⑨ターミナルケア　⑩認知症療養者の看護
⑪その他，かかりつけ医の指示によるもの

5 訪問看護サービス開始までの流れ

療養者が訪問看護ステーションならびにかかりつけ医に利用を申し込み，契約が成立した時点で訪問看護が開始となる（**図5.2-1**）．

6 利用料

訪問看護の利用料は，医療保険と介護保険それぞれの制度に基づいて定められている．利用する療養者の年齢・傷病名・介護の必要度・状態により，利用できる制度が異なっている．

---

plus α

介護保険優先の原則

健康保険法第55条第2項の定めにより，介護保険の給付は，医療保険の給付に優先することとしており，末期の悪性腫瘍，難病患者，急性増悪等による主治医の指示があった場合などに限定して，医療保険からサービスが行われる．

➡ DESIGN-R® 2020，NPUAP分類については，ナーシング・グラフィカ『基礎看護技術Ⅱ』12章4節参照．

plus α

公費負担医療

社会福祉や公衆衛生の観点から，病気の種類や患者の条件によって，国または地方公共団体が，公費によって医療を給付する制度．訪問看護で頻度が高いのは，「生活保護法」「障害者総合支援法」「難病法」である（詳細は7章を参照）．

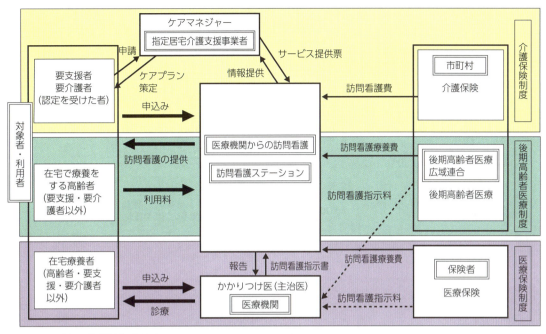

図5.2-1　訪問看護制度のしくみ

1 医療保険・後期高齢者医療の場合

医療保険の一般の被保険者は毎回費用の3割，義務教育就学前（6歳）までは2割，70歳以上75歳未満は2割あるいは3割（現役並み所得者），後期高齢者医療の被保険者（75歳以上）は1割あるいは3割（現役並み所得者）を利用料として負担する．

2 介護保険の場合

利用したサービスの費用のうち，1割が利用者の自己負担となる（所得に応じて変動）．認定された給付額を超えて利用した場合は，超過分が全額自己負担となる．

介護報酬（訪問看護料金）は，訪問看護ステーションと病院・診療所からの訪問，および訪問時間で料金が異なる（表5.2-1，表5.2-2）．

➡ 自己負担割合については，p.186 表7.4-1参照．

3 訪問看護における介護保険と医療保険の調整／精神科訪問看護

訪問看護にかかる費用は，介護保険または医療保険のいずれかを利用することとなる（図5.2-2）．介護保険の認定を受けている場合は，原則として介護保険の利用が優先され，医療保険を併用することはできない．

しかし，2014（平成26）年の診療報酬改定で，精神科訪問看護指示書で実施する訪問看護は，要支援・要介護者であっても，医療保険で受けられるようになった．その際，介護保険のほかのサービスも併用して受けられる．

表5.2-1　訪問看護の主たる費用（健康保険法[*1]）

Ⅰ　訪問看護基本療養費（1日につき）	
1．訪問看護基本療養費（Ⅰ）	
A．保健師，助産師，看護師による場合 （Cを除く） 　週3日目まで 　週4日目以降	 5,550円 6,550円
B．准看護師による場合 　週3日目まで 　週4日目以降	 5,050円 6,050円
C．悪性腫瘍の利用者に対する緩和ケア，または褥瘡ケアまたは人工肛門ケアおよび人工膀胱ケアに係る専門の研修を受けた看護師による場合（月1回）	12,850円
2．訪問看護基本療養費（Ⅲ）（試験外泊時の訪問看護）	8,500円
（加算）	
専門管理加算　　1月に1回	2,500円
難病等複数回訪問　　1日2回	4,500円
1日3回以上	8,000円
特別地域訪問看護（片道1時間以上）	50%
緊急訪問看護	2,650円／日
長時間訪問看護（週1日まで）[*2]	5,200円／日
乳幼児（6歳未満）	1,300円／日
複数名訪問看護（週1回まで） 　　　　　　看護師等の場合 　　　　　　准看護師の場合	 4,500円／日 3,800円／日
早朝（午前6～8時）・夜間（午後6～10時）	2,100円
深夜（午後10時～午前6時）	4,200円
Ⅱ　訪問看護管理療養費	
月の初日の訪問の場合	
機能強化型訪問看護管理療養費1[*3]	13,230円
機能強化型訪問看護管理療養費2	10,030円
機能強化型訪問看護管理療養費3	8,700円
上記以外	7,670円
月の2日目以降の訪問の場合（1日につき）	3,000円
（加算）	
24時間対応体制	6,800円／月
特別管理	2,500円／月
うち厚生労働大臣が定める者	5,000円／月
退院時共同指導（1回）[*4]	8,000円
特別管理指導（退院時共同指導を行った場合）	2,000円
退院支援指導（訪問の初日）	6,000円／月
在宅患者連携指導（月1回）	3,000円／月
在宅患者緊急時等カンファレンス（月2回）	2,000円
在宅患者訪問褥瘡管理指導料[*5]	750点[*6]
Ⅲ　訪問看護情報提供療養費1～3（月1回）	1,500円／月
Ⅳ　訪問看護ターミナルケア療養費	
訪問看護ターミナルケア療養費1	25,000円／月
訪問看護ターミナルケア療養費2	10,000円／月

厚生労働省告示第五十九号．2022．一部改変．

表5.2-2　訪問看護の主たる費用（介護保険法）

●訪問看護ステーション	
①訪問看護費・介護予防訪問看護費 　（　）内は介護予防訪問看護費	
20分未満	314（303）単位
30分未満	471（451）単位
30分以上60分未満	823（794）単位
60分以上90分未満	1,128（1,090）単位
※准看護師の場合	所定の90%
（加算）	
緊急時訪問看護	600単位
●医療機関	
②訪問看護費・介護予防訪問看護費 　（　）内は介護予防訪問看護費	
20分未満	266（256）単位
30分未満	399（382）単位
30分以上60分未満	574（553）単位
60分以上90分未満	844（814）単位
※准看護師の場合	所定の90%
（加算）	
緊急時訪問看護	325単位
●ステーション・医療機関共通	
③定期巡回・随時対応型訪問介護看護事業所との連携を行う場合	2,961単位／月
（加算）	
早朝（午前6～8時）	25%
夜間（午後6～10時）	25%
深夜（午後10時～午前6時）	50%
特別地域	15%
特別管理（Ⅰ）	500単位／月
特別管理（Ⅱ）	250単位／月
退院時共同指導	600単位／回
初回	300単位／月
看護・介護職員連携強化	250単位／月
看護体制強化（Ⅰ）（介護予防訪問看護では算定外）	550単位／月
看護体制強化（Ⅱ）	200単位／月
ターミナルケア	2,500単位／回
サービス提供体制強化	
（Ⅰ）①②の場合[*7]	6単位／回
（Ⅱ）③の場合[*7]	50単位／月
複数名訪問：看護師等	
30分未満	254単位／回
30分以上	402単位／回

介護報酬改定．2024．

➡ 介護保険の費用（単位）については，p.270 資料2参照．

---

* 1　令和4年度診療報酬改定では，継続療養加算が在宅療養移行加算1（216点）と在宅療養移行加算2（116点）に名称変更となった．また在宅がん医療総合診療料に，小児加算（1,000点／週1回）が新設されるなどした．
* 2　厚生労働大臣が定める疾病等は週3日を限度とする．
* 3　「機能強化型訪問看護ステーション」とは，看護職員数，24時間対応，ターミナルケア療養費等算定数，重症者の受け入れ数，居宅介護支援事業所数等の設置要件をすべて満たしている場合を指す．1と2，3では，職員数，ターミナルケア加算算定数などの基準が異なる．
* 4　厚生労働大臣が定める疾病等の利用者は退院または退所につき2回まで．
* 5　多職種から構成される褥瘡対策チームが，褥瘡ハイリスク患者であってすでにDESIGN-R®においてD2以上の褥瘡がある患者に対し，カンファレンスと定期的なケア等を実施する場合．
* 6　6カ月に3回請求が可能．
* 7　加算要件として（1）介護福祉士等有資格者の割合，（2）勤続3年以上の者の割合，（3）常勤職員の割合が定められている．

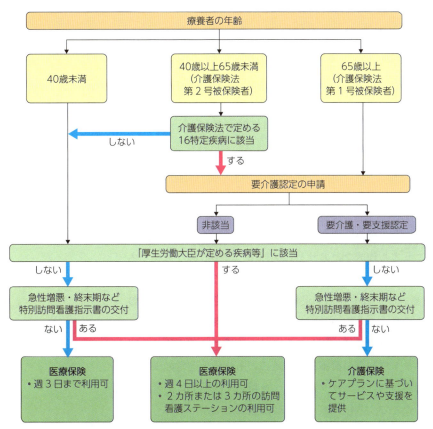

図5.2-2 訪問看護における介護保険と医療保険の調整

7 訪問看護サービスの質保証

　在宅医療・ケアの担い手として，訪問看護の拡大，訪問看護師の活躍が今後ますます期待されており，訪問看護ステーションや従事するスタッフのさらなるマンパワーの確保に加えて，看護の質の確保がより一層重視されている．

　訪問看護サービスはサービスの質そのものが事業収入に直結する．つまり，サービスは契約によって利用者に提供される「商品」と見なすことができる．良い「商品」＝サービスを提供することは，顧客＝利用者や家族の満足度につながり，ひいては事業収入が増加し，安定した経営につながる．

　そのためには，訪問看護師の研修や教育，プロトコル*の使用，記録類の整備や管理を行い，サービスの水準を維持・向上できるよう心掛けることが求められる．

用語解説 *

プロトコル

一般に施設内基準と呼ばれ，ガイドラインや看護を提供する施設の運営に関する諸制度，サービスの内容や提供方法などの規範の中で，看護師が患者の情報を収集し，その情報に基づいて具体的な行為を行う際に指示を与えるもの．在宅看護での一例として，訪問看護ステーションにおける施設内基準がある．その訪問看護ステーションとして提供できる看護サービス内容を提示したもので，例えば，医療処置の適用基準や，医師への報告基準がある．スタッフの誰もが安全に看護を行うためにも，質を保証するためにも重要である．

8 訪問看護サービスの管理・運営

訪問看護サービスの運営や安定した事業の継続は，訪問看護の質や経営にも影響を及ぼす．例えば，訪問看護サービスは1件当たりの単価と訪問時間・件数で経営が左右されるが，利用者数やスタッフ数の人材管理，経営管理がうまく機能しないと，療養者に対して質の高い看護が提供できなかったり，スタッフにとって働きづらい職場環境となったりする．

訪問看護ステーションにおける管理・運営は，事業の理念を掲げ，中・長期の事業計画を策定することから始まる．また，新任や現任スタッフの研修などの計画的な人材育成や，早朝・夜間・休日などの人材配置，体制整備が必要となる．他にも，財務状況などの経営管理や，働きやすい職場づくりへの取り組みなどの労務管理，マニュアル作成などのサービス標準化と事故のリスクマネジメント，個人情報などに関する情報管理についても整備する必要がある．

近年，医療ニーズの高い療養者や在宅で最期を迎える療養者が増加しており，専門的なサービスを提供するための計画とその見直し，多職種・多機関との連携におけるシステムづくりや地域包括ケアシステムの構築を積極的に展開するための情報発信，ネットワークの構築といったことも管理・運営の一つとなっている．このような項目を，チェックシート[2]を用いて定期的に評価し，経年的に客観視していくことで，今後の取り組みや改善につながっていく．

9 訪問看護制度の課題

今後，日本では，75歳以上の後期高齢者の増加，さらに高齢夫婦世帯，高齢者単独世帯の増加が見込まれている．それに伴い，家族介護を前提とせず，高齢者が可能な限り，住み慣れた地域で／自宅で，最期まで暮らし続けることのできる環境整備が求められている．認知症高齢者やがん患者，在宅での看取り，小児や精神疾患等の療養者の増加に伴い，訪問看護の役割への期待も高まっている．また，新型コロナウイルス感染症に象徴される感染症蔓延下では，在宅療養を支える最前線の役割を担うなど，訪問看護事業所の一層の拡充が期待される．すなわち，訪問看護事業所が安定的に人員を確保して経営できることが，また，訪問看護の専門性がより広く社会に認知されるように機能の充実や拡大をしていくことが求められている．

➡ 感染症蔓延下での訪問看護ステーションの対応については，8章3節4項p.238，p.247 コラム参照.

具体的には，訪問看護事業所は地域包括ケアシステムの担い手として，住民への予防活動の展開，がん緩和・難病・認知症・高齢者ターミナル・リハビリテーション・障害児（者）などへの専門特化，小規模事業所の統合による経営の大規模化，従来の訪問看護に療養通所介護などを加えた複合・多機能化，ICTの活用による情報共有や業務の効率化，地域特性に応じたサービス提供のありかたの模索など，訪問看護の量ならびに機能の拡大が期待される．特に，次に挙げるサービスでは，さらなる看護の役割拡充が求められている．

➡ 訪問看護のM&Aについては，p.259 コラム参照.

1 療養通所介護

療養通所介護は，難病や末期がんなどの中・重度の疾患を抱え，通所介護（デイサービス）では対応しきれない医療処置を要するなど，常に看護師による観察が必要な在宅療養者を対象としたサービスであり，在宅療養者が住み慣れた地域で在宅療養を継続できることを目指すものである．

2006（平成18）年4月に創設され，訪問看護ステーションに併設した形で運営されている事業所が多く，さらなる拡充が期待されている（図5.2-3）．

- 人員配置基準：利用者1.5人に対して，看護職員・介護職員1人以上（うち看護師1人は常勤）
- サービス内容：日常生活のケア，機能訓練，健康管理
- 利用定員：18人以下
- 基本サービス費（介護保険）：1カ月につき12,691単位

2 看護小規模多機能型居宅介護

介護保険法の改正により，2012（平成24）年に地域密着型サービスの中の複合型サービスとして創設され，2015（平成27）年に**看護小規模多機能型居宅介護**と名称が変更された．要介護度が高く，医療ニーズも高い高齢者に対応するために，小規模多機能型居宅介護の通所・宿泊・訪問介護に訪問看護の機能を加え，介護と看護が一体となったサービスを提供する．

サービスを一元化することで介護と看護が連携でき，介護職員が実施する吸引などのケアの安全確保や，在宅看取りへ対応体制の整備，緊急時を含めた柔軟な対応を行うことができる（図5.2-4）．

➡ 看護小規模多機能型居宅介護については，p.272 資料4も参照．

コンテンツが視聴できます（p.2参照）

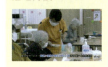

看護小規模多機能型居宅介護

3 機能強化型訪問看護ステーション

機能強化型訪問看護ステーションは，在宅医療の推進の一環として2次医療圏に1カ所を目標に，2018（平成30）年に創設された．

機能強化型訪問看護ステーションとして認定される条件は，①常勤看護師を手厚く配置していること，②24時間対応していること，③重症者の受け入れを行っていること，④地域住民等への情報提供を行い，かつ医療保険で機能強化型訪問看護管理療養費の届出を行っていることである．地域包括ケアシステムの要となる役割が期待されている．

4 定期巡回・随時対応型訪問介護看護

介護保険法の改正により，地域密着型サービスの一つとして2012（平成24）年に創設された．重度者をはじめとした要介護高齢者を対象に，日中・夜間を通じて，訪問介護と訪問看護が一体または密接に連携して，定期的な巡回訪問と必要に応じた随時の対応を行う．

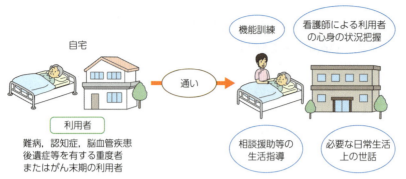

厚生労働省．社保審 介護給付費分科会資料2．2020，https://www.mhlw.go.jp/content/12300000/000658655.pdf，（参照2024-06-06）をもとに作成．

図5.2-3　療養通所介護の概要

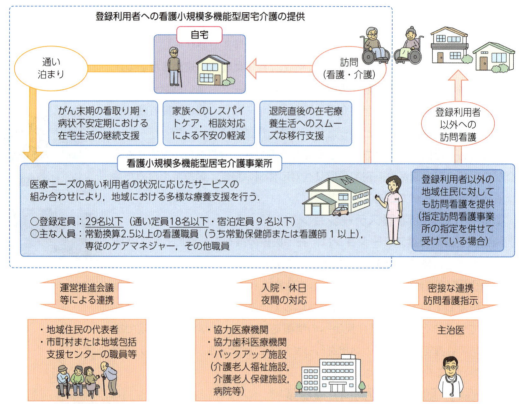

厚生労働省．看護小規模多機能型居宅介護の概要．2015，https://www.mhlw.go.jp/file/06-Seisakujouhou-12300000-Roukenkyoku/0000091119.pdf，（参照2024-06-06）をもとに作成．

図5.2-4　看護小規模多機能型居宅介護の概要

3 事例：訪問看護ステーションの開設

事 例

C株式会社，創業5年.

X県でC訪問看護ステーションXを運営している．人員は現在常勤換算10人で，看護師7人，理学療法士2人，作業療法士1人で構成される．

この度，事業拡大のため，隣県のY県にてC訪問看護ステーションYとして新規出店を行った．

1 C株式会社が訪問看護ステーションに挑戦する理由

C株式会社代表のZさんは，地元であるX県の大学病院で新卒からキャリアを経験した．そこで，慢性疾患の急性増悪で入院し，指導を受けて退院したが何度も入退院を繰り返してしまう人や，心肺停止状態で搬送され，蘇生はされたが受け入れ先がなく転院や施設入所をする人，治療としてできることはないが，家に帰りたいと言い続けながら病院で看取られる人などを見てきた経験から在宅医療の必要性を感じ，地元での訪問看護事業立ち上げに挑戦した．

現在，C訪問看護ステーションを開設し「住み慣れた地域で，その人らしく，最期まで過ごすことができる訪問看護ステーション」を理念として掲げ，運営している．今回のY県への拡大は，より多くの地域で，より多くの人が住み慣れた地域で住み続けられる社会にしていきたいという思いから挑戦を決めた．

> **plus α**
> **目標と意図の明確化**
> 組織運営の上で「なぜやるのか」はとても大切であるため，明確にしておく必要がある．

2 訪問看護ステーション開設を決めてから開設まで

1 資金調達

事業を始めるためにはまずは資金の確保が必要になるため，事業計画を作成した．事業計画では，どのような収入があって，どのような支出が発生するのかを可視化していくが，訪問看護の場合は保険サービスであるため，保険からの収入と，利用者からは利用者負担と利用者の一部自費による収入を想定した．また，立ち上げ初期から多くの利用者がいる状態は現実的ではないため，段階的に利用者を増やしていく計画を立てた．

支出は人件費が主で，それ以外では事務所や駐車場の賃貸料，車や複合機のリース料金，その他固定電話やスマホ，Wi-Fiなどの通信関連費や水道光熱費，細かい備品関連の購入費が発生するため，それらを可視化していった．初期から大人数で始めると，利用者が少ない状態で人件費が多く発生し，資金が多く必要になるため，管理者を含め3人のスタッフでの立ち上げを計画した．

こうした可視化を行った結果，順調に依頼があれば，8カ月で単月の利益が黒字になり，それまでに1,000万円の投資が必要となる計画が立った．この計画を踏まえて，現在の事業でも取引がある，X銀行にて融資を受けることとした．

> **plus α**
> **開設に向けての資金計画**
> 新規の立ち上げには多くの資金が必要．損益計算書と，入金と支払いの流れをまとめたキャッシュフローを作成して，事業にどれくらいの資金が必要かを綿密に計画に落とし込む必要がある．

➡ 訪問看護ステーションの開設基準については，5章2節1項p.145参照．

2 人材獲得

　資金調達と並行して，運営のために必要な人材確保を行った．まずは，一緒に働きたい人材と，給与や福利厚生などの待遇面を明確にして，求人表を作成した．ホームページ，SNSで発信を行い，並行して，社外のツールであるハローワークや職能団体の人材バンクへの登録も行った．また，人材紹介会社とも契約し，広く求人情報を発信した．結果として，求人を出してから3カ月で5人の応募があったが，面接を重ねて，計画通りの3人のみを採用した．選考では，会社の理念と合っていること，立ち上げ時に求めているスキルを備えていることを基準にした．

3 指定申請

　資金調達・人材獲得と並行して，申請対応について情報収集を始めた．開設目標日の半年前にY県の介護保険課に問い合わせ，開設に必要な資料について確認したところ，開設日の前月10日までに申請が必要であることがわかった．そこで，開設日の2カ月前には書類を完成させて窓口に確認してもらえるように進めた．実際，2カ月前の相談では事業所内の配置や人員基準についてなどの不備，加算届などの漏れがあり，指摘を得ることで漏れなく申請することができた．

plus α
開設に向けての申請準備
申請方法やタイミングは地方自治体によって異なるため，早めに確認する．また，申請は煩雑なため，不備のないように前もってのアクションをしておく．

4 物件の確保

　物件は，事業計画の予算に沿って探した．また，Y県の人口分布やほかの競合訪問看護ステーションの分布をみて，住民のニーズはあるが，ほかのステーションと訪問エリアがあまり被らないことを考えてメインの訪問エリアを決め，そのエリアで訪問しやすい場所で事業所とする物件を探した．事業所利用が可能な物件が少なく苦労はしたが，不動産会社を回り，3カ月で良い物件を見つけることができた．広さについては，中長期的に利用できることを考えて，スタッフが10人以上になっても使える広さの物件を選定した．

5 その他の準備

　その他の準備として，車の購入，備品の購入，ユニフォームの検討，電話やWi-Fiの開通，テレビの工事，複合機の購入が必要となった．車と複合機は購入を検討していたが，比較検討する中で，リースでの入手にすることとした．

3　開設から黒字化まで

1 開設前の営業

　開設月が決まると，自社の存在を知ってもらうためのチラシを作成した．チラシでは，訪問エリアやステーションの特徴，訪問スタッフの特徴について写真を用いてわかりやすく説明した．チラシが作成できたら，地域のケアマネジャー，クリニック，病院の地域連携室等へ挨拶に回った．地域を回ることで，訪問エリアの地域の特色を知ることもできた．開業前の挨拶回りによって，開設月の5件の依頼を得た．

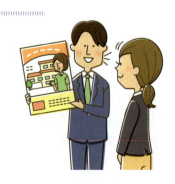

2 開設から黒字化まで

開設初月で5件の依頼が得られたが，スタッフ3人の状態で黒字化するには，30件程度の依頼を得る必要があるため，初月から毎月の営業を継続した．月々の営業に加え，関係ができたケアマネジャーやクリニックとは密に報告や共有，相談を行い，顔の見える関係づくりにもつなげていった．

こうした取り組みの継続もあり，毎月5～10件の依頼を得られ，順調に利用者も増えていき，目標の8カ月を前に7カ月目で単月の黒字を達成できた．

4 黒字化から3年後まで

1 1年目の動き

利用者の中には，入院や卒業，死去などによって，利用が終了するケースもある．このため，黒字を維持していくには依頼を受け続ける必要があり，営業活動は継続して行った．また，24時間365日対応のためにはスタッフ数3人ではオンコール体制や人員の配置に課題があり，増員のため開設8カ月目から求人を再開した．併せて，日ごろの訪問や営業から地域でリハビリテーションへのニーズが強くあることもわかったため，理学療法士の採用も広報した．

運営面では，より地域に根差していきたい，横のつながりも強化していきたいという思いから，Y県訪問看護ステーション協議会にも加盟した．協議会では，地域の先輩管理者へ相談したり，現状の地域の課題に対して訪問看護ステーションとしてどう取り組んでいくのかについて話したりでき，広い視野で地域と利用者に関われる点で強みになっている．

2 2年目の動き

月によって依頼数に浮き沈みはあったが，利用は継続してもらえていた．8カ月目に出した求人によって看護師2人，理学療法士1人が入社し，2年目は6人体制でのスタートができた．看護師の1人については，社内スタッフによるリファラル採用（スタッフからの紹介）での入職となった．増員が確定してからは営業チラシを刷新し，再度ケアマネジャーやクリニック，病院の地域連携室等に挨拶に回った．一気に増員したため入社月は単月赤字になったが，その分営業が積極的に行えるようになったため，翌月からは黒字化できた．2年目後期には，スタッフからの紹介でさらに2人の採用が確定した．

3 3年目の動き

3年目の上半期と下半期でそれぞれ新しいメンバーも加わり，3年目でスタッフ数9人の規模になった．依頼も継続的に得られるようになっており，積極的な挨拶回りというよりは日々のケアを丁寧に行うこと，報告や共有を細かくすることでリピート依頼を得られるようになっている．

3年目の取り組みとして，介入が難しかった終了ケースについて，一緒に介入していた医師やケアマネジャー，訪問介護員（ホームヘルパー），福祉用具の担当者と合同カンファレンスを開催した．合同カンファレンスをすること

---

plus α

増員・拡大を見越した行動

小規模ではできることにも限界があるため，早めに増員・拡大に向けたアクションもしていくことで継続的な事業運営につながる．

---

plus α

介入が難しかったケースの例

この事例では，疼痛コントロールが不良なために夜間に頻回のコールがあり，医師，事業所スタッフともに疲弊しながら，本人が希望した在宅看取りを支援するケースがあった．

5

在宅療養を支える訪問看護

で担当者それぞれの立場で感じている課題や求めていることが明らかになり，ケアへの目線合わせや，今後の介入への示唆を得ることができ，より顔の見える関係づくりができたと感じる機会となった．

4 今後の方針

C訪問看護ステーションYの今後の目標として，スタッフ数15人までは規模拡大を進めていき，より安定的な事業運営，サービス提供を行えるようになりたいと考えている．また，C株式会社としても，X県，Y県の実績を踏まえて，3年以内にさらなる挑戦をしていきたい考えである．そうすることが，より多くの地域で，より多くの人が，住み慣れた地域で住み続けられる社会に寄与できると信じている．

引用・参考文献

1) 厚生労働省．令和元年介護サービス施設・事業所調査の概況．https://www.mhlw.go.jp/toukei/saikin/hw/kaigo/service19/dl/kekka-gaiyou_3.pdf，(参照2024-06-11)．
2) 全国訪問看護事業協会．訪問看護ステーションにおける事業所自己評価のガイドライン．第2版．平成30年度老人保健健康増進等事業：医療ニーズの高い療養者の在宅生活を支援する訪問看護ステーションの在り方に関するシステム開発及び調査研究事業．https://www.zenhokan.or.jp/wp-content/uploads/h30-1-guide.pdf，(参照2024-06-11)．
3) 老人訪問看護研修事業等検討会編．訪問看護研修テキスト：老人，難病，重度障害児・障害者編．日本看護協会出版会，2003．
4) 日本訪問看護振興財団編．訪問看護管理マニュアル．日本看護協会出版会，2002．
5) 日本訪問看護財団監修．新版 訪問看護ステーション開設・運営・評価マニュアル．第3版，日本看護協会出版会，2016．
6) 日本訪問看護振興財団事業部編．訪問看護白書：訪問看護10年の歩みとこれからの訪問看護．日本訪問看護振興財団，2002．

重要用語

訪問看護
指定訪問看護制度
指定居宅サービス事業者
家庭訪問
地域包括支援センター
訪問看護ステーション
訪問看護指示書
療養通所介護
看護小規模多機能型居宅介護
機能強化型訪問看護ステーション
定期巡回・随時対応サービス

◆ 学習参考文献

❶ 公益財団法人日本訪問看護財団監修．新版 訪問看護ステーション開設・運営・評価マニュアル．第4版，日本看護協会出版会，2021．
訪問看護ステーションの事業所としての基本に関する事項が記載されている．

❷ 清崎由美子編著．訪問看護師のための診療報酬＆介護報酬のしくみと基本 2024（令和6）年度改定対応版．メディカ出版，2024．
訪問看護に必須である，診療報酬と介護報酬の制度やしくみについて学ぶのに役立つ．

❸ 全国訪問看護事業協会編．訪問看護ステーションの災害対策．第2版，日本看護協会出版会，2019．
訪問看護ステーションが日ごろから備えておくべき事項について書かれている．平常のステーションの管理・運営体制についても参考になる．

❹ 加藤祐一．夢をかなえる訪問看護．幻冬舎，2023．
やりたい医療・ケアのために訪問看護ステーションを立ち上げた7人の訪問看護師の姿を描く．訪問看護の魅力を知る手掛かりになる．

❺ 亀井紗織．飛び出せナース！．幻冬舎，2024．
病院から地域に飛び出した体験を描いており，在宅看護の魅力を理解できる．

6 在宅看護における ケースマネジメント／ ケアマネジメント

学習目標

- ケアマネジメントの定義・概念と看護師が担う必要性を理解できる.
- 介護保険制度におけるケアマネジメントの過程を理解できる.
- サービス担当者会議，地域ケア会議の目的や要点を理解できる.

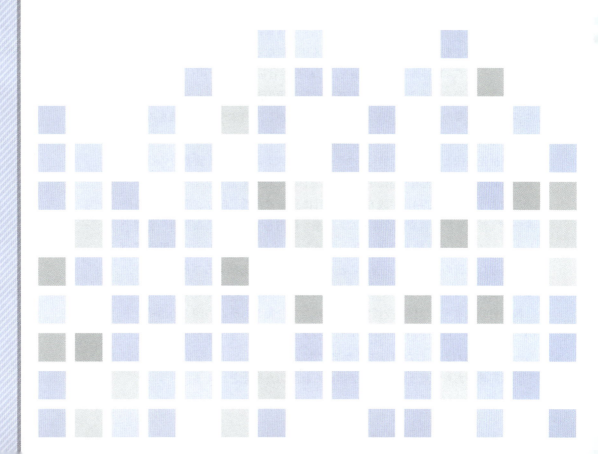

1 ケースマネジメント／ケアマネジメント

訪問看護サービスを用いることで，退院後に医療を継続することが可能となるが，在宅での暮らしを継続するには，看護サービスだけでは経済的にも専門職としての機能にも限界がある．そのため，療養者とその家族の希望や特性に応じて，サービスの利活用のためのマネジメントが必要となる．また，地域には自治体独自のものやNPOによるものもあるため，看護職はあらゆる観点でケースマネジメント／ケアマネジメントについて理解しておく必要がある．

1 看護が担うケースマネジメント／ケアマネジメント

1 ケースマネジメント／ケアマネジメントの概念

ケアマネジメント（care management）とは，「①保健・医療・福祉の専門家や機関が，相互に協力し合い，総合的な福祉サービスを施すこと．**ケースマネジメント**．②介護保険制度下で，個々人の多様な要求に対応し，各種サービスを調整して適切で効果的なケアを提供すること」と定義されている[1]．

そして，ケアマネジメントの具体的な内容には，仲介や連結，代弁といった療養者と支援者を中心とした直接的なものから，地域包括ケアシステムの遂行，地域づくり，そのための新たなサービスの開発などの地域全体を見据えた間接的なものなど，多様な内容が含まれている．

2 ケースマネジメント／ケアマネジメントの背景

「ケースマネジメント」は「生活になんらかの困難さを抱える人々を支援するために，フォーマルな資源とインフォーマルな資源を結び付けて，パッケージとして提供する援助技術」として，アメリカにならって取り入れられた概念である．そして，精神障害者の支援をはじめ高齢者福祉領域で用いられ，1980年代の難病患者や寝たきり高齢者の在宅支援対策の制度化をきっかけに，支援に当たる専門職のケア技術として広まった．しかし，日本が世界に類をみない速度で超高齢社会を迎えたことで，高齢者の介護における不安を解消するために，福祉先進国といわれる諸外国のサービスシステムを学び，縦割りの行政区分を見直して保健・医療・福祉が統合された体制に編成し直す必要性が生じた．

このような中，1994（平成6）年12月に高齢者介護・自立支援システム研究会が「新たな高齢者介護システムの構築を目指して」という報告書[2]を提示した．ここでいう高齢者介護・自立支援とは，「高齢者が自らの意思に基づき，自立した質の高い生活を送ることができるように支援すること」であり，この報告書をもとに2000（平成12）年に介護保険制度が創設された．

報告書の基本理念は自立支援であり，新たな介護システムの四つのポイントの一つとして，日本で初めて「ケアマネジメント」という言葉がイギリスにならって用いられた．したがって「ケアマネジメント」と「ケースマネジメント」は同義であり，元々同じ意味で用いられていた概念といえる．

---

plus α

ケアマネジメントとケースマネジメント

ケースマネジメントでは，ケースのコスト削減を重視するのに比べ，ケアマネジメントでは患者を全人的にとらえ，教育，サービス調整，セルフマネジメントを3原則としている．

➡ フォーマルサービス，インフォーマルサービスについては，p.28 用語解説参照．

3 広義のケアマネジメント

広義のケアマネジメントは，さまざまな療養者とその家族が，個人・家族のセルフケア能力を最大限に発揮し，自分らしい生活を営めるように，複数のフォーマルサービスやインフォーマルサービスを適切に結び付けて調整を図り，包括的かつ継続的なサービス提供を可能にする援助方法を指す．

諸外国に比べて社会福祉に関する制度や政策が比較的充実している日本では，まずサービスをどのように組み合わせて活用するかが優先され，その上で，サービスや社会資源が不足している場合に，新たなサービスの開発・改善に当たる傾向がある．

4 狭義のケアマネジメント

狭義のケアマネジメントは，対象者の特性に応じて適用される制度にのっとるケアマネジメントを指し，介護保険制度下でのケアマネジメントや障害者総合支援法に基づいた障害者支援でのケアマネジメントが該当する．介護保険制度下では**介護支援専門員（ケアマネジャー）**がケアマネジメント業務を主に担い，障害者総合支援法下では，**相談支援専門員**が同様の役割を果たす[4]．

障害児・者が活用できるサービスや資源が不足している現状や，対象特性が異なることから，フォーマルサービスと同様にインフォーマルサービスの活用を検討し，対象に応じた新たなしくみを提言することも必要となる．

2 介護保険制度におけるケアマネジメント

訪問看護サービスの約8割は介護保険制度によるものである．訪問看護が医療保険制度によるものだとしても，高齢者の場合，訪問看護以外のサービスは介護保険によることが多い．そのため，介護保険制度におけるケアマネジメントについては特に知っておく必要がある．

1 介護保険制度におけるケアマネジメントとは

介護保険制度が導入される4年前の1996（平成8）年に，「高齢者介護保険制度の創設について」という報告書[5]が公表された．この中で介護保険制度について基本的な八つの目標が定められ，その二つ目に「高齢者自身による選択」として「高齢者が利用しやすく，適切な介護サービスが円滑かつ容易に手に入れられるような利用者本位の仕組みとする．このため，高齢者自身がサービスを選択することを基本に，専門家が連携して身近な地域で高齢者及びその家族を支援する仕組み（ケアマネジメント）を確立する」という文言がある．

つまり，介護保険制度におけるケアマネジメントとは，「本人が選択したサービスで，高齢者や家族が，身近な地域の専門家たちに支援を受けることができるしくみ」である．そして，高齢者の「生活の質」の維持・向上を目指す観点から，サービス担当者が利用者の立場でそのニーズを把握し，関係者が一緒になってサービスの基本方針である「介護サービス計画（ケアプラン）」を策定し，実行するしくみ（介護支援サービス）[6]でもある．

---

plus α

ケアマネジメントの二つの因子

ソーシャルワークにおけるケアマネジメントは，「利用者へのサービス調整・活用・提供」と「サービス提供システムの改善・向上・開発」という二つの因子で構成されているとされる[3]．

plus α

対象特性による活動の違い

対象特性と，支援する機関・職種や制度・法律による違いから，ケアマネジメントにおける重要な活動は異なるとされている．具体的には，「高齢」「医療」の分野では「利用者へのサービスの調整・活用・提供」を重視する傾向があり，「障害児・者」と「地域（研究では社会福祉協議会を指す）」では「サービス提供システムの改善・向上・開発」を重視する傾向があるとされる[3]．

② 介護保険制度におけるケアマネジメントの理念と目的

介護保険の理念が，高齢者の「尊厳の保持」と「自立支援」であることから（介護保険法第1条），尊厳を尊重するための支援体制，意思決定支援やそのための適切な情報提供と状況に応じた身体的，精神・社会的，経済的な自立支援がケアマネジメントには必要であるといえる[7]．

③ ケアマネジャーの役割とケアプランの検証

介護保険制度におけるケアマネジメント業務は，ケアマネジャーが担う．ケアマネジャーとは，要介護者や要支援者からの相談に応じるとともに，要介護者や要支援者が心身の状況に応じた適切なサービスを受けられるよう，**ケアプラン**（介護サービス等の提供についての計画）の作成や市町村・サービス事業者・施設等との連絡調整を行う者であって，要介護者や要支援者が自立した日常生活を営むのに必要な援助に関する専門的知識・技術を有するとして介護支援専門員証の交付を受けた者である[8]．介護保険法でケアマネジャーは，要介護者の人格を尊重して常に要介護者の立場に立ち，提供されるサービスが不当に偏ることのないよう，公正かつ誠実に業務を行わなければならないと定められている．

2021（令和3）年の介護報酬改定では，五つの改正ポイントの一つとして「制度の安定性・持続可能性の確保」が掲げられた．「必要なサービスは確保しつつ，適正化・重点化を図る」ために，訪問看護のリハビリテーションの評価・提供回数などの見直しや，生活援助の訪問回数が多い利用者などのケアプランの検証等が必要とされた．

3 ケースマネジメント／ケアマネジメントの過程

① 介護保険制度におけるケアマネジメントの過程

ケアマネジメントの主な流れは，**図6.1-1**のように，スクリーニングを前提とした①〜⑦の一連の過程（PDCAサイクル）をとる．

|1| スクリーニング

スクリーニングでは，対象者の基本情報を収集し，ケアマネジメントの過程に進めてよいか，地域包括支援センター等に紹介するべきかなどを判断し，ふるい分ける．

医療機関や他のサービス事業所からの紹介であれば，医療ソーシャルワーカー（MSW）などから利用者の基本情報を得ることができ，そのままケアマネジメントの過程に進むことも多い．一方，利用者や家族からの直接の相談や依頼では，介護認定を受けるところから支援が必要な場合もある．その際は，利用者の心身の状態から状況を判断し，要介護になることが予測される場合はケアプラン作成へ進めることを前提に行政に連絡をとり，要支援が想定される場合は地域包括支援センターなど適切な機関を紹介する．

---

plus α
介護保険における自立の概念

身体的自立：介護が必要になっても自分でできることを可能な限り維持し，増やしていく．
精神・社会的自立：地域とのつながりや他者との交流を大切にして暮らす．
経済的自立：必要に応じて社会保障制度を活用し，経済的な継続性をもつ．

plus α
ケアマネジャーの規程

その担当する要介護者等の人格を尊重し，常に当該要介護者等の立場に立って，当該要介護者等に提供される居宅サービス，地域密着型サービス，施設サービス，介護予防サービス若しくは地域密着型介護予防サービス又は特定介護予防・日常生活支援総合事業が特定の種類又は特定の事業者若しくは施設に不当に偏ることのないよう，公正かつ誠実にその業務を行わなければならない．（介護保険法第69条の34）

➡ 要支援・要介護状態区分については，p.193 表7.5-4参照．

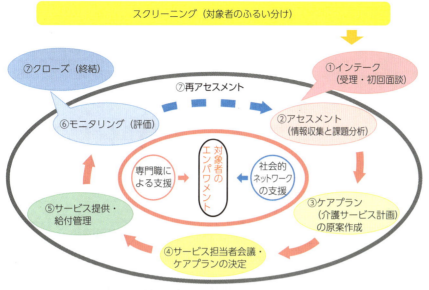

図6.1-1　ケアマネジメントの一般的な過程

2 介護保険制度におけるケアマネジメントのポイント

❶インテーク（受理・初回面談）

インテークとは受理であり，ケアマネジメントにおいては，支援を求めるために訪れた人との受理・初回面談をいう．ケアマネジメントの始まりでもある．

❷アセスメント（情報収集と課題分析）

アセスメントとは計画立案の基礎となる情報収集と課題分析であり，居宅サービス計画の作成における根拠となる．

最も大切なことは，「療養者および家族の生活に対する意向」に基づいたニーズの把握であり，療養者の意思を尊重しながら確認し合い，依頼の理由と療養者本人の意思を把握する．このとき，療養者本人の参加が原則とされるため，家族とは別の場での情報収集が望ましい場合はその環境を整える．そして，療養者・家族が自立して安心・安全に暮らすことを阻害する因子を見落とさず，予防的，予測的な対策を療養者・家族と共に考える．

アセスメントの用紙は，厚生労働省が指定する「課題分析標準項目」の23項目（表6.1-1）が入っていれば，様式は独自に作成してもよい[9]．ケアチームのメンバー間で共有できるよう，わかりやすく記入しやすい，さまざまな様式が開発され活用されている．ただし，自治体が様式を指定している場合は，自治体の指示に従う．

❸ケアプラン（介護サービス計画）の原案作成

ケアプランには居宅介護サービス計画（在宅ケア）と施設介護サービス計画（介護老人福祉施設，介護老人保健施設，介護療養病床〈2023年度末まで〉，または介護医療院〈2018年度より〉の４施設でのケア），地域包括支援セン

表6.1-1　課題分析標準項目

基本情報に関する項目

No	標準項目名	項目の主な内容（例）
1	基本情報（受付，利用者等基本情報）	居宅サービス計画作成についての利用者受付情報（受付日時，受付対応者，受付方法等），利用者の基本情報（氏名，性別，生年月日・住所・電話番号等の連絡先），利用者以外の家族等の基本情報
2	生活状況	利用者の現在の生活状況，生活歴等
3	利用者の被保険者情報	利用者の被保険者情報（介護保険，医療保険，生活保護，身体障害者手帳の有無等）
4	現在利用しているサービスの状況	介護保険給付の内外を問わず，利用者が現在受けているサービスの状況
5	障害老人の日常生活自立度	障害老人の日常生活自立度
6	認知症である老人の日常生活自立度	認知症である老人の日常生活自立度
7	主　訴	利用者およびその家族の主訴や要望
8	認定情報	利用者の認定結果（要介護状態区分，審査会の意見，支給限度額等）
9	課題分析（アセスメント）理由	当該課題分析（アセスメント）の理由（初回，定期，退院退所時等）

課題分析（アセスメント）に関する項目

No	標準項目名	項目の主な内容（例）
10	健康状態	利用者の健康状態（既往歴，主傷病，症状，痛み等）
11	ADL	ADL（寝返り，起き上がり，移乗，歩行，着衣，入浴，排泄等）
12	IADL	IADL（調理，掃除，買物，金銭管理，服薬状況等）
13	認　知	日常の意思決定を行うための認知能力の程度
14	コミュニケーション能力	意思の伝達，視力，聴力等のコミュニケーション能力の程度
15	社会との関わり	社会との関わり（社会的活動への参加意欲，社会との関わりの変化，喪失感や孤独感等）
16	排尿・排便	失禁の状況，排尿排泄後の後始末，コントロール方法，頻度など
17	褥瘡・皮膚の問題	褥瘡の程度，皮膚の清潔状況など
18	口腔衛生	歯・口腔内の状態や口腔衛生
19	食事摂取	食事摂取の状況（栄養，食事回数，水分量等）
20	問題行動	問題行動の状況（暴言暴行，徘徊，介護の抵抗，収集癖，火の不始末，不潔行為，異食行動等）
21	介護力	利用者の介護力（介護者の有無，介護者の介護意思，介護負担，主な介護者に関する情報等）
22	居住環境	住宅改修の必要性，危険個所等の現在の居住環境
23	特別な状況	特別な状況（虐待，ターミナルケア等）

介護サービス計画書の様式及び課題分析標準項目の提示について．平成11年11月12日老企第29号 厚生省老人保健福祉局企画課長通知．別紙4の別添をもとに作成．

ターの委託による介護予防サービス計画がある．ここでは，訪問看護サービスに関与する「居宅サービス計画書」の原案作成について説明する．

　ケアプランの原案は，療養者・家族とケアマネジャーが作成する．療養者・家族の意向や解決すべき課題と達成目標・時期を記し，達成に向けてどのようなサービスをいつ，どれだけ提供するかを具体的に，第1表～第3表に記入する（図6.1-2，図6.1-3，図6.1-4）．これらはケアプラン点検の主な対象でもある．

❹ サービス担当者会議・ケアプランの決定

サービス担当者会議は「介護支援専門員が居宅サービス計画の作成のために，利用者及びその家族の参加を基本としつつ，居宅サービス計画の原案に位置付けた指定居宅サービス等の担当者を召集して行う会議をいう」（指定居宅介護支援等の事業の人員及び運営に関する基準，平成11年厚生省令第38号）と定義されている．

つまり，療養者・家族とケアマネジャーが作成した「ケアプラン原案」をもとに，多職種の目で協議して共通の方針やサービスを検討し，より良いケアプランに修正・決定する場がサービス担当者会議である．サービス担当者会議の運用・活用や実施時期は**表6.1-2**の通りで，第4表が用いられる（**図6.1-5**）．

❺ サービス提供・給付管理

ケアプランに沿って，療養者・家族を主体に置きながらも多職種が連携・協働し，サービスを提供する．ケアマネジャーは，サービス内容について，サービス担当者会議の意見が反映されているか，チーム全体の動きやバランスを確認しながら経過をみる．

なお，ケアマネジャーは，第6表・サービス利用票（介護保険利用の1カ月分のサービス計画，**図6.1-7**）や第7表・サービス利用票別表（サービスにかかる費用面の詳細，**図6.1-8**）を用い，療養者・家族と共にサービス内容と1カ月の経済的負担額を確認し，サービスの継続や見直し・調整に活用する．

第1表		居宅サービス計画書（1）	作成年月日	○年○月○日
			初回　紹介　継続	認定済み　申請中

利用者名　A　様	生年月日　○○年　○月　○日	住所　A市×町○○		
居宅サービス計画作成者氏名　○○○○				
居宅介護支援事業者・事業所名及び所在地　○○訪問看護ステーション　　A市△町○○				
居宅サービス計画作成（変更）日　　　年　月　日	初回居宅サービス計画作成日　　　年　月　日			
認定日　　　年　月　日	認定の有効期間　　　年　月　日～　　　年　月　日			

要介護状態区分	経過介護　要介護1　要介護2　要介護3　要介護4　要介護5
利用者及び家族の生活に対する意向を踏まえた課題分析の結果	利用者：妻に障害があるため，負担はかけられない． 　　　　できるだけ家で暮らしたいが，これからの生活がどうなっていくのか不安なので，相談にのってほしい． 家族：夫と支え合ってこの家で暮らしていきたいと思っています．できるだけ色々な方の力を借りたいです．
介護認定審査会の意見及びサービスの種類の指定	
総合的な援助の方針	これからもご本人とご家族が安心して住み慣れた自宅で安全に生活できるように，下記の点に重点を置きながら支援させていただきます． ・定期的な受診や内服により再発予防に努めます． ・転倒しないよう，安全に生活できる環境を整備します． ・定期的なリハビリテーションによって，自身で行える生活動作が増えていくように支援をします． ・他者と交流をすることで日常生活の活性化を図り，生活意欲を引き出せるよう支援をします． ・緊急時について，事前に対応をいたします．
生活援助中心型の算定理由	1．1人暮らし　　2．家族等が障害，疾病等　　3．その他（　　　　　　　　　　　　　　）

> **●作成のポイント**
> ①療養者・家族の生活に対する意向は，誰がどのように語ったのかを，「本人：○○だよね」のように実際の言葉通り記述する．
> ②総合的援助の方針は第2表の長期目標と関連するため，ケアチームとしてどのような連携・協働を目指して活動を進めるかも表現する．

図6.1-2　第1表　居宅サービス計画の例

表6.1-2　サービス担当者会議の運用・実施時期

サービス担当者会議の運用・活用
①原案の主旨を説明し、ケアプラン原案を利用者と共に修正し、確定する.
②利用者・家族が抱えている課題についての共通理解を深め、解決すべき課題や解決に向かう方向性を確認し共有する.
③利用者・家族が在宅ケアの主体者であることを自覚してもらう機会とする.
④信頼されるケアチーム形成のための導入（初回），信頼関係の醸成（2回目以降）の機会とする.

サービス担当者会議の実施時期
　サービス担当者会議は，開催時期に関して以下のように要介護認定を受けている利用者に関する規定があり，実施されない場合は，介護報酬が減算される.
①初回の居宅サービス計画の原案ができた時.
②要介護更新認定を受けた場合.
③要介護状態区分変更の認定を受けた場合.
④解決すべき課題の変化が認められ，居宅サービス計画に変更がみられた場合.
⑤短期目標満了時，新たな短期目標の設定・修正が必要になり居宅サービス計画の変更になった場合.
⑥その他，居宅サービス計画に福祉用具を位置付ける場合.

第2表

利用者名　A　様　　　　　　　　　　　　　居宅サービス計画書（2）　　　　　　　　作成年月日　　　〇年〇月〇日

生活全般の解決すべき課題（ニーズ）	目標				援助内容					
	長期目標	（期間）	短期目標	（期間）	サービス内容	※1	サービス種別	※2	頻度	期間
脳梗塞と関節リウマチがあり，病状変化を起こしやすい	病状が安定して過ごせる.		安全な受診と病状変化の早期発見		①定期的な受診		本人・家族①	A病院	週2回	
					②受診時の車椅子への移乗介助	○	訪問介護①②	Bヘルパーステーション	週3回	
					③状態観察	○	訪問看護③	C訪問看護ステーション	週2回	
閉じこもりがちなので，運動機能低下が起こりやすく，気分も沈みがち	運動機能が維持でき，生活意欲が向上する		定期的な外出で運動の機会を増やす.		①運動機能向上	○	通所介護①②③	D介護老人保健施設	週5回	
					②日常生活動作訓練					
					③他者との交流					
介助がないと食事の摂取が進まない	できるだけ自立して食事を摂取できる		自助具などの利用に慣れる		①1人で食べられるように配膳工夫		家族①②③			
					②スプーンなど自助具の工夫・利用	○	訪問介護①②③	Bヘルパーステーション	週3回	
					③食事見守り・介助					
入浴等の保清が不十分である	清潔を保持し快適な生活を送れる.		定期的に保清支援を受けられる		①入浴介助	○	通所介護①②③④	D介護老人保健施設	週5回	
					②更衣介助	○	訪問看護②③④	C訪問看護ステーション	週2回	
					③清拭・足浴					
					④状態観察					
介護者が妻しかおらず，緊急時の対応，介護不安の共有ができない	妻が安心して介護と生活の両立ができる		緊急時の対応が整備され，本人と妻の不安が軽減される		①緊急時の代替介護	○	短期入所療養介護①	D介護老人保健施設		
					②在宅療養の助言	○	訪問看護③	C訪問看護ステーション	週2回	
					③本人と家族の思いを聴く					

※1「保険給付対象かどうかの区分」について，保険給付対象内サービスについては○印を付す.
※2「当該サービス提供を行う事業所」について記入する.

●作成のポイント
①療養者・家族の「望むこと」「欲すること」を丁寧に聴き，これまでの人生観，大切にしてきた暮らしや価値観を尊重し理解した上で，顕在的・潜在的ニーズについての判断を伝え，療養者・家族自らが課題を発見できるよう支援する.
②援助内容は，介護保険・行政・地域のサービスから何通りかの選択肢を準備して療養者・家族が選択しやすいよう配慮し，療養者・家族との合意の上で，家族の介護力に見合った計画を立てる.
③長期目標は半年間，短期目標は1〜3カ月を目安とした利用者の努力目標や到達点である.具体的な期間は，その内容や療養者・家族の状況や介護力を考慮し，療養者・家族とよく相談して決定する.
④「自立支援と尊厳保持」「自助・互助・共助・公助による総合的支援」「地域との関係性を大切にした暮らしの支援」「医療と介護の一体的なサービス提供」が考慮されているかを確認する.
⑤効果と効率が考慮され適正な料金になっているか，緊急事態の予測と緊急時の体制について，必要性の判断の下で考えられているかを確認する.

図6.1-3　第2表　居宅サービス計画の例

第３表

利用者名　A　様　　　　週間サービス計画表　　　　作成年月日　○年○月○日

		月	火	水	木	金	土	日	主な日常生活上の活動
深夜	4:00								
早朝	6:00								起床，妻による排泄介助 朝食，妻による介助
	8:00								テレビ視聴
午前	10:00	通所リハビリ		通所リハビリ		通所リハビリ	訪問看護		妻による排泄介助 昼食，妻による介助
	12:00	通所リハビリ		通所リハビリ		通所リハビリ			
午後	14:00	通所リハビリ		通所リハビリ		通所リハビリ			妻による排泄介助
	16:00								
	18:00								夕食，妻による介助 テレビ視聴
夜間	20:00								妻による排泄介助（夜間はおむつ使用）
	22:00								就寝
深夜	24:00								
	2:00								

週単位以外のサービス	医療：２週に１回病院，受診（介護タクシー利用）　福祉用具貸与（車椅子），昼食配膳サービス（月～金） ショートステイ利用（必要時），民生委員の見守り訪問，介護者の会への参加

●作成のポイント
週単位での支援やサービス内容，時間帯の計画の一覧表である．改めて療養者・家族の生活全体をとらえ直し，支援目標に沿った計画かを療養者・家族と共に確認する．

図6.1-4　第３表　週間サービス計画表の例

第４表

サービス担当者会議の要点

利用者名　A　様　　　　居宅サービス計画作成者（担当者）氏名　○○○○

開催日　　　年○月○日　　　　時間　　：　～　：　　　開催場所

	所属（職種）	氏　名	所属（職種）	氏　名	所属（職種）	氏　名
会議出席者	本人	Aさん	B福祉用具事業所	○○	E介護老人保健施設	○○
	家族（妻）	○○	C訪問看護ステーション	○○		
	在宅医師	○○	D通所リハビリテーション	○○		
議　題	現在の状態とAさんの要望に関する情報共有．現在の課題と新たなサービス内容の検討．					
検討内容	・Aさん：家にずっといるのも飽きましたし，妻をもう少し自由にさせてやりたいのでデイに行こうと思います． ・Aさん妻：新しい友人をつくってもらえたら，夫にとってもよいと思っています．これからの人生は長いので，私も自分の生活を取り戻せたらと思います． ・B福祉用具事業所：自分で安全に歩行できて，疲れたら休めるようなものに変えましょう． ・C訪問看護ステーション：嚥下訓練を続けながら，脳梗塞の再発防止に努めます．関節リウマチが悪化しないように服薬管理，また通所リハビリテーションと連携していきたいので連絡ノートで情報の交換や共有をしたいです． ・D通所リハビリテーション：先日の見学から積極的に取り組まれている様子でした．Aさんのペースに合わせて安全にリハビリを進めていければと思います．					
結　論	・C訪問看護ステーション：（土）１時間，祝日は休み． ・D通所リハビリテーション：（月・水・金）４～６時間，祝日休み．感染症の流行時は休む． ・B福祉用具事業所：車椅子レンタル．					
残された課題	・自宅に段差が多く，浴室・トイレにも十分な手すりがないため，関節リウマチが悪化しても対応できる住宅改修を検討する． 次回更新時（１年後）					

●作成のポイント
①居宅サービス計画書案をもとに関係者で話し合い，「検討項目，検討内容，結論，残された課題」に分けて記録する．
②療養者が主体的に参画できているか，インフォーマルサービスが入っているか，緊急時の確認ができているかを見直し，修正点を記載する．

図6.1-5　第４表　サービス担当者会議の要点の例

第5表

作成年月日	○年　○月　○日

利用者名　A　様

居宅介護支援経過記録（簡易版）

居宅サービス計画作成者氏名　○○○○

年月日	内　容	年月日	内　容
○年○月○日	訪問し，Aさんや妻と話をする．		
(火)	Aさんはベッドに寝たまま笑顔で，「風呂に入れるのはいいな」と		
15：00	言う．		
～15：20	妻は，「まだ慣れませんが，皆さんのおかげで何とか生活ができて		
	います」「何とか私が頑張らないと」と言う．		

●**作成のポイント**

①モニタリングの記録である．サービスの提供状況，サービス提供者やケアマネジャーによる評価，療養者・家族の反応や評価がわかるように記す．再アセスメントの資料としても活用する．

②訪問，電話，サービス担当者会議などでの連絡や相談，決定事項などがあった場合，その日付や相談，会議内容，決定事項の内容などとともに，モニタリングを通じて把握した療養者やその家族の意向・満足度等，目標の達成度，事業者との調整内容，居宅サービス計画の変更の必要性（緊急性）なども項目ごとに整理して記載する．

図6.1-6　第5表　居宅介護支援経過の記録例

第6表

認定済・申請中

令和　年　月分　サービス利用票

保険者番号	●●●●●●	保険者名		居宅介護支援事業者事業所名担当者名	ケア●●●●● 電話番号： ●●	作成年月日	令和 年　月　日
被保険者番号	○○○○○●●●●●	フリガナ 被保険者氏名	様	保険者確認印		届出年月日	令和 年　月　日

生年月日	明・大・昭・平 年　月　日	性別	男・女	要介護状態区分 変更後要介護状態区分 変更日	1　2　3　4　5	区分支給限度基準額	単位／月	限度額適用期間	令和　年　月　日から 令和　年　月　日まで	前月までの短期入所利用日数	日

提供時間帯	サービス内容	サービス事業者事業所名	日付	1	2	3	4	5	6	7	8	9	10	11	12	13	14	15	16	17	18	19	20	21	22	23	24	25	26	27	28	29	30		合計回数
			曜日	日	月	火	水	木	金	土	日	月	火	水	木	金	土	日	月	火	水	木	金	土	日	月	火	水	木	金	土	日	月		
～		C訪問看護ステーション	予定							1							1							1							1				4
			実績							1							1							1							1				4
		B福祉用具	予定																																1
			実績																																1
		D通所リハビリ	予定		1		1		1			1		1		1			1		1		1			1		1		1			1		13
			実績		1		1		1			1		1		1			1		1		1			1		1		1			1		13
			予定																																
			実績																																
			予定																																
			実績																																
			予定																																
			実績																																
			予定																																
			実績																																
			予定																																
			実績																																

療養者・家族に1カ月のサービス計画を確認してもらう際に用いる様式．利用者・家族に確認してもらった後に確認印をもらう．
ケアマネジャーからサービス事業者に渡される場合，「サービス提供票」とされる．

図6.1-7　第6表　サービス利用票の例

利用者名　○○○○様　　　　　　令和　年　　月分サービス利用票別表

第7表

区分支給限度管理・利用者負担計算

事業所名	事業所番号	サービス内容/種類	サービスコード	単位数	割引適用後 率%	割引適用後 単位数	回数	サービス単位／金額	種類支給限度基準を超える単位数	種類支給限度基準内単位数	区分支給限度基準を超える単位数	区分支給限度基準内単位数	単位数単価	費用総額(保険対象分)	給付率(%)	保険給付額	利用者負担(保険対象分)	利用者負担(全額負担分)
C訪問看護ステーション	●●●●●●●●	訪看 I 3		816			8											
B福祉用具	●●●●●●●●																	
D通所リハビリ	●●●●●●●●																	
			区分支給限度基準額(単位)			合計												

種類別支給限度管理

サービス種類	種類支給限度基準額(単位)	合計単位数	種類支給限度基準を超える単位数	サービス種類	種類支給限度基準額(単位)	合計単位数	種類支給限度基準を超える単位数
●●●●●							
●●●●●							
●●●●●							
			合計				

要介護認定期間中の短期入所利用日数

前月までの利用日数	当月の計画利用日数	累積利用日数
0	0	0

サービス事業所に1カ月のサービス計画を提示するための様式であるため，確認印の欄がないものの，第6表と同様の内容となっている．

図6.1-8　第7表　サービス利用票別表の例

❻モニタリング（評価）

　モニタリングとは，現状を観察して把握することである．要介護者等に対して必要なサービスが提供されているかどうか，状況の変化に応じて利用者の新たなニーズが発生していないかなど，療養者との直接的面談を通して現状を把握する．ケアマネジャーは療養者との面接を1カ月に1回行い，モニタリングの結果を第5表（図6.1-6）に記録する．療養者の状況に変化があれば，適宜ケアプランを変更する．

❼クローズ（終結）または再アセスメント

　療養者が死亡したときや介護保険サービスが不要になったとき，介護保険制度におけるケアマネジメントをクローズ（終結）させる．

　療養者の容態の悪化や療養者・家族に生活上の課題が発生した場合は，あらためて療養者・家族の在宅療養に関する意欲やセルフケア能力を見極め，適切な支援体制の再構築を行う．

4 さまざまな人に向けたケアマネジメント

　介護保険の対象外である39歳以下の療養者では，訪問看護サービスは医療保険制度によるものであるが，訪問看護以外にも活用できるサービスが存在する．ここでは，訪問看護以外の，療養者（児）とその家族が在宅で自分たちらしく暮らせるようにするしくみを取り上げる．

1 障害がある人に対する相談支援事業

　身体障害，知的障害，精神障害等をもつ人に対して，①障害福祉サービス等の利用計画の作成，②地域生活への移行に向けた支援（地域移行支援・地域密着支援），③一般的な相談対応（サービス利用のための情報提供や相談，社会資源の活用の支援等），④一般住宅への入居・生活の支援（入居支援，居住のための調整），⑤成年後見制度の利用促進（経費助成）等の相談支援事業があり，自治体を中心に実施されている．

　このうち，①は障害者総合支援法や児童福祉法の対象であり，介護保険制度に基づくケアマネジメントと同様の過程を経て障害福祉サービス等の利用計画が作成される．

　障害福祉サービス等の利用計画を立てることにより，ニーズに基づいた本人中心の支援ができる，チームによる質の高いサービスが提供できる，サービス提供（支給決定）の根拠となる，地域全体のサービス充実の契機となる等の利点がある．

2 相談支援専門員によるケアマネジメントのポイント

　相談支援専門員が障害者（児）の障害福祉サービス等の利用計画（個別支援計画）を作成する際のポイントとして，①自立支援計画であるとともに基本的人権を享受する個人としての尊厳に相応しい計画，②総合支援計画，③ライフステージを加味した将来計画，④ライフステージを通して一貫した支援計画，⑤不足するサービス・資源を考える契機，⑥ネットワークによる協働，という六つの視点が示されており，相談支援専門員はケアマネジメントの全ての過程でこれらに意識的に向き合う必要がある．

　ケアマネジャーと相談支援専門員によるケアマネジメント過程では，ケアプランの作成までは同様の過程を経るものの，相談支援専門員による障害者（児）を対象としたケアマネジメントでは，「ニーズに基づく」をはじめ，「エンパワメント」「アドボカシー」「中立・公平」という，ケアマネジメントの前提となるような視点が挙げられている．意識的に確認しないと失念してしまうことがある現状を理解し，サービス担当者会議等でも注意深く確認していく必要がある．

plus α

サービス等利用計画作成時の八つの視点

①エンパワメントの視点が入っているか
②アドボカシーの視点が入っているか
③トータルな生活を支援する計画か
④連携・チーム計画か
⑤サービス等調整会議が開催されているか
⑥ニーズに基づいた計画か
⑦中立・公平な計画か
⑧生活の質を向上させる計画か
（サービス等利用計画作成サポートブック）

5 看護が担うケースマネジメント／ケアマネジメントの実践

1 看護師がケアプランを把握することの重要性

　地域で働く看護師，特に訪問看護や看護小規模多機能型居宅介護などに従事する看護師は，療養者の在宅での生活を知り，生活に直接関わる援助を提供する役割を担う．訪問看護でいうと，療養者の1日の過ごし方や1週間の過ごし方，1カ月の過ごし方まで考慮して，毎回の訪問看護を提供することが重要である．

➡ 看護小規模多機能型居宅介護については，5章2節9項p.151参照.

　例えば，日中は独居の療養者の場合，昼食は誰が準備しているのか，家族は何時に帰宅するのかなどの情報があれば，本人や家族の状況に変化が生じたとき，早期にサービスを調整し，必要な援助を行うことができる．また，訪問看護の翌日にデイサービスで入浴することを知っていれば，連日必要な創処置などをデイサービスの看護職に依頼することを検討できる．訪問看護の2時間後に訪問介護があり，食事介助が行われることを把握していれば，その日の療養者の体調に応じた注意点を介護職に伝達することができる．このように，訪問看護で何をするかだけでなく，看護師が訪問しない時間にも目を向けることが，生活をみる視点の第一歩ともいえる．

　療養者の生活全般を支援するために，フォーマル・インフォーマルなサービスを組み立てたものが**ケアプラン**である．訪問看護はその一部を担うサービスであり，それに加えて，地域内での住民同士のサポートなども療養者の生活を支えている．看護師が，療養者の日々の過ごし方や利用しているサービス全体を把握した上で訪問看護を実施することは，療養者や家族の変化をタイムリーにとらえ，必要な支援がスムーズに提供されるために必要なことである．

2 訪問看護実践としてのケアマネジメント

　介護保険制度が施行された当初は，訪問看護師がケアマネジャー業務を兼任することも珍しくなかった．その後，ケアマネジャーに求められる業務が増えたこともあり，ケアマネジャーの専任化が進んだ．こうした業務上の分担は必要であり，さまざまな立場や視点をもつ複数の専門職が療養者に関わることのメリットは大きい．また，訪問看護師が看護業務に専念することで，実現できる療養者への支援もあるだろう．しかし，訪問看護師がケアプランの立案に直接関与しなくなったことで，「ケアプランはケアマネジャーが考えるもの」「ケアプランの訪問看護の内容に挙がっていないことはしない」という姿勢の訪問看護師が増えるという危惧もある．

　前述したように，療養者の生活を知ることは，訪問看護師にとって必要なことである．同時に，看護職の視点から療養者の健康状態や生活状況をアセスメントしてケアプラン全体を評価し，ケアマネジャーにケアプランの追加や変更を提案することも看護職の重要な役割である．療養者の体調や心身の機能は病

plus α
ケアマネジャーの専任化

ケアマネジャーの専任化の理由として，高齢世帯や独居の高齢者，医療依存度の高い療養者の増加などによりニーズが多様化したこと，また，介護保険制度や運用の改定により業務が複雑化したことなどが考えられる．

状の進行や加齢に伴い，さまざまなスパンで変化する．そのため，療養者の自立を支え，快適で安全な生活を継続できるケアプランにするためには，多職種のアセスメントが統合され，ケアプランに反映されることが必要である．

3 訪問看護とケアマネジメントの関係

看護師は，ケアプランの方向性に沿って訪問看護計画を立案し，訪問看護を提供する．そして，日々の看護実践を評価し，訪問看護計画を修正する．その後，修正した看護計画を実施し再度評価する，というように，**PDCAサイクル***に沿って実践する．訪問看護師が療養者や家族の状況をアセスメントし，訪問看護の内容を大きく変更する必要がある場合や，訪問看護以外のサービスを変更する必要があると判断した際には，ケアマネジャーにケアプランの変更について提案・相談することも訪問看護師に求められる能力である．そのためには，ケアマネジャーをはじめとする多職種の役割や専門性を知ることから始め，各支援者が何を目指して何をしているのかということを互いに理解し合えるように，日常的に連携し合う関係を築くことが重要である．訪問看護の場面では見えない状況を多職種から聞くことで，より療養者の状況に合った訪問看護計画に修正することも可能となる（図6.1-9）．

また，多職種・多事業所のチームで関わる場合には，チームメンバーが療養者と出会う場面もそれぞれ異なるため，療養者は相談しやすい場所や相手を選ぶことができる．療養者の了解を得た上で支援者間でも情報共有や意見交換を行い，療養者が自分なりの生活のしかたを決められるように情報提供をしたり，療養者の思いを聞いて相談にのったりするなどの支援が求められる．

4 療養者と家族の生活を見据えた視点

時に，家族が心身や経済的に困難を抱えている，十分な介護力がない，そもそも介護をするつもりがないなど，さまざまな家庭環境を目の当たりにすることがある．それらは，介護サービスの利用を勧めることで解決するだろうか．

家族の事情にそぐわなければ，家族が一方的な押し付けと感じてしまい，訪問看護やその他の支援者との関係が途切れてしまう可能性がある．まずは療養者の心身や生活状況に関する客観的事実を支援者間で共有し，その状況を療養者や家族がどのように考えているのかを丁寧に聞く姿勢が必要である．

> **用語解説***
> **PDCAサイクル**
> plan（計画），do（実行），check（評価），act（改善）の四つのステップを繰り返しながら業務改善や目標達成を目指すフレームワークで，看護現場においても活用されている．

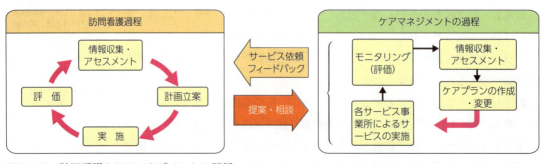

図6.1-9　訪問看護とケアマネジメントの関係

6 地域包括ケアと地域ケア会議

1 地域ケア会議とは

地域ケア会議は，高齢者個人に対する支援の充実と，それを支える社会基盤の整備とを同時に進めていく，地域包括ケアシステムの実現に向けた手法である[9]．

具体的には，地域包括支援センター等が会議を主催し，医療・介護職が協働して高齢者の個別課題の解決を図るとともに，ケアマネジャーが行う自立支援に必要となるケアマネジメントの実践力を高める．次に，個別ケースの課題分析等を積み重ねることにより，地域に共通した課題を明確化する．そして，共有された地域課題の解決に必要な資源開発や地域づくり，さらには介護保険計画への反映などの政策形成につなげる，という一連の動きとなる．

2 地域ケア会議の五つの機能

2013（平成25）年2月に厚生労働省から各都道府県介護保険担当課に示された資料によると，地域ケア会議は，①個別課題解決機能，②ネットワーク構築機能，③地域課題発見機能，④地域づくり・資源開発機能，⑤政策形成機能の五つの機能をもつ．規模・範囲・構造としては，個別事例レベル，日常生活圏域レベル，市町村・地域全体レベルがあり，それぞれの規模に応じた対応をしつつ有機的に関連し合っている．また，これらは，個別ケースの検討と地域課題の検討に大別され，個別ケースの検討をもとに地域課題の検討を行うことで，「地域包括ケアシステムの実現による地域住民の安心・安全とQOLの向上」を目指している（**図6.1-10**）．

3 地域ケア会議の設置主体と関係職種

地域ケア会議の設置主体は，地域包括支援センターまたは市町村である．個別事例レベルや日常生活圏域レベルでは地域包括支援センターが主催となることが多く，市町村・地域全体レベルでは市町村が主催する．

会議に参加する主な構成員は，自治体職員，地域包括支援センター職員，ケアマネジャー，介護事業者，民生委員，作業療法士，理学療法士，言語聴覚士，医師，歯科医師，薬剤師，看護師，管理栄養士，歯科衛生士，警察官，消防士，弁護士等である．

このように多機関・多職種が集まり，週1回～年1回で行われるため，会議を有効に活用するためには事前の調整などの開催準備が重要になる．司会者は，すべての参加者が意見を言えるような場をつくり，開催目的・目標に沿って意見をまとめ，参加者の同意を得ながら進めることが大切である．

4 地域ケア会議における看護職の役割

地域ケア会議において看護職は，会議の主催者や司会者になるかどうかで役割が変わってくる．市町村・地域全体レベルの地域ケア会議で主催者や司会者になる場合は，事前の準備や連絡を行うとともに，当日は参加者全員に意見を出してもらえるような進行を心掛け，次回につながるように意見をまとめる役

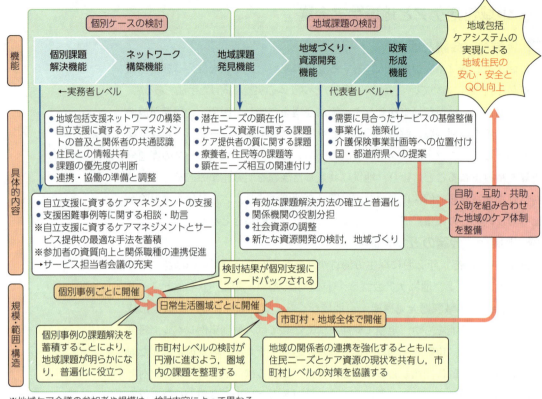

※地域ケア会議の参加者や規模は，検討内容によって異なる．
厚生労働省．"「地域ケア会議」の5つの機能"．「地域ケア会議」に関するQ&Aの送付について（参考資料）．2013．

図6.1-10　地域ケア会議の五つの機能

割を担う．個別事例レベルや日常生活圏域レベルの地域ケア会議では，地域包括支援センターの主任ケアマネジャーが司会を務めることが多く，その場合は会議の準備や連絡が主な役割となる．

　また，地域ケア会議を有意義に活用するためには，会議の運営だけに注目するのではなく，日ごろの多職種との連携や地域づくりなどの地道な活動が必須となる．

　保健・医療・福祉の全体を考えた場合，保健・医療の知識と経験を併せてもっている職種は看護職だけであり，自立支援やグループ支援の技術（エンパワメントなど）を得意とするのも看護職の特徴である．さらに，地域特性を把握することと将来の健康問題を予測して予防する視点をもつことも看護職の役割であるため，看護職としてはこれらの特徴を十分に生かした上で，多職種と協働することが重要である．具体的には，次の①～③などの活動を通して，地域づくりを多職種と共に考えていくことが大切である．
①関係職種と，日々顔の見える関係づくりに努める．
②民生委員や住民代表者などと，小規模集団への介護予防支援を行う．
③民生委員や住民代表者と協働して自主グループ支援を行う．

7 演習をやってみよう

ケースマネジメント演習とは，**ケースメソッド**[*]型のグループワークであり，4～6人を1グループとして，一つの事例を中心に療養者・家族の疾患や状況，思いに応じて，どのようなサービスや制度を活用できるのかを検討し，具体的なケアプランの立案までを行うものである．最終的にはPowerPointなどで作成したスライド資料を成果物として，グループごとのケアマネジメント発表会を実施する．到達目標は次の通りである．

- 療養者と家族の特性に応じて活用可能な社会資源について説明できる．
- 療養者の思いをかなえるケアマネジメントを考え，発表することができる．
- 地域包括ケアシステムにおける関連機関・職種との連携のあり方や看護の役割を考えることができる．

以後，グループワークにて作成するスライド資料の例を明示しながら解説を進める．

> **用語解説** *
> **ケースメソッド**
> 具体的な事例を用い，疑似体験を通じて問題解決を学ぶ教育手法．実践に近い状況で考えることで，現場で同様の問題が発生した際，迅速かつ効果的に対応できる力を養う．

まずはグループワークに先立ち，シナリオの作成が必要となる．グループワークの際に提示するシナリオは，訪問看護を導入して在宅療養を続けている事例として，5事例（脳血管疾患で要介護状態，がん末期，難病，小児，認知症）程度を準備するとよいが，疾患の程度・進行状態や要介護度，年齢や性別，家族構成，年収，価値観・信条等は自由とする．シナリオ作成は，実践事例を紹介している資料や書籍が参考になる．

演習をやってみよう ❷

》ケースマネジメント演習の進め方

① 事例の状況や療養者・家族の思い，家族構成や関係性について検討してみよう

まずは事例の療養者が居住する自治体をグループで選択し，療養者と家族を想定して，架空の人物の立場に立ち，その人物の生活についてグループ内で討論しながら，生活状況および療養環境に対する想像を自由に膨らませる．事例となる療養者・家族を各グループなりに練り上げていくことで療養者・家族の状況や生活の理解につながり，療養者・家族の抱える思いをくみ取る力となる．

> 「○○市で生活する事例を支援する」という視点を意識することで，地域性や自治体独自の資源への深い理解につながる．

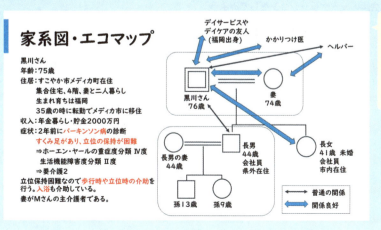

> 状況設定となる症状や障害の程度を検討することで，療養者の身体的アセスメントを深められる．
> 家系図やエコマップも含めてまとめると，全体像がつかみやすくわかりやすい．

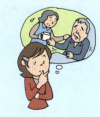

本人・妻・家族の気持ち

黒川さん	妻がたくさん手伝ってくれて本当に感謝しています。ヘルパーさんの力も借りていますが、妻が頑張りすぎて体調を崩さないか心配になる時があります…。 デイサービスやデイケアに、同じ福岡出身の方々がいて、その方々とお話しをするのが楽しみです。
妻	今までは、ヘルパーさんの力を借りながら、子どもたちにはあまり迷惑をかけないで2人で自宅で過ごしてきたので、今後も基本的な生活スタイルは変えたくないです。
長男 県外在住	県外に住んでいて、仕事もあるし家族もいるから、介護の手伝いは難しいかな。 両親の様子が気になるので、毎週末に電話をして、話しています。 両親は、電話越しに孫たちの声が聞けるのが嬉しいみたいです。
長女	私も仕事が忙しくて、頻繁な介護の手伝いは難しいかな。 でも私にできることがあれば、力になりたいです。

ところが最近・・・
　妻：「椅子から立ち上がる際にぎっくり腰に…体力的に介護をするのが無理だと感じることがある。正直夫の介助が大変で、特に入浴の介助が辛い。」

　黒川さん：「妻の介助が減ったことで、あまり歩行しなくなった。臥床時間が長くなったことで、仙骨部に褥瘡ができてしまった。
　下半身の筋力が低下した気がしていて、歩くのも大変だと感じる ようになった…」

> 療養者・家族の気持ちを想像することで，背景や希望に強く関心を寄せることにつながり，ニーズや生活背景，家族のセルフケア機能等のアセスメントを実践できる．

さらに，間取り図を活用して具体的な生活環境をイメージすることで療養生活における支援ニーズを検討する．

特に生活環境（居住形態，段差，間取りなど）を具体化することで，普段はどの部屋でどのような生活を送っているのかという想像を膨らませられる．これにより，社会資源の活用（自宅の改修，福祉用具の使用など）の検討がより質の高いものとなる．

間取り図（問題・改修点）

段差が大きい土間【玄関】
廊下に上がるには高い段差を超えなくてはいけない
・車椅子が通りやすいよう，スロープを設置する

【黒川さんの生活スペース】
今までは就寝時は和室で布団を敷いて生活
起き上がる際に負担が大きく，介護しにくい環境
各洋室は長男・長女の部屋としてそのまま
・ベッドと車椅子を入れても十分なスペースのある部屋となるよう娘に自身の部屋を片付けてもらう
・介護用ベッドを設置し，外出時には車椅子を使用する

【トイレ】
つかまることができる場所がない
・手すりを設置する

【廊下】
居室の間仕切りや，床に数センチほどの段差があり，今までも転びそうになったことがあった
・敷居の段差を解消する
・天井照明を明るくし，足元を見やすくする

❷ 事例に活用できるサービスや資源を整理してみよう

事例を練り上げられたら，支援に当たり使用できる社会保障制度やサービス資源の整理を行う．年齢や疾患などによって活用できる社会保障制度に違いが出てくることがポイントであり，「△△病で○○歳の療養者」はどの制度を利用できるかを主体的に学ぶことで，制度への理解が深まる．

整理を行った後，事例に合ったケアプラン原案を作成する．ケアプランは❹で示すように週間予定と実際の生活が見える形にすると，全体像の理解につながる．

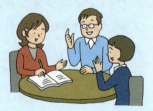

❸ ケアマネジメントに必要な会議のシミュレーションをしてみよう

ケアプランの原案を作成したら，療養者・家族および関係者と調整する会議の場をシミュレーションする．これによってケアマネジャー・相談員の役割や他職種の役割，看護の役割の整理ができる．

ここではサービス担当者会議を例として挙げるが，事例に合わせて適切な会議の場を検討するとよい．

サービス担当者会議

出席者：黒川さん　妻　医師　訪問看護師　ケアマネジャー　ヘルパー
課題：保険制度について・住宅改修や福祉用品について・受けられるサービスについてなど

黒川さん：腰に赤いものができちゃって…

訪問看護師：「軽度」の褥瘡がみられますね．わかりやすく言うと床ずれです．褥瘡のケアは医療行為になるので，ヘルパーさんはできなくてですね…ケアのために訪問看護を導入してみませんか？

妻：そういったものがあるのですね．ぜひ利用したいです．
あと，夜間に何かあると私では対応しきれなかったらどうしようと不安です．

ケアマネジャー：ご主人はパーキンソン病（ホーエン・ヤールの重症度分類が3度以上かつ生活機能障害度がⅡ度またはⅢ度）で，厚生労働大臣が定める疾病です．そのため，訪問看護は医療保険の適用で行われますよ．

医師：すくみ足や立位保持困難に加えて，臥床時間が長くなったことで下肢の筋力が低下，歩行困難もみられたので，要介護2から3の要請をして，この度変更になりました．

妻：ありがとうございます．主人が楽に過ごせるように，介護用ベッドと車椅子を借りたいです．
それと，車椅子が通れるように，スロープもあると助かるな、なんて考えています．

ケアマネジャー：介護保険で借りられますよ．ほかにお困りなことはありますか？

妻：トイレです．いつも危なくて．つかまれるように手すりも欲しいですね．
それから車椅子が通れるように，引き戸に替えたいです．

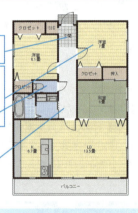

❹ 取り組んだケアマネジメントをまとめよう

ケアマネジメントのまとめとして，検討したケアプランや資源活用を週間予定にまとめる．療養者の日々の過ごし方や利用しているサービス全体を網羅することで，ケアプランの意図や療養者・家族の生活への影響が可視化でき，必要な支援が円滑に提供できる．

変更後の1週間のケアプラン

新たに加わったサービス

	月	火	水	木	金	土	日
午前	通所リハビリ	訪問介護			通所介護	訪問介護	
午後	訪問看護		訪問入浴介護	居宅療養管理指導	訪問看護		
夜間	訪問看護ステーションによる24時間対応体制の利用 深夜・早朝・夜間は妻による介護						
土日	長女に2週間に1回，土曜日の午後から日曜日の午前まで介護の手伝いをしてもらう 訪問看護ステーションによる24時間対応体制の利用 すこやか市のパーキンソン患者家族会を紹介し，月1回参加するようになった						
福祉用具	車椅子・特殊寝台・玄関スロープ・トイレ用の手すり						

- 入浴を通所または訪問入浴介護にして，妻の負担を軽減する．
- 長女にも協力してもらい，妻の休息を確保する．今後，病状の進行に合わせて訪問介護の回数を増やす．

> 選択した自治体の社会保障制度や支援のうち，事例に対して選択したサービスとその理由を示すのがポイントとなる．

❺ ケアマネジメント演習の成果を発表してみよう

6グループずつに分かれてスライド資料を用いて発表し，1グループあたり10〜12分で発表と質疑応答を行う．以下のポイントを踏まえて学生が相互に評価者となる．

発表の場を通して，各グループの療養者・家族の思いや状況に関心を向け，事例によって異なる在宅療養環境と療養者・家族のニーズに応じたケアマネジメントを学び合う．

- **家系図・エコマップ**：見やすいか，十分に検討されているかなど
- **療養者・家族の思い，様態・状況**：十分に検討されて示されているか
- **ケアマネジメント会議と参加する専門職**：適切に示されているか
- **社会保障制度**：使用可能なものと使用するものが示されているか
- **療養者・家族の思いや様態・状況に合ったサービス**：適切に示されているか
- **発表および発表資料**：声や文字の大きさや配置が適切か，工夫されているか

≫ 演習実施のポイント

本演習はグループディスカッション型のアクティブラーニングの実践であり，ケースを想定して，架空の事例・家族・支援者の立場に立って討論しながら解決策を探っていくものである．学習者の主体性を養うため，また，自分にはなかった他者の視点に気付くことも学びとなるため，グループ内で分業して演習を進めるのではなく，自由なディスカッションと，サービス担当者会議のような全員で作り上げていくプロセスを大切にして進めてもらいたい．

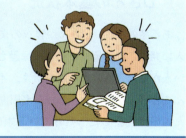

2 事例：地域の課題解決に発展したケース

事例

プロフィール

　Dさん，80歳，女性．1人暮らしの主婦．
　夫は5年前，75歳の時に肝臓癌で他界．一人娘（50歳）は県外に在住している（図6.2-1）．
　首都圏に在住していたが，夫の死を機に自分のふるさとである地方に転居してきた．住まいは持ち家で，2階建ての一軒家である．自宅の庭でガーデニングをしたり，料理を作って近所の人にふるまったりするのが，何よりの楽しみだった．

現病歴・既往歴

　脂質異常症と萎縮性胃炎に罹患し，近所のクリニックに通院して内服薬を処方してもらっていた．ADL・IADLともに自立しており，介護保険サービスの利用経験はない．

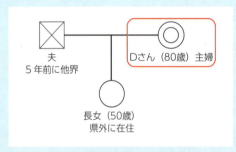 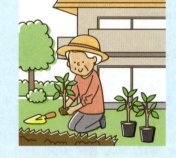

図6.2-1　Dさんの家族構成

1 Dさんの基本状況

　ある冬の深夜，Dさんが寝衣のまま道路を歩いているところを通行人に発見され，警察に通報・保護された．Dさんは警察官に「知らない人が家に来る」と何度も訴え，不安な表情を見せた．警察官はDさんを自宅に送り届け，Dさん宅周囲の警備を強化するとともに，Dさんの娘に連絡した．県外にいる娘は難病を患って自宅療養をしており，最近は母親とも疎遠になっていた．娘は，すぐに母親のもとに駆けつけられないことから，母親が在住する市の地域包括支援センターに連絡し，母親の様子が気になることを相談した．

　相談を受けた地域包括支援センターの保健師とケアマネジャーがDさん宅を訪問すると，カーテンが閉め切られ，家の中は物があふれかえった状態であった．Dさんは不穏状態で表情にこわばりがみられ，「男の人が家の中をのぞいている」としきりに不安を訴えた．地域包括支援センターの職員は娘と連絡を取り，Dさんにかかりつけ医の受診を勧めた．かかりつけ医からは，Dさんに

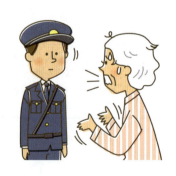

認知症の疑いがあることから，地域の**認知症疾患医療センター***で詳しい検査を受けることを勧められ，娘とともに受診する予定となった．

認知症疾患医療センターでの診察や画像検査の結果，Dさんは**レビー小体型認知症***であると診断され，入院することになった．この時のDさんは，身長163cm，体重40kgで，低栄養状態と睡眠障害が生じていた．

入院による薬物療法とリハビリテーションで不穏状態は軽減し，「自宅に戻りたい」というDさんの強い希望に従って，在宅で療養することになった．同時に，地域包括支援センターのケアマネジャーにより介護保険の申請が行われ，要介護１と認定された．そこで，週５回の訪問介護と週２回の訪問看護サービスを導入し，退院後１週間だけ，娘が一緒に生活をすることとなった．その間に今後の方針を検討することになり，サービス担当者会議を開催した．

2 サービス担当者会議の開催

サービス担当者会議は市の地域包括支援センターが主体となって開催され，Dさんの娘，地域包括支援センター職員，ケアマネジャー，介護事業者，民生委員，かかりつけ医，訪問看護師，警察職員が参加した．そこでは，再びDさんが１人暮らしとなった際の支援策について話し合われた．

訪問看護師も会議において以下の意見を述べた．

• Dさんの状態を悪化させないために，服薬管理は介護職と連携して進めること
• 身体の不調や生活上の障害，生活のしづらさを早期に把握していくこと
• パーキンソン病の症状（すくみ足，小刻み歩行，軽い振戦など）で転倒の危険性があるため，手すりを設置するなどの環境整備が必要であること
• 離れて暮らす娘への精神的なサポートも必要であること
• 専門職だけの見守りでは十分ではないため，民生委員をはじめとする近隣住民の理解が必要であること

娘からは「近隣住民に母親の状態を知っておいてほしい」という理解が得られたため，民生委員を通じて近隣住民に，Dさんの状態についての説明と，１人で歩いていたら声を掛けるよう依頼が出された．警察職員からは，「認知症高齢者等の見守り・SOSネットワーク」について説明があり，Dさんが行方不明になった場合に少しでも早く発見できるようDさん家族に登録しておいてもらうほか，Dさんが安心して外出できるように，地域の見守り体制の強化と行方不明の未然防止について対策を講じることとなった．Dさんは少しずつ行動・心理症状が減少し，認知症対応型通所介護を利用できるようになった．

3 地域ケア会議への参加

サービス担当者会議から３カ月が経過したころ，地域包括支援センターの職員から，訪問看護ステーションの訪問看護師に「最近，この地域の認知症高齢者が一人歩きをし，その後，行方不明となる事例が複数回生じている．認知

用語解説 *
認知症疾患医療センター

認知症の人の医療相談や診察に応じる専門の医療機関であり，都道府県知事または政令指定都市市長が指定する病院に設置されている．もの忘れ相談から診断，治療，介護保険申請の相談まで，認知症に関する支援を包括的に提供する．

用語解説 *
レビー小体型認知症

レビー小体という構造物が大脳皮質や脳幹に蓄積することで生じる，認知症を主な症状とする疾患．認知症症状のほか，認知機能の変動，幻視，パーキンソン病症状などが特徴的な症状である．

➡ 認知症高齢者等の見守り・SOSネットワークについては，３章４節４項p.95参照．

➡ 認知症対応型通所介護については，p.272 **資料**4参照．

6

在宅看護におけるケースマネジメント／ケアマネジメント

177

症の人ができる限り住み慣れた地域で，良い環境で暮らし続けられるよう考えたいので，地域ケア会議に参加してもらえないか」という相談があった.

　会議には，Dさんのサービス担当者会議の組織メンバーに加え，自治体職員，薬局の薬剤師，弁護士，商店街の代表者，学校・PTAからも参加があった. 自治体職員からは，**認知症サポーター***養成講座を開催しており，その受講者が年々増加していること，一方で，受講者の中には「実際に一人歩きをしている高齢者にどう話し掛ければよいかわからない」という声があることが報告された. そこで，小中学生や企業の社員等，あらゆる地域住民が参加し，その地域で認知症高齢者が行方不明になった場合の捜索模擬訓練を実施することとなった. 訪問看護師も，1人暮らし高齢者の安全確認や行方不明者の早期発見・保護を目的に，地域での見守り体制を整備・強化していくメンバーの一員として，積極的に参加している.

用語解説 *
認知症サポーター

特定非営利活動法人「地域ケア政策ネットワーク全国キャラバンメイト連絡協議会」が実施する「認知症サポーターキャラバン事業」における養成講座を受講・修了した者で，認知症を正しく理解し，偏見をもたず，認知症の人やその家族を温かく見守る応援者.

📖 引用・参考文献

1) 松村明編. 大辞林. 第4版, 電子版. 三省堂, 2019.
2) 高齢者介護・自立支援システム研究会. 新たな高齢者介護システムの構築を目指して. 1994. http://www.ipss.go.jp/publication/j/shiryou/no.13/data/shiryou/syakaifukushi/514.pdf, (参照2024-07-03).
3) 河野高志. 多分野のソーシャルワーク実践におけるケアマネジメント展開の比較. 福岡県立大学人間社会学部紀要. 2015, 24 (1), p.1-15. http://www.fukuoka-pu.ac.jp/kiyou/kiyo24_1/2401_kono.pdf, (参照2024-07-03).
4) 社会・援護局障害保健福祉部. 相談支援の手引き. 第2版, 厚生労働省, 2005. https://www.mhlw.go.jp/topics/2005/04/tp0428-1h/04-2a.html, (参照2023-12-05).
5) 老人保健福祉審議会. 高齢者介護保険制度の創設について. 1996. http://www.ipss.go.jp/publication/j/shiryou/no.13/data/shiryou/syakaifukushi/993.pdf, (参照2024-07-03).
6) WAM NET. 福祉医療機構. https://www.wam.go.jp/content/wamnet/pcpub/top/, (参照2024-09-17).
7) ケアプラン点検の基礎知識：平成28年度厚生労働省老人保健事業推進費等補助金（老人保健健康増進等事業分）. 三菱総合研究所, 2017. https://pubpjt.mri.co.jp/pjt_related/roujinhoken/jql43u00000001m5-att/H28_25.pdf, (参照2024-07-03).
8) 社会保障審議会介護保険部会. ケアマネジメントのあり方. 資料3. 厚生労働省, 2016. https://www.mhlw.go.jp/file/05-Shingikai-12601000-Seisakutoukatsukan-Sanjikanshitsu_Shakaihoshoutantou/0000122358.pdf, (参照2024-07-03).
9) 老人保健福祉局. 介護サービス計画書の様式及び課題分析標準項目の提示について. 厚生省, 1999.
10) 厚生労働省. 地域ケア会議について. https://www.mhlw.go.jp/seisakunitsuite/bunya/hukushi_kaigo/kaigo_koureisha/chiiki-houkatsu/dl/link3-1.pdf, (参照2024-07-03).

📎 重要用語

ケアマネジメント	相談支援専門員	サービス担当者会議
ケースマネジメント	介護サービス計画（ケアプラン）	地域ケア会議
介護支援専門員（ケアマネジャー）	介護支援サービス	ケースマネジメント演習

◆ 学習参考文献

❶ 村上靖彦. ケアとは何か：看護・福祉で大事なこと. 中央公論新社, 2021.
　臨床行為を超えたケアの本質について，看護の現象学の第一人者が論じている.

❷ 齊木大編・著. 場面別でわかる！「適切なケアマネジメント手法」活用ガイド. 第一法規, 2023.
　ケアマネジャーが効率的・効果的に支援を実現するための適切なケアマネジメント手法について述べられているほか，多職種連携の有効な方法についても論じられている.

7 地域療養を支える 法・制度

学習目標

- 社会資源活用における看護師の役割を理解し，実践に結び付けることができる.
- 在宅で活用できる権利擁護や成年後見制度について理解し，実践に生かすことができる.
- 医療保険制度の概要，給付のしくみが説明できる.
- 介護保険制度の目的，要介護認定と介護サービス計画，サービス内容，介護報酬の概要を説明できる.
- 後期高齢者医療制度の概要が理解できる.
- 高齢者の地域生活を支援する制度について説明できる.
- 身体障害者・知的障害者・精神障害者を支援する制度について説明できる.
- 難病患者の在宅療養を支援する制度について説明できる.
- 子どもの在宅療養を支援する制度について説明できる.
- 生活保護制度の概要について説明できる.

1 法・制度を学ぶに当たって

看護職にとって，関連する法や制度を理解することは，患者などの安全と権利を守り，看護の質を向上させ，医療事故や虐待などのリスクを管理するなど，社会に貢献するために不可欠である．加えて，医療従事者としての責任を果たし，患者・家族や他職種・他機関との信頼関係を構築するための基盤となる．

特に，地域・在宅看護論では法や制度は看護実践の基盤であり，安全で質の高い看護実践，療養者のQOL向上に直結する．また，看護職自身のふるまいを律し，倫理的な判断力を養い，自身を護るための知識にもなる．さらに，一生活者として視点を転じてみても，法や制度の知識はQOLを向上させる資源となり得る．以下では，法や制度を学ぶ意義を三つの観点から説明する．

1 地域・在宅看護の基盤・枠組みとして

地域・在宅看護実践では，地域保健法，医療保険制度や介護保険法など各種の法や制度が業務の根拠となっており，その業務内容や責任範囲を規定している．したがって，地域・在宅における看護職の役割・機能を学ぶためには，その基盤や枠組みとなる法・制度の理解が欠かせない．

2 ケアマネジメントから地域包括ケアシステム構築に向けて

地域で生活する人々の健康や療養生活を支援するには，看護の技術のみならず，地域の人々が利用可能な保健・医療・福祉等の資源を活用することが求められる．この資源である法や制度に基づいた保険給付やサービスは，人によって受けることができる種類や範囲などの基準が定められている．そのため，法や制度の理解は，その人のニーズに応じた資源を見つけ出し，必要なサポートにつなぎ，QOLの向上につなげるために必要な知識である．

また，多職種連携の促進や地域包括ケアシステムの構築には，看護職は自身の専門性や業務について，療養者や他職種に対して，明確に説明できなければならない．加えて，他の専門職の専門性や業務についても同様に理解しておく必要があり，そのため情報共有や連携につながる医療・福祉に関する制度やガイドラインを把握しておくことが有効である．

➡ 他の専門職の専門性や業務については，p.91 表3.4-4参照.

3 プライバシー・個人情報の保護や権利擁護

地域・在宅看護実践では，療養者の暮らしや生活の場に入りケアを展開する．そのため，療養者の家族関係や経済状況など，専門職だからこそ知り得る情報に触れる機会がある．療養者・家族の尊厳を尊重するには，個人情報等の取り扱いについて法や制度に定められた基準を遵守することが絶対である．

また，看護職は，療養者が自分の価値観や希望に基づいて自己決定をできるよう，そしてその選択が尊重されるよう，権利擁護に努めなければならない．特に地域・在宅看護では，社会的に配慮を要する療養者が多いことから，自己決定支援や権利擁護に関する法，制度，ガイドラインなどを理解し，それに基づいた行動をとることが求められる．

2 社会資源の活用

社会資源とは,「生活上の諸欲求の充足や問題解決を目的として利用できる各種の制度・機関・団体および人々の知識・技術などの物的人的諸要素を総称」[1]したものである.社会資源には,国による社会保障制度や自治体・地域単位で整えられているものがある(**図7.2-1**).こうした行政主導による公的サービスを**フォーマルサービス**という.一方で,ボランティア,NPO,自治会など,制度によらないサービスを**インフォーマルサービス**という.

1 在宅療養を支える人

フォーマルな人的資源として,訪問看護師・保健師をはじめ,医師,薬剤師,介護支援専門員(ケアマネジャー),訪問介護員(ホームヘルパー),社会福祉士のほか,民生委員・児童委員,生活支援員など,保健・医療・福祉と多岐にわたる専門職や人材が存在する.インフォーマルな人的資源には,家族,親戚,友人・知人をはじめ,地域の資源ともいえる近隣の人やボランティア,患者会や家族会などのセルフヘルプグループ,町内会や自治会などが含まれる.

➡ 人的資源については, p.91 **表3.4-4**参照.

2 在宅療養を支える機関

在宅ケアでのサービス提供に関わる機関は,診療所などの医療機関,訪問看護ステーション,看護小規模多機能型居宅介護,地域包括支援センター,薬局,居宅介護支援事業所,福祉施設など多岐にわたる.さらに,制度の活用や情報提供,相談等に関わる市町村役場,保健所,福祉事務所,社会福祉協議会,NPO,民間企業に加え,がん相談センターや難病相談支援センターなどがある.

3 在宅療養で活用できるサービス

生活や医療を継続するための療養者への経済的支援には,公費負担医療や医療費助成・還付,生活保護における扶助などがある.在宅療養者が活用できるサービスは療養者の状況に応じて法律で定められており,訪問看護や訪問介護などの訪問系,通所介護などの通所系とグループホーム*などの入所系に大別される.療養環境を整えるための福祉用具や住宅改修など,住宅では福祉施設やサービス付き高齢者向け住宅*,自治体や地域によっては配食サービスなどが活用できる.

4 社会資源の活用における看護職の役割

在宅療養で活用できる社会資源は多岐にわたっている一方,利用できるものを適切に選ぶことが難しい側面がある.したがって,社会資源を療養者本人や家族が主体的に活用できるよう,支援することが大切である.

用語解説 *

グループホーム（共同生活援助）

障害者総合支援法における支援給付のうちの「訓練等給付」の一つ.夜間や休日に共同生活を行う住居で,相談や日常生活上の援助を行う.

用語解説 *

サービス付き高齢者向け住宅（サ高住）

「高齢者の居住の安定確保に関する法律」(2011年)では,状況把握サービス,生活相談サービス,その他の高齢者が日常生活を営むために必要な福祉サービスを提供する住宅と定義される.2024年5月末時点で登録戸数約28万7千戸[2]と増加傾向をたどっているが,提供するサービスが多岐にわたるため,ニーズに合ったタイプを選択することが大切である.

7

地域療養を支える法・制度

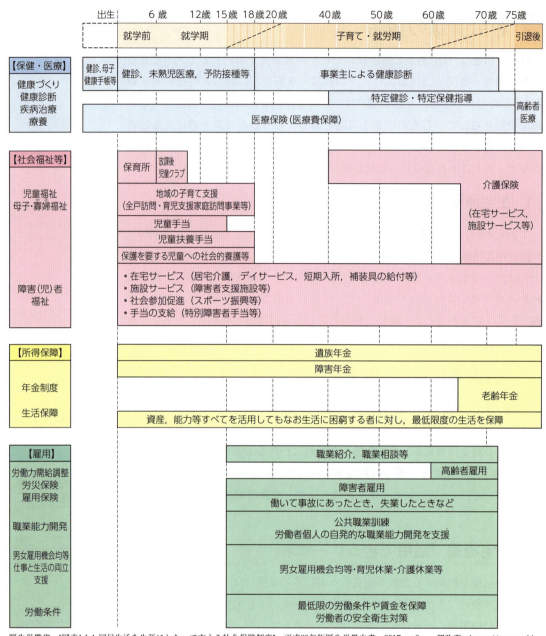

厚生労働省．"図表1-1-4 国民生活を生涯にわたって支える社会保障制度". 平成29年版厚生労働白書. 2017, p.8. 一部改変. https://www.mhlw.go.jp/wp/hakusyo/kousei/17/dl/1-01.pdf，(参照2024-07-04).

図7.2-1 社会保障の分野別・ライフステージごとの諸制度

1 療養者と家族のニーズを把握する

　社会資源の導入では，まず療養者本人や家族が困っていること，療養者のニーズなどを把握する．また，健康面のみならず，生活上のあらゆる困りごとや要望を整理し，健康課題，日常生活動作，療養環境，経済的側面，家族関係，近隣との関係，孤立などの精神的・社会的な不適応などを総合的に判断し，本人や家族の意思を尊重しながら社会資源の導入を図る．

2 地域の社会資源の情報を提供する

社会資源は，法律で定められているものもあるが，その種類やサービスの量などには地域特性がある．したがって，看護職は日ごろからアンテナを広げ制度を理解しておくことはもちろん，地域の社会資源を把握しておくことが大切である．その上で，療養者や家族のアセスメントに基づき，その社会資源がニーズや状況に適合するかを事前に検討した上で，社会資源の情報を提供する．そして，情報を提供する際には，社会資源が使える可能性だけでなく，利用により期待できる効果や費用等の負担なども併せて伝え，療養者と家族の自己決定を促すことが大切である．また，本人や家族でやっていけると思っている，あるいは先の見通しが不透明である時期には，社会資源の利用を選択しない場合もある．しかし，療養生活が経過する中で気持ちや状況が変わることを前提に，看護職にはタイムリーに社会資源の情報提供をする役割がある．

3 申請手続き等の支援をする

公的制度・サービスの利用申請や継続には，複雑な事務手続きを要することがある．申請窓口はどこか，必要書類は何か，提出方法や期限など，それぞれのプロセスにおいて支援が必要な療養者もいる．また，申請に当たって，医師の診断書を要する場合もある．専門医の受診が困難な場合には，他機関との連絡・調整をし，受診や往診の手配をすることも必要となる．これらの申請手続きに対する，介護者や家族へのフォローも大切である．

4 サービス提供者との連絡・連携を行う

現在では，社会資源が多様化し，サービスの名称が同じであっても，事業所ごとに特色を出していたり，福祉用具でもその機能や使い勝手が異なったりする場合がある．そのため，社会資源の活用では，療養者の状態やニーズに合っているかどうかや，安全の観点などから，事前にサービスを体験する過程が必要になる場合がある．サービスの利用開始後も，看護師とサービス事業所等の間で，療養者や家族の状態について適宜連絡を取り合って，臨機応変にサービスの変更・中止などにつなげられるような体制を整えておく．

5 地域の社会資源を整える

看護師は，療養者の社会資源の利用状況から，サービスが適切であるかをモニタリング・評価し，地域全体の社会資源の質向上につなげる視点をもつことが大切である．社会資源の活用というと，現存するものを利用することのみをイメージしがちである．しかし，療養者やその家族形態は多様であり，必ずしも画一的なサービスが利用できるとは限らず，地域によってはその資源が十分でない場合もある．そのような場合に，「使える社会資源がない」とあきらめるのではなく，地域の社会資源をアセスメントし，不足しているものがある場合は声を上げて地域に働きかける，創り出すといったケアマネジメントも重要な看護師の役割である．さらに，地域での事例検討会や研修会への参加あるいは開催など，社会資源に関わる人材育成などにも貢献していくことが望まれる．

---

plus α

未届の有料老人ホーム（無届ケアハウス）

未届の有料老人ホームとは，老人福祉法の要件を満たしているが，未届で法的に認可を受けていない高齢者住宅をいう．2009年，群馬県の施設「たまゆら」の火災事故を契機に社会的課題として顕在化した．背景には，これまでの住居での生活が不自由になった低所得の高齢者などが，有料老人ホームなどの入居費用を工面できないため，元の居住地から遠方，かつ非合法あるいは法律違反で運営実態が不透明な住宅を選ばざるを得ない実態がある．2023年5月末時点で604件と報告されている[3]．

➡ 事例検討会については，9章3節p.260参照．

3 在宅療養者の権利を擁護する制度と社会資源

1 権利擁護とは

　権利擁護（アドボカシー） とは，障害などでの認知機能の低下により，自分で判断する能力が不十分だったり，意思や権利を主張することが難しい人たちであっても，「人が人として尊厳をもって生きていく」という当たり前の権利を行使できるように支援することである．

➡ アドボカシーについては，p.265も参照．

　権利擁護支援には，意思決定等による権利行使の支援と，虐待対応や財産上の不当取り引きなどへの対応における権利侵害からの回復支援が含まれる．

　権利擁護支援では，権利擁護支援が必要な人を中心に，本人の状況に応じ，親族だけでなく，地域住民や保健・医療・福祉の専門職などが協力して日常的に本人を見守り，本人の意思および価値観を継続的に把握し，必要な権利擁護支援の対応を行う**権利擁護支援チーム**を構成することが重要である．そして，権利擁護支援チームの構成では，地域の人と資源をつなげるネットワーク構築の観点が不可欠となっている．

　人口動態および世帯構成が変化し，家族のつながりや地縁が希薄化する中，増加が見込まれる認知症高齢者や単身・独居・高齢者のみの世帯，家族が死去した後の障害者などの生活を支えていくためにも，多様な主体による権利擁護支援が必要となっている．

2 日常生活自立支援事業（福祉サービスの利用援助）

　日常生活自立支援事業とは，認知症高齢者，知的障害者，精神障害者などのうち，判断能力が不十分な人が地域において自立した生活が送れるよう，利用者との契約に基づいて福祉サービスの利用援助等を行うものである（**表7.3-1**）．

　認知症高齢者，知的障害者，精神障害者などであって，日常生活を営むのに必要なサービスを利用するための情報の入手，理解，判断，意思表示を本人のみでは適切に行うことが困難な者であり，かつ本事業の契約の内容について判断し得る能力を有していると認められる者を対象に事業が行われる．なお，認知症の診断や障害者手帳は要件としていない．

　事業の実施主体は，都道府県・指定都市の社会福祉協議会であり，介護保険制度や障害者総合支援法に基づく福祉サービス等の利用援助，日常生活に必要な事務手続きの支援，日常的金銭管理といった援助が受けられる．

コンテンツが視聴できます（p.2参照）

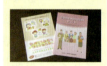

日常生活自立支援事業

表7.3-1 日常生活自立支援事業と成年後見制度

	日常生活自立支援事業	成年後見制度
利用方法	社会福祉協議会と契約して利用（本人が契約の意味，内容を理解できることが必要）	家庭裁判所の審判により利用（本人が契約の意味，内容を理解できなくても可）
内容	・福祉サービスの利用援助 ・書類の預かり ・日常的な金銭の管理	・身上保護（福祉施設の入退所など，生活全般の支援等） ・日常的な金銭に留まらないすべての財産の管理
利用の停止	本人の意思でサービスを終了できる	原則，判断能力が回復しない限り，利用者が亡くなるまで任意にやめることはできない
費用	実施主体によって利用料が決められている	本人の財産，後見人の業務内容によって家庭裁判所が決定する

3 成年後見制度

認知症，知的障害，精神障害などを理由として，財産管理や身上保護*などの法律行為を一人で行うのが難しい場合がある．そのような人を法的に保護し，本人の意思を尊重した意思決定支援を行う制度が**成年後見制度**である（**表7.3-1**）．

成年後見制度は，民法の改正等により2000（平成12）年に誕生した．2016（平成28）年には，成年後見制度利用促進法が成立し，同法に基づき成年後見制度利用促進基本計画も策定されている．2022（令和4）年から第二期成年後見制度利用促進基本計画が策定されており，地域共生社会（➡p.30参照）の実現という目的に向け，都道府県による意思決定支援研修の実施や包括的・多層的な地域連携ネットワークづくりの推進が目指されている．

4 任意後見制度

成年後見制度は**法定後見制度**と**任意後見制度**に分けられる．法定後見制度は，判断能力が低下した際，裁判所により後見人等を選任するしくみであるのに対し，任意後見制度は，判断能力があるうちに，本人が任意後見人をあらかじめ選任しておくしくみである．任意後見人に関する契約は，公証人の作成する公正証書によって結ぶものとされている．

5 オンブズマン制度

オンブズマンとは，権限を与えられた代理人・弁護人のことである．市民の権利と利益を守る代理人として，行政の監視を行う任務に当たる職を指す．最近では，多様化・複雑化する福祉サービスの利用者の苦情等を公正かつ中立な立場で調査・解決する，**福祉オンブズマン**を制度として取り入れている自治体も増えてきている．

用語解説 *
身上保護

成年後見人が被後見人の生活や健康，福祉を守るため，介護や医療サービスの利用，住居の選定などを支援し，生活全般をサポートすること．

plus α
法定後見制度における後見・保佐・補助の違い

法定後見制度では，対象の判断能力に応じて三つの制度が用意されている．「補助」は軽度の支援を必要とする者に，「保佐」は中程度の支援を必要とする者に，「後見」は判断能力が著しく低下した者に適用される．

4 医療保険制度

　日本の**医療保険制度**は，すべての国民がなんらかの公的医療保険に加入する国民皆保険制度によって支えられている（生活保護受給者を除く）．医療保険制度は，すべての国民が平等に医療を受けることができ，疾病・負傷・死亡等によって生じる医療費の負担から来る経済的困窮を防止することを目的とする．

1 制度の概要としくみ

　医療保険制度は，職域保険である**被用者保険**と，**国民健康保険，後期高齢者医療制度**に大別できる（**表7.4-1**）．

1 被用者保険

　被用者保険は，働く場・職域により加入する保険の種別が定められている．企業の従業員が加入する健康保険，公務員などが加入する共済組合といった種別があり，健康保険協会や健康保険組合などが運営をしている．医療保険の中では加入者の割合が最も高く，国民の約6割が被用者保険加入者（被保険者・被扶養者）である（**図7.4-1**）．

2 国民健康保険

　加入者は，自営業者や非正規雇用者，被用者保険の退職者である．国民健康保険は，加入者の住居地である市町村・都道府県が運営している．

表7.4-1　医療保険制度の概要　　　　　　　　　　　　　　　　　　　　2021年6月

種　別		被保険者	保険者	受診の際の自己負担	法　規
職域保険（被用者保険）	健康保険	一般被用者等	全国健康保険協会	3割 ただし，未就学児2割，70歳以上の者2割（現役並み所得者は3割）	健康保険法
			各健康保険組合		
	船員保険	船員	全国健康保険協会		船員保険法
	国家公務員共済組合	国家公務員	各省庁等共済組合		各共済組合法
	地方公務員共済組合	地方公務員	各地方公務員共済組合		
	私立学校教職員組合	私立学校教職員	私立学校振興・共済事業団		
地域保険	国民健康保険	一般国民（農業者・自営業者等）	各市町村・都道府県		国民健康保険法
			各国民健康保険組合		
		被用者保険の退職者	各市町村・都道府県		
後期高齢者医療制度		75歳以上の者および65～74歳で一定の障害の状態にあり，広域連合の認定を受けた者	後期高齢者医療広域連合	1割（一定以上の所得がある場合は2割*，現役並み所得者は3割）	高齢者医療確保法

＊2022（令和4）年度から「課税所得が28万円以上かつ，年金収入＋その他の合計所得金額が単身世帯で200万円以上，複数世帯で合計320万円以上の場合は2割」の条件が加わった．

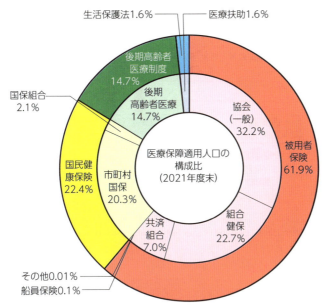

厚生労働省保険局調査課．医療保険に関する基礎資料：令和3年度の医療費等の状況．2023．https://www.mhlw.go.jp/content/kiso_r03.pdf，（参照2024-07-23）より作成．

図7.4-1　医療保障適用人口（生活保護を含む）

3 後期高齢者医療制度

　75歳以上の者，および65〜74歳で一定の障害の状態にある者が加入する制度である（図7.4-2）．運営主体は，都道府県単位ですべての市町村が加入する後期高齢者医療広域連合であり，財源は，後期高齢者の保険料が1割，現役世代からの支援金が4割，公的負担が5割となっている（図7.4-3）．

第8次医療計画

　医療計画は，医療資源の地域的偏在の是正と医療施設の連携を推進するため，1985（昭和60）年の医療法改正により導入された．都道府県の二次医療圏ごとの病床数の設定，病院の整備目標，医療従事者の確保等を記載している．

　令和3年の医療法改正により，第8次医療計画から，記載事項として新興感染症への対応に関する事項が追加された．これにより，医療連携体制に関する事項については，従来の5事業に加え新興感染症発生・蔓延時における医療の6事業となった．さらに，慢性閉塞性肺疾患（COPD），慢性腎臓病（CKD），ロコモティブシンドローム，フレイル，肺炎，大腿骨頸部骨折等についても，実態に応じた対策を講じることが言及されている．

　さらに，今後在宅医療の需要が増加することを踏まえ，都道府県が地域の実情に応じて，退院支援，日常の療養支援，急変時の対応，看取りに焦点を当てるとともに，多職種連携を図りつつ，24時間体制で在宅医療を提供する体制の構築の推進が強調されている[4]．

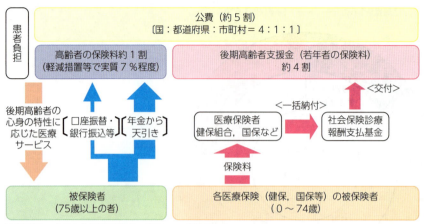

厚生労働省．後期高齢者医療制度等の仕組み．一部改変．https://www.mhlw.go.jp/bunya/shakaihosho/iryouseido01/info02d-26.html,（参照2024-07-23）をもとに作成．

図7.4-2　後期高齢者医療のしくみ

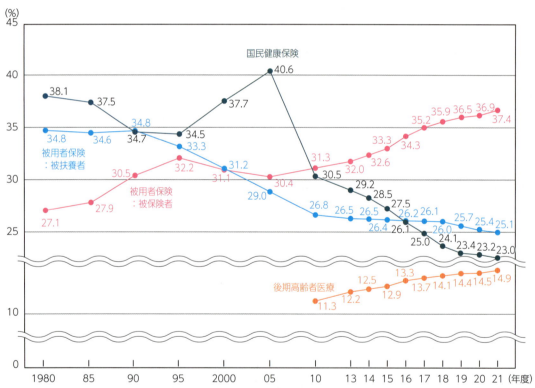

厚生労働省保険局調査課．医療保険に関する基礎資料：令和2年度の医療費等の状況．2023．https://www.mhlw.go.jp/content/kiso_r02.pdf,（参照2024-07-23）をもとに作成．

図7.4-3　医療保障適用人口の推移

2 主な医療（サービス）給付

医療保険制度では，医療サービスを現物支給として受けられる医療給付，疾病・傷害・死亡・分娩等に関して発生する費用の一部を支給する現金給付がある（表7.4-2）．主な給付について，以下で説明する．

1 療養の給付

疾病や傷害に際し，保険医療機関において，被保険者証を提示することにより，必要な医療（診療，処置・手術などの治療，薬剤等の支給，入院，看護など）を一部負担（1～3割）で受けることができる．医療保険制度のうち最も基本的な医療給付である．

2 高額療養費制度

入院治療など療養者（被保険者）が支払う一部負担金の費用が著しく高額になった場合，すでに支払った負担金の一部が，療養者に還付される制度（償還払給付）である．自己負担限度額は，年齢や被保険者の所得（上位所得者・一般・下位所得者）に応じて異なる．

「世帯合算」や「多数回該当」といったしくみがあり，複数の受診や同じ世帯にいるほかの人（同じ医療保険に加入している人に限る）の受診について，窓口で支払った自己負担額を1カ月（暦月）単位で合算することにより，最終的な自己負担額が軽減される．

また，限度額適用認定証*を社会保険事務所や市町村窓口などで取得し，医療機関に前もって提出すれば，被保険者は限度額分だけの支払いで済ませることができる．高額のため支払いが困難な場合は，加入する医療保険から無利子で融資が受けられる高額医療費貸付制度を利用できる．

3 埋葬料（費）

被保険者（または被保険者であった人）が業務外の事由で死亡した場合，その被保険者（または被保険者であった人）により生計を維持されていた，埋葬を行う人に対して，死亡給付として埋葬料が支給される．

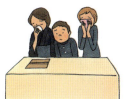

被保険者の被扶養者が死亡した場合には，被保険者に家族埋葬料として一律5万円が支給される．

4 傷病手当金

傷病手当金は，業務上以外での傷病療養のため欠勤し，収入が得られないときの所得保障である．4日以上仕事ができない場合に支給され，給付額は1日につき標準報酬日額の3分の2である．給付期間は，同一傷病について4日目から1年6カ月までである．

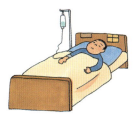

用語解説*
限度額適用認定証
70歳未満の被保険者が，主に入院や手術時など医療費が高額になる際に，自己負担額を限度額までに抑えるための証明書．保険者に事前申請し，医療機関に提示することで適用される．

plus α
埋葬料と埋葬費
「埋葬料」は被保険者の死亡時に遺族に支給される定額の手当である．一方，「埋葬費」は，遺族がいない，あるいは特定の条件を満たす場合に，埋葬を行った者へ実費に基づき支給される．

表7.4-2 公的医療制度の医療(サービス)給付

給付		内容
医療給付 (現物給付)	療養の給付	疾病や傷害等の際に必要な医療を受けることができる.
	訪問看護療養費	訪問看護を利用するときの費用であり,利用者には一定の自己負担がある.
	入院時食事療養費	入院中の食事で,利用者に一定額の自己負担がある.
	入院時生活療養費	療養病床の入院中の食費・居住費で,利用者に一定額の自己負担がある.
	保険外併用療養費	保険外診療を受ける場合でも,厚生労働大臣の定める「評価療養」と「選定療養」については,保険診療との併用が認められ,通常の治療と共通する部分(診察・検査・投薬・入院料等)の費用が一般の保険診療と同様に扱われ,一部負担金を支払う.残りの額は「保険外併用療養費」として健康保険から給付される.
	高額療養費	1カ月でかかった自己負担が限度額を超過した場合に,その超過した分が給付(払い戻し)される.
現金給付	埋葬料(費)	埋葬のための費用を一定額支給する.
	傷病手当金	最長で1年6カ月まで,1日につき標準報酬日額の3分の2相当額を支給する.
	移送費	疾病や傷害で移動が困難な患者が,医師の指示で一時的・緊急的必要があり移送された場合は,移送費が現金給付として支給される.
	高額医療・高額介護合算療養費	世帯内の同一の医療保険の加入者について,毎年8月から1年間にかかった医療保険と介護保険の自己負担額を合計し,基準額を超えた場合はその超過分を支給する.

※その他,出産育児一時金,出産手当金がある.

5 移送費

入院や転院に際して歩行が困難な場合,自動車などを利用したときの費用は移送費として現金給付される.運転手を雇用したとき,また医師や看護師の付き添いが必要な場合には,その旅費や日当,宿泊費も支給対象となる.診療を受けるための通院費用は認められない.原則として健康保険組合の事前承認が必要となる.

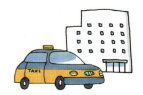

6 高額医療・高額介護合算療養費制度

世帯内の同一の医療保険の加入者について,1年間にかかった医療保険と介護保険の自己負担額を合計し,基準額を超えた場合にその超えた金額が支給される.高額療養費が「月」単位での負担軽減であるのに対し,さらに年単位で負担の軽減を図る制度である.

5 介護保険制度

介護保険制度は，介護に対する社会的支援，高齢者の有する能力に応じた自立支援，利用者本位の各種サービスの総合的な体系の構築を趣旨として，2000（平成12）年4月から社会保険方式＊で運用されている．

1 制度の概要としくみ

介護保険制度の保険者は市町村・特別区であり，その財源は国・都道府県・医療保険者・年金保険者が市町村を重層的に支える形となっている（図7.5-1）．

被保険者は40歳以上の者であり，65歳以上の**第1号被保険者**と，40歳以上65歳未満の**第2号被保険者**に区分される（表7.5-1）．

用語解説＊

社会保険方式
リスク（疾病や災害など）に備え，人々が集まって集団を構成し，あらかじめ保険料を出し合い，リスクに遭遇した人に必要な費用やサービスを支給するしくみ．

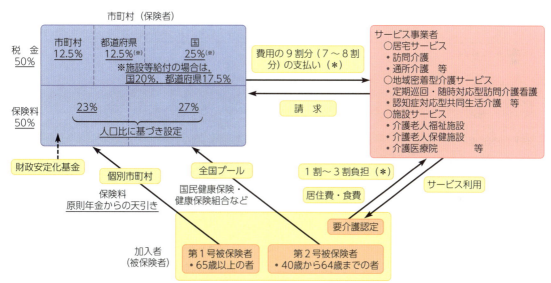

＊2018（平成30）年8月以降，一定以上所得者については費用の7割分の支払いおよび3割負担，もしくは8割分の支払いおよび2割負担．
厚生労働省．介護保険制度の概要．2021．https://www.mhlw.go.jp/content/000801559.pdf，（参照2024-07-29）．一部改変．

図7.5-1　介護保険制度のしくみ

表7.5-1　介護保険制度における被保険者，受給権者など

	第1号被保険者	第2号被保険者
対象者	65歳以上の者	40歳以上65歳未満の医療保険加入者
受給権者	・要介護者（寝たきりや認知症で介護が必要な者） ・要支援者（要介護状態となる恐れがあり日常生活に支援が必要な者）	左の欄のうち，初老期認知症，脳血管障害などの老化に起因する疾病（特定疾病）によるもの（→表7.5-2参照）
賦課・徴収方法	年金額一定以上は年金からの支払い（特別徴収），それ以外は普通徴収	医療保険者が医療保険料として徴収し，納付金として一括納付
保険料負担	所得段階別定額保険料 （低所得者の負担軽減）	・健保：標準報酬×介護保険料率 　　　（事業主負担あり） ・国保：所得割，均等割などに按分 　　　（国庫負担あり）

plus α

認知症高齢者の日常生活自立度判定基準

旧厚生省から示されたもので，認知症の者にかかる介護の度合い，深刻さをレベルごとに分類したものである．認知症の者の日常生活に焦点を置き，その自立度をランクⅠ～Ⅳ・Mで表す．介護保険における要介護認定で，審査の際に参考とされる．→p.113 表4.1-4参照．

2 介護予防サービス・介護サービスの給付手続き

　第1号被保険者は，要介護状態または要支援状態と判断された場合，介護保険制度の給付対象となる．第2号被保険者は，表7.5-2に挙げた老化に起因する疾病（特定疾病）に該当し，かつ要介護状態または要支援状態と判断された場合に給付対象となる．

表7.5-2　介護保険法で定める特定疾病

①がん（医師が一般に認められている医学的知見に基づき回復の見込みがない状態に至ったと判断したものに限る） ②関節リウマチ ③筋萎縮性側索硬化症 ④後縦靱帯骨化症 ⑤骨折を伴う骨粗鬆症 ⑥初老期における認知症 ⑦進行性核上性麻痺，大脳皮質基底核変性症，およびパーキンソン病	⑧脊髄小脳変性症 ⑨脊柱管狭窄症 ⑩早老症 ⑪多系統萎縮症 ⑫糖尿病性神経障害，糖尿病性腎症および糖尿病性網膜症 ⑬脳血管疾患 ⑭閉塞性動脈硬化症 ⑮慢性閉塞性肺疾患 ⑯両側の膝関節または股関節に著しい変形を伴う変形性関節症

介護保険法施行令第2条．

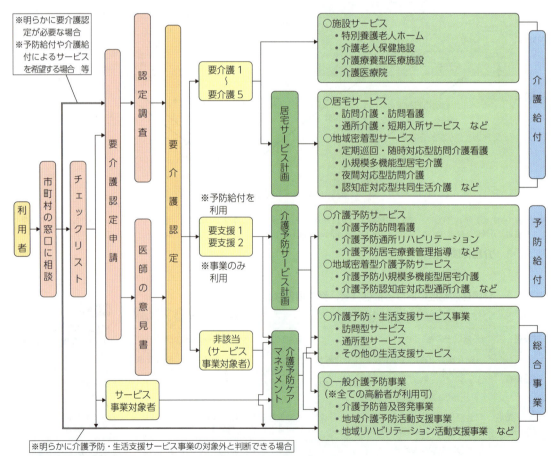

厚生労働省．公的介護保険制度の現状と今後の役割：平成30年度．2017．一部改変．
https://www.mhlw.go.jp/file/06-Seisakujouhou-12300000-Roukenkyoku/0000213177.pdf．（参照2024-08-11）．

図7.5-2　介護保険制度における要介護認定と介護サービス計画の作成

1 要介護認定

介護保険の給付が認定されるまでの手続きを図7.5-2に示す．介護保険では，介護を必要としている被保険者または家族であれば，要介護認定の給付申請が可能である．本人または家族による申請が困難な場合は，代行申請を地域包括支援センター，居宅介護支援事業者，介護保険施設に依頼することが可能である．

被保険者または家族等の代理人より，市町村役場の介護保険課や地域包括支援センター・居宅介護事業所等に保険の給付申請がなされると，全国共通の認定調査票に基づき，調査員が対象者の心身の状態などの聞き取り調査を行い，これをもとに一次判定が行われる．

要介護認定の一次判定では，認定調査票の基本調査結果をコンピューターで集計し，直接生活介助や間接生活介助など五つの行為ごとに推計された時間の合計（要介護認定等基準時間）（表7.5-3）が算定され，要支援・要介護状態区分に振り分けられる（表7.5-4）．

こうして得られた一次判定の結果と認定調査票の概況調査結果・特記事項，主治医の意見書をもとに，近似の状態例との比較を加え，介護認定審査会で二次判定が行われる．市町村はこの判定に基づいて対象者の状態区分を決定し，申請後，原則として30日以内に認定結果が通知され，介護保険被保険者証などが交付される（図7.5-3，図7.5-4）．

> **plus α**
>
> **障害高齢者の日常生活自立度（寝たきり度）**
>
> 旧厚生省から示されたもので，高齢者の日常生活自立度の程度を，生活自立（ランクJ），準寝たきり（ランクA1・2），寝たきり（ランクB1・2／C1・2），と基準によって判断するものである．介護保険における要介護認定で，審査の際に参考とされる．➡p.112 表4.1-3参照.

表7.5-3 要介護認定等基準時間の各行為

直接生活介助	間接生活介助	問題行動関連行為	機能訓練関連行為	医療関連行為
入浴・排泄・食事等の介助	洗濯・掃除等の家事援助	徘徊に対する探索，不潔な行為に対する後始末等	歩行訓練・日常生活訓練等の機能訓練	輸液の管理，褥瘡の処置等の診療の補助

＊要介護認定等基準時間は，認定調査の基本調査結果から上記の各行為に要する1日当たり時間を算定した時間．ただし，実際のケア時間を示すものでなく，介護の手間を推計した統計的な時間を示す．

表7.5-4 要支援・要介護状態区分とその支給限度基準額

2019（令和元）年10月

区　分	身体の状態	目　安	支給限度基準額
要支援1	社会的支援を要する	日常生活の能力は基本的にあるが，身の回りのことで一部に介助が必要．	5,032単位
要支援2			10,531単位
要介護1	部分的介護を要する	立ち上がりや歩行が不安定，またはある程度の認知障害がある．身の回りのことになんらかの介助が必要．	16,765単位
要介護2	軽度の介護を要する	立ち上がりや片足での立位保持などの複雑な動作や移動の動作になんらかの支えが必要．排泄や入浴になんらかの介助が必要．	19,705単位
要介護3	中等度の介護を要する	立ち上がりや片足での立位保持などの複雑な動作や移動の動作ができない．排泄や入浴に全般的な介助が必要．	27,048単位
要介護4	重度の介護を要する	排泄，入浴，衣服の着脱など日常生活に全面的介助が必要．	30,938単位
要介護5	最重度の介護を要する	意思の伝達が困難．生活全般に全面的介助が必要．	36,217単位

＊1単位：10〜11.40円換算（サービス・地域による）．

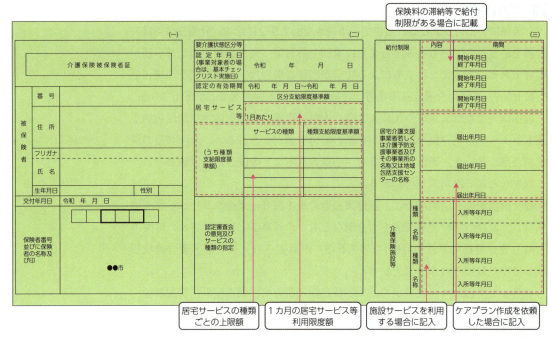

図7.5-3　介護保険被保険者証（表面）

　認定の有効期間は，原則として新規申請の場合は6カ月，更新申請の場合は最大3年である．有効期間が経過するとサービスが受けられなくなるため，更新のための手続きおよび審査が必要となる．状況が変化したときは，期間途中でも再認定審査の申請ができ，利用者が認定された要介護区分に不服がある場合，介護保険審査会に不服申し立てができる．

2 介護予防・介護サービス計画

　要介護者等は，自らの意思で利用するサービスを選択し，その具体的な内容（サービスの種類や内容，事業所等）を定めた居宅サービス計画書を作成する．居宅サービス計画書は，居宅介護支援事業所のケアマネジャーに作成を依頼してもよいし，要介護者等やその家族自身が作成することも可能である（➡p.94 図3.4-6参照）．

3 予防給付・介護給付

　介護保険のサービスには，要支援1・2の人を対象とした**予防給付**と，要介護1～5の人を対象とした**介護給付**がある．予防給付には，地域密着型介護予防サービスが含まれる．要支援1・2で予防給付を利用しない人や非該当者には，介護予防・生活支援サービス事業や，一般介護予防事業が行われる．また，介護給付には，**居宅サービス**と**施設サービス**，**地域密着型サービス**がある（図7.5-5）．

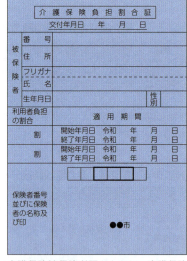

介護保険被保険者証とともに，介護保険サービス利用の際の負担割合が記載され，有効期限を定めて交付される．

図7.5-4　介護保険負担割合証

➡ 居宅サービス，施設サービス，地域密着型サービスについては，p.270 資料2，p.272 資料3・資料4参照．

居宅介護サービスを利用する場合，サービスの種類ごとに定められた基準額の1（または2～3）割が利用者の自己負担となる．ただし，要介護度に応じて定められた保険給付の上限額（区分支給限度基準額）を超過してサービスを利用する場合は，その超過分は全額自己負担となる（➡表7.5-4参照）．

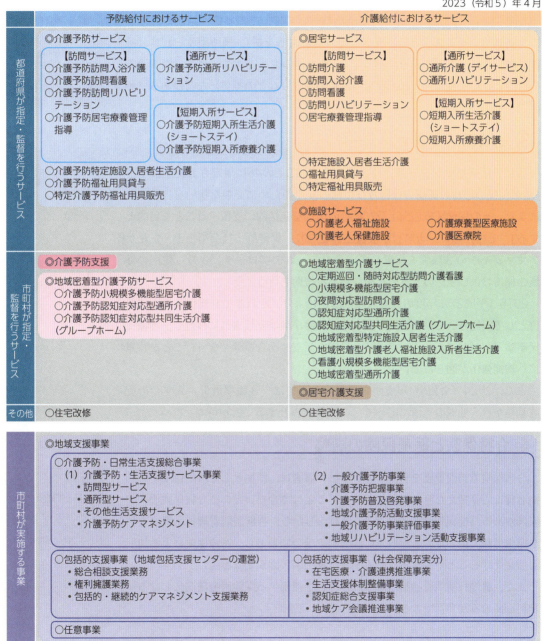

図7.5-5　予防給付・介護給付一覧

4 介護予防・日常生活支援総合事業（介護予防ケアマネジメント）

|1| 対象者

　要支援者，および基本チェックリスト*により生活機能の低下がみられ，要支援状態となる恐れのある高齢者が対象である．これらの人々を対象としたスクリーニングは市町村または地域包括支援センターが，支援計画は主に地域包括支援センターが担当する．

|2| 介護予防・生活支援サービス事業

　対象となる人が受けることのできるサービスは，その状況とニーズに応じて，訪問型サービス（掃除・洗濯などの日常生活支援），通所型サービス（機能訓練，サロンなどの日常生活支援），その他の生活支援サービス（栄養改善を目的とした配食サービス・独居高齢者の見守りなどの提供）などがある（➡ p.192 図7.5-2参照）．

> **用語解説** *
> **基本チェックリスト**
> 支援が必要で市町村や地域包括支援センターに相談に来た者に対して，簡便な形式で対象者を判断し，介護予防ケアマネジメント等のサービスにつなぐ目的で実施される．要支援認定ではない．具体的には，日常生活関連動作，運動器の機能，低栄養状態，口腔機能，閉じこもり，認知症，うつに関する全25項目で構成される．

3 地域包括支援センター

　地域包括支援センターは，介護保険法第115条の46に規定された施設で，「地域住民の心身の健康の保持及び生活の安定のために必要な援助を行うことにより，その保健医療の向上及び福祉の増進を包括的に支援することを目的とする」．そのために，市町村が設置主体となり，保健師・社会福祉士・主任ケアマネジャーの3職種を配置して，そのチームアプローチにより，住民の健康の保持および生活の安定のために必要な援助を行う．

　2015（平成27）年度の介護保険法改正により，それまで介護保険の予防給付として実施されていた訪問介護と通所介護が地域支援事業に移行し，地域支援事業と合わせて新しく介護予防・日常生活支援総合事業となったことを背景に，機能強化が図られている．

　また，2024（令和6）年度の介護保険改正では，3職種最低1人ずつの配置基準から，地域の実情に応じて，2職種のみとすることが可能となった．

➡ 地域包括支援センターについては，3章4節6項p.99参照．

4 介護保険と医療保険の調整

　介護保険で訪問看護を利用している要介護者は，原則として医療保険での訪問看護に切り替えたり，併用したりすることはできないという介護保険優先の原則がある（健康保険法第55条第2項）．しかし，特別訪問看護指示書の交付や厚生労働大臣の定める疾病等に該当する場合に限定し，医療保険による訪問看護を受けることができる（表7.5-5，➡ p.149 図5.2-2参照）．

　また，精神科訪問看護指示書は，精神科を標榜する保険医療機関における精神科医師のみが発行できる．

> **plus α**
> **精神科訪問看護**
> 2014（平成26）年の診療報酬制度改定で，精神科訪問看護指示書で実施する訪問看護は，65歳以上の高齢者・介護保険対象者であっても，医療保険での対応となった．

表7.5-5　厚生労働大臣の定める疾病等（医療保険〈訪問看護療養費〉が優先される対象） 2018（平成30）年4月

1　厚生労働大臣が定める疾病等の対象者		
・末期の悪性腫瘍 ・多発性硬化症 ・重症筋無力症 ・スモン ・筋萎縮性側索硬化症 ・脊髄小脳変性症 ・ハンチントン病 ・進行性筋ジストロフィー症 ・プリオン病	・パーキンソン病関連疾患（進行性核上性麻痺，大脳皮質基底核変性症およびパーキンソン病〈ホーエン・ヤールの重症度分類がステージ3以上であって生活機能障害度がⅡ度またはⅢ度のものに限る〉） ・多系統萎縮症（線条体黒質変性症，オリーブ橋小脳萎縮症およびシャイ・ドレーガー症候群）	・亜急性硬化性全脳炎 ・ライソゾーム病 ・副腎白質ジストロフィー ・脊髄性筋萎縮症 ・球脊髄性筋萎縮症 ・慢性炎症性脱髄性多発神経炎 ・後天性免疫不全症候群 ・頸髄損傷 ・人工呼吸器を使用している状態

2　「特別訪問看護指示書の交付を受けた者」の対象者
- 急性増悪等により，患者の主治医が一時的に頻回の訪問看護の必要性を認めた者
- 気管カニューラを使用している状態にある者
- 真皮を越える褥瘡の状態にある者

3　「医療保険の特別管理加算」の対象者*
- 在宅悪性腫瘍等患者指導管理もしくは在宅気管切開患者指導管理を受けている状態にある者，または気管カニューラもしくは留置カテーテルを使用している状態にある者
- 在宅自己腹膜灌流指導管理，在宅血液透析指導管理，在宅酸素療法指導管理，在宅中心静脈栄養法指導管理，在宅成分栄養経管栄養法指導管理，在宅自己導尿指導管理，在宅人工呼吸指導管理，在宅持続陽圧呼吸療法指導管理，在宅自己疼痛管理指導管理または在宅肺高血圧症患者指導管理を受けている状態にある者
- 人工肛門または人工膀胱を設置している状態にある者
- 真皮を越える褥瘡の状態にある者
- 在宅患者訪問点滴注射管理指導料を算定している者

*基礎疾患や医師の状態判断により医療保険ではなく介護保険の特別管理加算で対応している場合もある.

5　これからの介護保険制度

　第1号被保険者において，要介護認定を受けた要介護者等は2020（令和2）年度末で668.9万人となっており，年々増加傾向にある（**図7.5-6**）．また，要介護者は第1号被保険者の約19％を占めている．

　また，要支援・要介護度別で介護が必要となった主な原因は**図7.5-7**，**表7.5-6**のようになっている．介護が必要となった主な原因について，現在の要介護度別にみると，要支援者では関節疾患が19.3％で最も多く，次いで高齢による衰弱が17.4％となっている．要介護者では認知症が23.6％で最も多く，次いで脳血管疾患（脳卒中）が19.0％となっている（**図7.5-8**）．

　令和4年度介護給付費等実態調査によれば，2022（令和4）年4月から2023（令和5）年3月の各サービス提供月について1年間継続して介護予防サービスまたは介護サービスを受給した者（年間継続受給者）は約394.9万人である（**表7.5-7**）．

　また，年間継続受給者の要介護（要支援）状態区分を2022年4月と2023年3月で比較すると，要支援1から要介護4において，状態区分の変化がない「維持」の割合が約8割，要介護度5では約9割である（**図7.5-9**）．

　このように，高齢化の進展に伴って在宅で暮らす要介護者が増加しており，介護保険制度の安定性と持続可能性の確保が大きな課題となっている．令和6年度の介護保険改訂では地域包括ケアシステムの深化が推進され，重度化しても地域での自立した生活を支えられるよう，訪問看護や看護小規模多機能

plus α

2025年問題と2040年問題

2025年には，いわゆる団塊の世代が後期高齢者（75歳以上）に達することにより，介護・医療費などの社会保障の必要性が急増すると予想されている．また，2040年は，65歳以上の高齢者の人口が最大になるため，医療・介護・年金などの社会保障給付費が2018年の1.6倍となることが予測されている[5]．さらに人口減少と高齢化による「地方消滅」は896自治体に及ぶとされ[6]，地域包括ケアシステム，地域医療構想，医師の偏在対策なども根底から崩れる恐れが指摘されている．

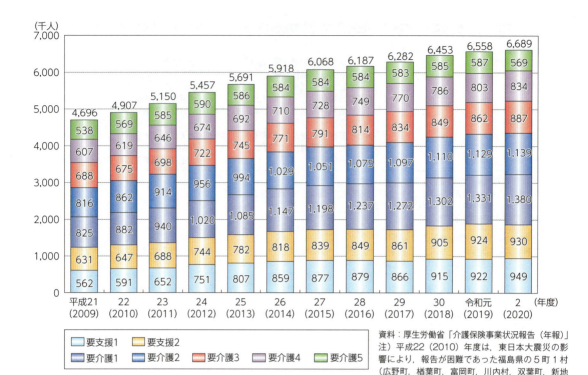

図7.5-6 第1号被保険者（65歳以上）の要介護度別認定者数の推移

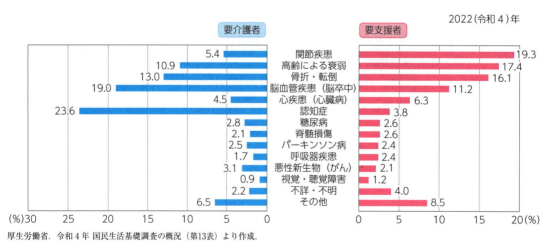

図7.5-7 介護が必要となった主な原因の構成割合（要介護・要支援者別）

型サービスの一層の充実が期待される．また，自立支援と重度化防止を重視し，LIFE*活用の拡大や成功報酬の導入が図られる．さらにはケア人材，特に介護人材の確保に向けた処遇改善やICT化の促進が図られている．在宅で暮らす人々に対し，介護予防や現在の状態を維持するための病状の悪化防止等，看護に対する期待はますます大きくなるといえる．

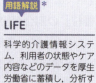

用語解説*
LIFE
科学的介護情報システム．利用者の状態やケア内容などのデータを厚生労働省に蓄積し，分析することで，ケアの質の向上を目指すシステム．

表7.5-6 要介護度別にみた介護が必要となった主な原因（上位3位）

要介護度	第1位		第2位		第3位	
総　　数	認知症	16.6	脳血管疾患（脳卒中）	16.1	骨折・転倒	13.9
要支援者	関節疾患	19.3	高齢による衰弱	17.4	骨折・転倒	16.1
要支援1	高齢による衰弱	19.5	関節疾患	18.7	骨折・転倒	12.2
要支援2	関節疾患	19.8	骨折・転倒	19.6	高齢による衰弱	15.5
要介護者	認知症	23.6	脳血管疾患（脳卒中）	19.0	骨折・転倒	13.0
要介護1	認知症	26.4	脳血管疾患（脳卒中）	14.5	骨折・転倒	13.1
要介護2	認知症	23.6	脳血管疾患（脳卒中）	17.5	骨折・転倒	11.0
要介護3	認知症	25.3	脳血管疾患（脳卒中）	19.6	骨折・転倒	12.8
要介護4	脳血管疾患（脳卒中）	28.0	骨折・転倒	18.7	認知症	14.4
要介護5	脳血管疾患（脳卒中）	26.3	認知症	23.1	骨折・転倒	11.3

＊2022（令和4）年6月の要介護度である． (単位：%)
厚生労働省．2022年国民生活基礎調査．

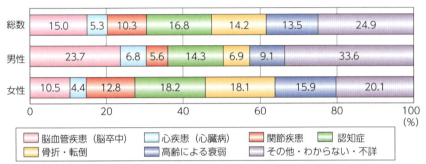

図7.5-8　65歳以上の要介護者等の性別にみた介護が必要となった主な原因

厚生労働省．2022年国民生活基礎調査．介護票．第23表より作成．

表7.5-7 要介護（要支援）状態区分別にみた年間継続受給者数の変化別割合 (単位：%)

		2023（令和5）年3月							
		総　数 (3948.9 千人)	要支援1 (221.7 千人)	要支援2 (365.3 千人)	要介護1 (831.3 千人)	要介護2 (812.6 千人)	要介護3 (673.7 千人)	要介護4 (623.5 千人)	要介護5 (420.8 千人)
2022（令和4）年4月	総数 (3948.9千人)	(100.0) 100.0	5.6	9.2	21.1	20.6	17.1	15.8	10.7
	要支援1 (261.5千人)	(6.6) 100.0	74.5	12.8	8.3	2.7	0.9	0.6	0.1
	要支援2 (395.9千人)	(10.0) 100.0	4.5	77.4	9.4	5.9	1.7	1.0	0.2
	要介護1 (934.6千人)	(23.7) 100.0	0.6	1.4	76.2	12.8	5.6	2.7	0.8
	要介護2 (814.9千人)	(20.6) 100.0	0.3	0.9	4.8	75.7	11.1	5.4	1.8
	要介護3 (640.2千人)	(16.2) 100.0	0.2	0.5	1.9	4.5	76.0	11.7	5.2
	要介護4 (564.9千人)	(14.3) 100.0	0.1	0.3	1.3	2.4	5.1	80.5	10.2
	要介護5 (336.8千人)	(8.5) 100.0	0.0	0.1	0.4	0.9	1.7	5.8	91.0

厚生労働省．令和4年度介護給付費等実態統計の概況．

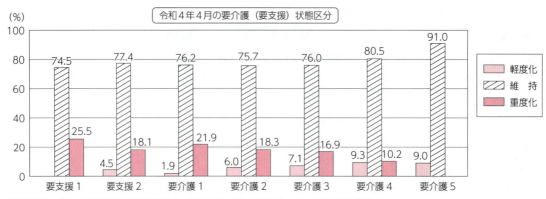

図7.5-9 要介護（要支援）状態区分別にみた年間継続受給者数の変化別割合

6 高齢者施策

1 高齢者に対する施策の歴史

　高度経済成長を背景に，都市部における人口の過密化や女性の社会進出，核家族化といったさまざまな生活環境の変化を受けて，高齢者全体を対象とした健康の保持と生活の安定を目指す新たな法制度が必要となり，1963（昭和38）年に**老人福祉法**が制定された．1973（昭和48）年には老人福祉法に基づき，70歳以上の高齢者の医療費が無料化されたものの，社会的入院*や病院のサロン化といった弊害も起こり，医療費は急増していった．

　これらの問題に対処するため，1983（昭和58）年には新たに**老人保健法**が施行され，老人医療費の無料化は廃止されて患者負担（定額負担）が導入された．老人保健法は社会情勢に応じて改正を繰り返しており，1987（昭和62）年には**老人保健施設**が創設された．1992（平成4）年には，在宅の寝たきりの高齢者への対策として**老人訪問看護制度**が創設されている．老人訪問看護制度は，その後介護保険法による**訪問看護制度**へと発展していった．

　しかし，想定を上回る高齢者の増加により高齢者の医療費は増え続け，制度や体制を含む大幅な改正が必要となり，2006（平成18）年には老人保健法に定められていた老人医療は主に**高齢者の医療の確保に関する法律**へ，保健事業は主に**健康増進法**へと移行された．

2 高齢者の保健事業と医療

　高齢者の保健事業の目的は，適切な受診等への支援を通して，生活習慣病などの発症や重症化の予防，および心身機能の低下を防ぎ，在宅で自立した生活が送れる高齢者を増加させることである．具体的には，40〜74歳を対象とし

---

plus α
1970年の高齢者の割合
1970年の70歳以上の総人口に占める割合は4.2%であった．

用語解説＊
社会的入院
医療的な必要性が低いにもかかわらず，家庭や福祉施設の受け入れ体制が整っていないなどの社会的な理由で，退院できずに長期入院を余儀なくされる状況を指す．

plus α
1987年の老人保健施設
当時の老人保健施設は，医療とリハビリテーションを重視し，病院から自宅への移行を支援することが主な役割だった．現在の老人保健施設は，介護を中心に，日常生活支援や在宅復帰を目指す施設へと役割が拡大している．

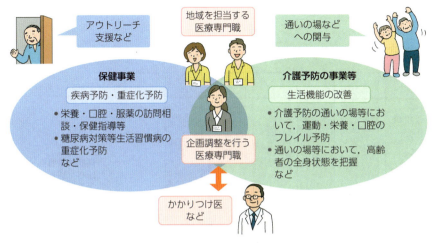

図7.6-1 高齢者の保健事業と介護予防の一体的実施

た特定健康診査・特定保健指導や糖尿病等の重症化予防，75歳以上の後期高齢者を対象とした健康診査が含まれる．

2020（令和2）年には「医療保険制度の適正かつ効率的な運営を図るための健康保険法等の一部を改正する法律」が施行され，疾病予防・重症化予防といった保健事業と生活機能の改善を目指す介護予防が市町村において一体的に実施されることとなった（図7.6-1）．これにより，地域で活動する医療専門職には，高齢者に対する個別的支援だけでなく，通いの場などに保健医療の視点から積極的に関与することが求められている．さらに，保健師等の企画・調整を行う医療専門職は，KDBシステム*などを用いたデータ分析を通じて，高齢者一人ひとりの医療と介護の情報を一括で把握し，地域の健康課題を整理・分析することが求められるようになっている．

3 認知症施策

1 認知症施策推進大綱の策定

2025（令和7）年には，65歳以上の高齢者の約5人に1人は認知症となり，全国で認知症を有する人は約700万人に達すると見込まれている．また，2040年ごろには，その数が800万人を超える可能性もあると推測されている．

認知症の発症を遅らせ，認知症になっても住み慣れた地域で自分らしく希望をもって日常生活を過ごせる社会を目指すため，2019（令和元）年には**認知症施策推進大綱**が策定された．認知症施策推進大綱では，「共生」と「予防」を両輪とし，①普及啓発・本人発信支援，②予防，③医療・ケア・介護サービス・介護者への支援，④認知症バリアフリーの推進・若年性認知症の人への支援・社会参加支援，⑤研究開発・産業促進・国際展開の五つの柱に沿った施策が盛り込まれている．

用語解説*

KDBシステム

国保データベースシステムのこと．国保連合会による「健診・保健指導」，「医療」，「介護」の各種データを活用して，統計情報や個人の健康に関するデータを作成するシステム．

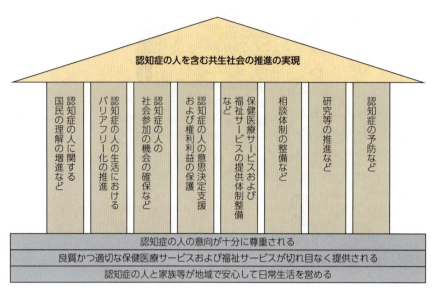

図7.6-2　共生社会の実現を推進するための認知症基本法

認知症施策推進大綱と比べ，認知症の人とその家族の当事者参画の視点がより強調され，「支援する側」と「支援される側」という区別をしない共生の観点がより明確になっている．

「共生」の取り組みとしては，チームオレンジの推進や認知症の人本人による普及啓発活動などが進められている．「予防」の取り組みとしては，高齢者が身近に参加できる「認知症カフェ」や「通いの場」の拡充が推進されている．

それ以外にも，複数の専門職から成る認知症初期集中支援チーム*の地域包括支援センター等への配置や，認知症の速やかな鑑別診断や行動・心理症状（BPSD）と身体の合併症への対応，専門医療相談，関係機関との連携等を担う**認知症疾患医療センター**の認定も行われている．

2 認知症基本法の制定

2024（令和6）年には，認知症の人を含めた国民一人ひとりがその個性と能力を十分に発揮し，相互に人格と個性を尊重しつつ支え合いながら共生する活力ある社会の実現の推進を目的として**共生社会の実現を推進するための認知症基本法**（認知症基本法）が制定された（図7.6-2）．

4 介護予防・生活支援のための取り組み

1 介護予防とは

介護予防とは，要介護状態の発生をできる限り防ぐ（遅らせる）こと，そして要介護状態にあってもその悪化をできる限り防ぎ，さらには軽減を目指すことである．介護予防は，単に高齢者の運動機能や栄養状態といった心身機能の改善だけを目指すものではなく，心身機能の改善や環境調整などを通じて，日常生活の活動性を高め，家庭や社会の中で役割を担えるようにし，社会への参加を促し，一人ひとりの生きがいや自己実現のための取り組みを支援して，QOLの向上を目指すものでなければならない．つまり，介護予防は地域づくりなどの高齢者本人を取り巻く環境へのアプローチも含めて行うことが重要である．

---

plus α

チームオレンジ

認知症と思われる初期の段階から，心理面・生活面の支援として市町村がコーディネーターを配置し，地域で把握された認知症の人の悩みや家族の身近な生活支援ニーズ等を，認知症サポーターを中心とした支援者につなぐしくみ．

用語解説*

認知症初期支援チーム

認知症初期から認知症の人およびその家族の家庭を訪問し，観察・評価を行いながら初期の支援を包括的・集中的に実施し，自立生活のサポートを行うチーム．保健師，看護師，作業療法士，社会福祉士などから成る．

高齢者のための介護予防と生活支援は，地域包括ケアシステムの基本となる要素であり，地域包括ケアシステムの枠組みの中で一体的に提供されることが望ましい．

2 介護保険制度における介護予防

介護保険制度の枠組みの中での介護予防は，**予防給付**（➡p.194参照）と**介護予防・日常生活支援総合事業**（以下，**総合事業**）で主に行われている．予防給付には，介護予防サービスと地域密着型介護予防サービスが含まれ，総合事業には，介護予防・日常生活支援サービス事業と一般介護予防事業が含まれる（図7.6-3）.

➡ 介護予防・日常生活支援総合事業については，p.273 資料5参照．

1 介護予防・日常生活支援サービス事業

介護予防・日常生活支援サービス事業は，要介護認定を受けた被保険者のうち，居宅で介護を受ける居宅要支援被保険者の多様な生活支援のニーズに対応するため，介護予防訪問介護等のサービスに加え，住民主体の支援等も含めた多様なサービスを提供することを目的としている．

2 一般介護予防事業

一般介護予防事業は，高齢者を年齢や心身の状況で分け隔てることなく，住民主体の通いの場を充実させ，人と人とのつながりを通じて，参加者や通いの場が継続的に拡大するような地域づくりを推進している．同時に，地域においてリハビリテーションの専門的知見を有する者を活用し，自立支援につながる取り組みを進めている．

plus α
生活支援コーディネーター（地域支え合い推進員）
重層的な介護予防・生活支援の取り組みを推進するため，生活支援コーディネーターが全国の市区町村に設置されている．高齢者の生活支援・介護予防サービスの体制整備を目的に，地域において，生活支援の担い手の養成，関係者のネットワーク化，ニーズとサービスのマッチングの役割を担う．

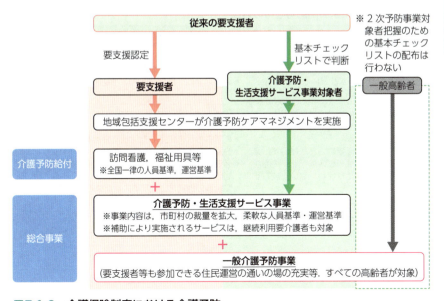

図7.6-3 介護保険制度における介護予防

5 高齢者虐待防止法

高齢者虐待の防止，高齢者の養護者に対する支援等に関する法律（高齢者虐待防止法）は，2006（平成18）年から施行されている．

1 高齢者虐待の定義

高齢者虐待防止法では，身体的虐待，介護・世話の放棄・放任（ネグレクト），心理的虐待，性的虐待，経済的虐待の五つを高齢者虐待の区分としており，養護者による虐待のみではなく，養介護施設従事者等による虐待も含めている点が特徴である（表7.6-1）．

2 高齢者虐待の現状

2022（令和4）年度の養護者による高齢者虐待の相談・通報件数は38,291件となっており，そのうち，虐待と判断された件数は16,669件であった[7]．相談・通報件数は近年増加傾向にあり，2022年度は過去最多であったが，虐待判断件数はこの数年では16,000件程度で横ばいで推移している．

一方，養介護施設従事者等による高齢者虐待の相談・通報件数は2,795件となっており，そのうち，虐待と判断された件数は856件であった．こちらは相談・通報件数だけでなく，虐待判断件数も近年増加傾向にあり，いずれも過去最多となっている（図7.6-4）．

養護者による虐待の種別では身体的虐待（65.3%）が最も多く，心理的虐待（39.0%），介護等放棄（19.7%），経済的虐待（14.9%），性的虐待（0.4%）と続く．虐待者の続柄は息子（39.0%）が最も多く，夫（22.7%），娘（19.3%）の順となっている．また，相談・通報者の内訳は，警察（34.0%）

表7.6-1　養護者，養介護施設従事者等による高齢者虐待の類型

	養護者による虐待	養介護施設従事者等による虐待
身体的虐待	●暴力的行為や危険な行為，強制による行為で，痛みを与えたり，身体にあざや外傷などの影響を与える ●代替方法があるにもかかわらず乱暴に取り扱う ●外部との接触を意図的，継続的に遮断する	●暴力的行為，強制による行為 ●代替方法があるにもかかわらず乱暴に取り扱う ●緊急でやむを得ない場合以外の身体拘束・抑制
介護・世話の放棄・放任	●意図的かを問わず，介護や生活の提供を放棄または放任し，高齢者の生活環境や，高齢者自身の身体・精神的状態を悪化させている ●専門的診断や治療，ケアが必要にもかかわらず，必要とされる医療・介護保険サービスなどを，周囲が納得できる理由なく制限したり使わせない，放置する ●同居人等による高齢者虐待と同様の行為を放置する	●必要とされる介護や世話を怠り，高齢者の生活環境・身体や精神状態を悪化させる ●高齢者の状態に応じた治療や介護を怠ったり，医学的診断を無視する ●必要な用具の使用を限定し，高齢者の要望や行動を制限する ●高齢者の権利を無視する，またはそれを放置する ●その他，職務上の義務を著しく怠る行為
心理的虐待	●脅しや侮辱などの言語や威圧的な態度，無視，嫌がらせ等によって，精神的苦痛を与える	●威嚇的，侮辱的な発言，態度 ●高齢者や家族の存在や行為を否定，無視するような発言，態度 ●高齢者の意欲や自立心を低下させる行為
性的虐待	●本人との間で合意が形成されていない，あらゆる形態の性的な行為またはその強要	
経済的虐待	●本人の合意なしに財産や金銭を使用し，本人の希望する金銭の使用を理由なく制限する	

204

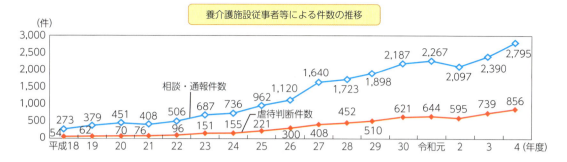

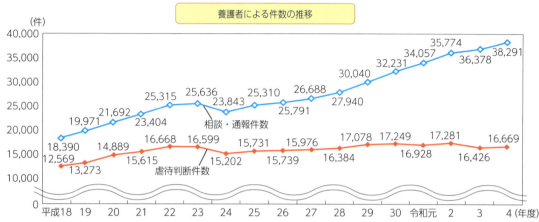

厚生労働省．"図1 養介護施設従事者等による高齢者虐待の相談・通報件数と虐待判断件数の推移"．"図2 養護者による高齢者虐待の相談・通報件数と虐待判断件数の推移"．令和4年度「高齢者虐待の防止，高齢者の養護者に対する支援等に関する法律」に基づく対応状況等に関する調査結果．2024，p.2．https://www.mhlw.go.jp/content/12304250/001224157.pdf，（参照2024-07-29）．

図7.6-4 高齢者虐待の相談・通報件数と虐待判断件数の推移

が最も多く，ケアマネジャー（25.0％），家族・親族（7.5％）と続く．

養介護施設従事者等による虐待では身体的虐待（57.6％）が最も多く，心理的虐待（33.0％），介護等放棄（23.2％），経済的虐待（3.9％），性的虐待（3.5％）と続く（図7.6-5）．相談・通報者の内訳は，当該施設職員（27.6％）が最も多く，当該施設管理者等（15.9％），家族・親族（15.5％）の順である[7]．

こうした状況を受けて，2024（令和6）年4月からは，すべての介護サービス施設・事業所を対象に，高齢者虐待の防止のための委員会の開催，指針の整備，研修の実施，担当者の設置が義務付けられた．

3 高齢者虐待の防止と早期発見

高齢者虐待防止法では，高齢者虐待の防止や，虐待を受けた高齢者の迅速かつ適切な保護および養護者に対する適切な支援を行うため，国や地方公共団体に対して責務を規定している．加えて，国民に対しても，高齢者虐待の防止，養護者に対する支援等の重要性について理解を深め，高齢者虐待の防止，および養護者に対する支援等のための施策に協力するよう努めることが求められている．また，保健・医療・福祉関係者に対して，高齢者虐待を発見しやすい立場にあることを自覚し，早期発見に努めることが求められている．

> **plus α**
> **医療機関における高齢者虐待**
> 医療機関における高齢者への虐待については，高齢者虐待防止法の対象外となっている．医療機関において医療従事者等による高齢者虐待があった場合には，高齢者虐待防止法ではなく，医療法の規定に基づき対応がなされる．

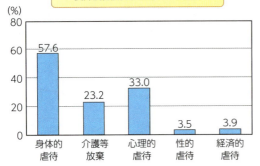

*被虐待高齢者が特定できなかった60件を除く796件における被虐待高齢者の総数1,406人において,被虐待者ごとの虐待種別を複数回答形式で集計.

*被虐待高齢者の総数17,091人において,被虐待者ごとの虐待種別を複数回答形式で集計.

厚生労働省."図3 虐待の種別の割合","図13 虐待の種別の割合". 令和4年度「高齢者虐待の防止,高齢者の養護者に対する支援等に関する法律」に基づく対応状況等に関する調査結果, 2024, p.3, p.9. https://www.mhlw.go.jp/content/12304250/001224157.pdf,（参照2024-07-29）.

図7.6-5　高齢者虐待の種別の割合

4 高齢者虐待への対応

　高齢者虐待の対応では，高齢者の意思を尊重することが重要である．特に，虐待を受けている高齢者の多くは，自由に意思表示ができない場合が多いため，安心して自由な意思表示ができるようにするための丁寧な意思決定支援が必要である．

　また，高齢者虐待の中には生命に関わるような緊急の事態もあるため，高齢者の安全確保が最優先される．市町村は，高齢者虐待防止法に規定する高齢者虐待かどうかを判別しがたい事例でも，高齢者の権利が侵害されていたり，生命や健康，生活が損なわれる恐れがある場合には，高齢者虐待防止法に準じて必要な援助を行う．また，高齢者虐待を発見した場合は，市町村や地域包括支援センターへ通報することが求められる．

　高齢者虐待への対応は，問題が深刻化する前に発見して高齢者や養護者，家族に対する支援を開始することが重要である．民生委員等の地域組織との協力・連携，地域住民への普及・啓発，さらに，養護者の負担軽減のために必要な措置をとる等の支援も重要である．

リンク G 看護をめぐる法と制度 5章2節

7 障害者に関連する法律

1 障害の分類

1 国際障害分類（ICIDH）から国際生活機能分類（ICF）へ

WHOは2001年，それまでの国際障害分類（international classification of impairments, disabilities and handicaps：ICIDH）による機能形態障害，能力障害，社会的不利という障害の分類を改め，**国際生活機能分類**（international classification of functioning, disability and health：**ICF**）を採用した．

心身に障害をもつ人であっても，「心身機能」の不自由を生活上の「活動」で補い，豊かな人生に「参加」できることから，ICFでは，対象者のマイナス面である「障害の程度」からプラス面である「生活機能」へと視点を転換した．

障害とは，言い換えると，心身の機能障害，身体の構造障害，活動制限，参加制約を意味する．そこで，ICFでは，障害の有無にかかわらず，すべての人を対象に，健康状況とそれに関連した状況を，「生活機能」という視点から分類した．ここでいう生活機能とは，「心身機能・身体構造」，「活動」，「参加」という要素から成り立ち，これらの各要素が相互に影響を与えるとされ，その背景因子として「個人因子」と「環境因子」がある（図7.7-1）．

➡ ICFについては，ナーシング・グラフィカ『在宅療養を支える技術』1章2節参照．

2 ICFの各要素概念

ICFの中心となる各要素の概念は，次のようなものである．

❶**心身機能**　知覚・運動・代謝などについての身体的な機能．思考・意識などの心理的機能も含まれる．

❷**身体構造**　知覚・運動・代謝などに関わる器官・肢体などの身体的構造．

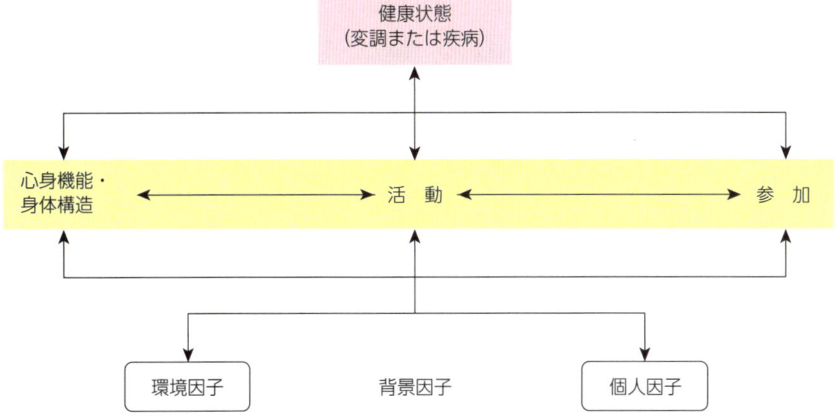

図7.7-1 **国際生活機能分類（ICF）による構成要素間の相互作用（WHO）**

❸**活動** 家事・仕事など，なんらかの課題の遂行や行為を示す．

❹**参加** 生活・人生などへの，個々人の関わり方を示す．

❺**背景因子** 個人の生活背景にあるもの全体を表し，外的な環境因子と内的な個人因子の二つがある．環境因子は，人々が生活し，人生を送っている物的な環境や社会的環境のことであり，道具，家具，施設から，文化，社会習慣，自然条件（気候や地勢）などまでを含む．個人因子は，性別，年齢，ライフスタイルなど，個々人の特徴を示す（ただしICFでは，健康状態や健康状況に関する要素はここに含まず，「心身機能・身体構造」に含む）．

2 障害者認定

それぞれの障害を対象とする法律または医学的な診断・判定に基づいた手帳の取得により，障害者の認定がなされる．各種障害者認定の申請窓口は，診断書などの必要書類を添えて，市区町村役場で行う．

1 身体障害児・者

身体障害児・者は，身体障害者福祉法*に基づき認定され，**身体障害者手帳**が交付される（**図7.7-2**）．交付対象となる障害の範囲は，身体障害者障害程度等級表（厚生労働省通知「身体障害者障害程度等級表〈身体障害認定基準〉について」）により，①視覚障害，②聴覚障害，③平衡機能障害，④音声機能・言語機能または咀嚼機能の障害，⑤肢体不自由（上肢，下肢，体幹，乳幼児期以前の非進行性の脳病変による運動機能障害〈上肢機能，移動機能〉），⑥心臓機能障害，⑦腎臓機能障害，⑧呼吸器機能障害，⑨膀胱または直腸の機能障害，⑩小腸機能障害，⑪ヒト免疫不全ウイルスによる免疫機能障害，⑫肝臓機能障害，とされている．

障害程度等級は肢体不自由，聴覚，視覚など部位により違いがあり，1級から7級まで設けられ，障害が最も重いのは1級である．ただし，肢体不自由にだけ設けられている7級の障害のみでは，手帳は交付されない．

2 知的障害児・者

知的障害の判定は，18歳未満は児童相談所，18歳以上は知的障害者更生相談所にて実施され，該当者には**療育手帳**の交付がなされる（**図7.7-3**）．この制度は都道府県知事（指定都市においては市長）が，市町村その他の関連機関の協力を得て実施しているため，自治体により手帳の名称が異なっている（東京都では「愛の手帳」）．障害の程度によって，A（重度），B（その他）に区分されるが，地域によってさらに細かく分けられているところもある．

用語解説 *
身体障害者福祉法

18歳以上を対象とし，身体障害者の自立と社会経済活動への参加を促進するため，身体障害者を援助し，必要に応じて保護を行うことで，身体障害者の福祉の増進を図ることを目的として，身体障害認定基準や制度などについて定めたもの．

plus α
知的障害者福祉法

知的障害者の自立と社会経済活動への参加を促進するため，知的障害者の援助・保護を行い，その福祉を図ることを目的として定められている．

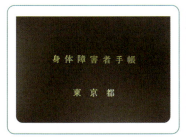
図7.7-2　身体障害者手帳

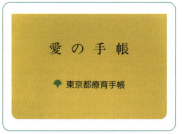
図7.7-3　療育手帳（東京都）

3 精神障害者

　1995（平成7）年に改正・成立した精神保健福祉法第45条に基づき，居住している市町村役場で申請をする．精神障害者の区分は，障害年金の等級（1級，2級，3級）に準拠しており，認定されると**精神障害者保健福祉手帳**（図7.7-4）が交付される．1級は税法上の特別障害者，2級は生活保護の障害者加算の程度，3級は障害者基本法の障害の定義と同じ程度である．

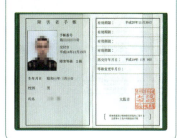
図7.7-4　精神障害者保健福祉手帳（表紙と内面見本）

手帳の更新は2年ごとで，有効期限の3カ月前から申請できる．手帳に基づく支援施策は，公共料金等の割引，税制の優遇措置，生活保護の障害者加算手続きの簡素化などがある．このほか，自治体によっては，公営住宅の優先入居や利用料割引，公共交通機関の運賃割引や各種施設の利用料割引，心身障害者医療費助成制度などがある．

　都道府県の地方精神保健福祉審議会で交付についての可否，ならびに障害等級の判定が行われ，障害年金の等級により障害等級が決定される．手帳の表紙に「精神障害者」の文字はない．内面には写真を貼付する欄がある．

3 障害者総合支援法

　2012（平成24）年に，障害者の日常生活及び社会生活を総合的に支援するための法律（**障害者総合支援法**）が制定された．障害の有無にかかわらず，すべての国民は，基本的人権を享有するかけがえのない個人として尊重されること，分け隔てられることなく相互に人格と個性を尊重しながら共生する社会の実現を目指すこと，可能な限り身近な場所で必要な支援を受けられること，社会参加の機会を確保すること，どこで誰と生活するかの選択と機会が確保され，地域社会で他の人々と共生することを妨げられないこと，社会的障壁を除去するという考え方が，理念として規定された．

1 障害児・者の範囲

　障害児・者の範囲は3障害（身体・知的・精神）に，発達障害，難病を加えたものである（表7.7-1）．

---

plus α

ノーマライゼーション

ノーマライゼーションとは「人権そのものであり，社会的支援を必要としている人々（例えば，障害のある人たち）を『いわゆるノーマルな人にすることを目的としているのではなく，その障害を共に受容することであり，彼らにノーマルな生活条件を提供すること』」（河東田博．2008．）である[8]．

plus α

リハビリテーション

身体的，精神的，かつまた社会的に最も適した機能水準の達成を可能とすることによって，各個人が自らの人生を変革していくための手段を提供していくことを目指し，かつ，時間を限定したプロセスである（国連・障害者に関する世界行動計画）[9]．

表7.7-1 障害児・者の範囲と根拠法律

区分と根拠法	主な要件
身体障害者／身体障害者福祉法	身体障害者手帳取得者（18歳以上は必須）〈身体障害者福祉法第4条参照〉.
知的障害者／知的障害者福祉法	法的に「知的障害者」を定義しているものはない．手帳は，児童相談所または知的障害者更生相談所において知的障害であると判定された者に交付される．
精神障害者／精神保健福祉法	統合失調症，精神作用物質による急性中毒またはその依存症，知的障害，精神病質その他の精神疾患を有する者〈精神保健福祉法第5条参照〉.
発達障害児・者／発達障害者支援法	自閉症，アスペルガー症候群その他の広汎性発達障害等の脳機能の障害が低年齢で発現し，日常生活等に制限を受ける者〈発達障害者支援法第2条参照〉.
難病者／障害者総合支援法，難病法	治療方法が確立していない疾病その他の特殊な疾病であって，政令で定めるものによる障害の程度が厚生労働大臣が定める程度の，18歳以上である者．
障害児／児童福祉法	身体に障害のある児童，知的障害のある児童または精神に障害のある児童など〈児童福祉法第4条参照〉.

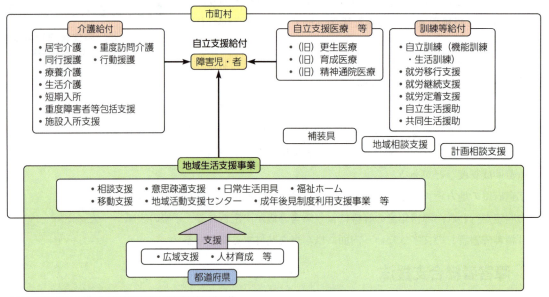

＊自立支援医療のうち旧精神通院医療の実施主体は都道府県等．
厚生労働省．新たな障害福祉サービスの体系．https://www.mhlw.go.jp/bunya/shougaihoken/jiritsushienhou02/3.html，（参照2024-07-29）．一部改変．

図7.7-5 障害者総合支援法における総合的なサービスの体系

2 障害者総合支援システムの概要

　障害者総合支援法における支援システムは自立支援給付と地域生活支援事業から成る（図7.7-5）．市町村は障害者福祉計画を作成し，地域生活支援事業として利用者や地域の状況に応じて柔軟に実施できる．例えば，コミュニケーション支援，ガイドヘルプ（移動支援），地域活動支援センターの事業などがあり，利用者の負担も含めて市町村ごとに異なる．また障害者総合支援法により，障害者に対する理解を深めるための研修や啓発を行う事業，意思疎通支援を行う者を養成する事業などで構成される．

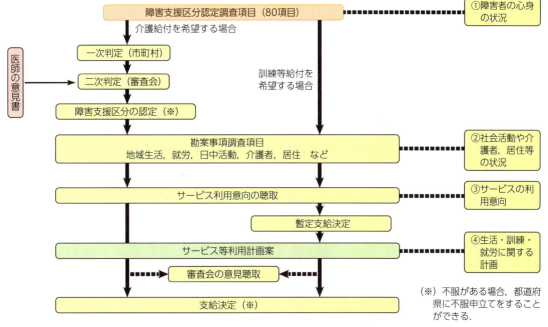

厚生労働統計協会編. 国民の福祉と介護の動向・厚生の指標 2020／2021. 67（10）増刊, p.119.
図7.7-6　障害福祉サービスの手続きの流れ

3 障害福祉サービスの支給手続き

1 支給決定

　障害福祉サービスを受けるに当たり，その必要度を判定する流れを図7.7-6に示す．受けられるサービスの種類や量を規定する障害支援区分は，障害の重さではなく，ICFの理念に基づき，障害によってどの程度社会参加が妨げられているかという観点で判定される（図7.7-7）．

　具体的には，障害者の心身の状態等について，認定調査項目（80項目）（表7.7-2）を用いて客観的に評価し，障害支援区分を決定する．

2 利用者負担

　障害福祉サービスを利用した場合の利用者負担は，サービス量と所得に着目した負担のしくみとされ，その負担は所得等に配慮した負担（応能負担）とされている．また，月ごとの利用者負担には上限があり，療養介護を利用する場合は医療費と食費の減免等がある．障害児の場合も同様であり，月ごとの利用者負担には上限がある．また，世帯での利用者負担の合算額が基準額を上回る場合は，高額障害福祉サービス等給付費が支給され，利用者負担の軽減を図っている．

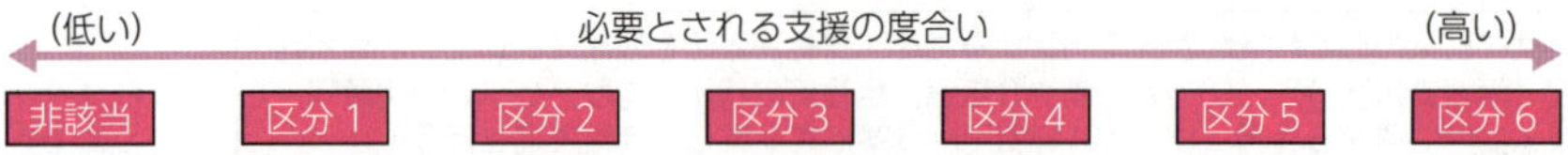

(低い)	必要とされる支援の度合い					(高い)
非該当	区分1	区分2	区分3	区分4	区分5	区分6

厚生労働省. 障害者総合支援法における「障害支援区分」の概要. https://www.mhlw.go.jp/file/06-Seisakujouhou-12200000-Shakaiengokyokushougaihokenfukushibu/1_26.pdf, （参照2024-07-29）.

図7.7-7　障害支援区分の定義

表7.7-2　認定調査項目

1．移動や動作等に関連する項目 （12項目）	寝返り, 起き上がり, 座位保持, 移乗, 立ち上がり, 両足での立位保持, 片足での立位保持, 歩行, 移動, 衣類の着脱, 褥瘡, 嚥下
2．身の回りの世話や日常生活等に関連する項目 （16項目）	食事, 口腔清潔, 入浴, 排尿, 排便, 健康・栄養管理, 薬の管理, 金銭の管理, 電話等の利用, 日常の意思決定, 危険の認識, 調理, 掃除, 洗濯, 買い物, 交通手段の利用
3．意思疎通に関連する項目 （6項目）	視力, 聴力, コミュニケーション, 説明の理解, 読み書き, 感覚過敏・感覚鈍麻
4．行動障害に関連する項目 （34項目）	被害的・拒否的, 作話, 感情が不安定, 昼夜逆転, 暴言暴行, 同じ話をする, 大声・奇声を出すなど
5．特別な医療に関連する項目 （12項目）	点滴, 中心静脈栄養, 透析, ストーマ, 酸素療法, レスピレーター, 気管切開, 疼痛, 経管栄養, モニター測定, 褥瘡, カテーテル

厚生労働省. 障害者総合支援法による障害支援区分認定調査員マニュアル. 2014. p.6-7より作成.

表7.7-3　自立支援医療

自立支援医療 （旧更生医療）	身体障害者手帳の交付を受けた者（18歳以上）で, その障害を除去・軽減する手術等の治療に対するものである. 特に, 心臓手術費と腎機能障害者の人工透析療法の占める割合が高い.
自立支援医療 （旧育成医療）	身体に障害を有する児童（18歳未満）で, その障害を除去・軽減する手術等の治療に対するものである. 給付対象は整形外科, 眼科, 耳鼻咽喉科, 先天性の臓器障害, 腎不全に対する人工透析, 後天性心臓機能障害等である.
自立支援医療 （旧精神通院医療）	精神保健福祉法第5条に定める統合失調症, 精神作用物質による急性中毒, その他の精神疾患を有し, 通院による継続的治療を要する者が対象である.

3 障害福祉サービス

a 自立支援給付

主なサービスは**図7.7-5**の通りである.

「介護給付」として, 居宅介護, 重度訪問介護, 同行援護, 行動援護, 療養介護, 生活介護, 短期入所, 重度障害者等包括支援, 施設入所支援がある. 「訓練等給付」には, 機能訓練, 生活訓練, 就労移行支援, 就労継続支援A型（雇用型）, 就労継続支援B型, 就労定着支援, 自立生活援助, 共同生活援助がある.「自立支援医療」とは, 障害者に対する公費負担医療制度であり, 三つの種別がある（**表7.7-3**）.

➡ 自立支援給付については, ナーシング・グラフィカ『看護をめぐる法と制度』5章2節参照.

また, 補装具費の支給がある. 障害者等の失われた部位や障害機能を補い, 日常生活や職業活動を円滑にする義肢, 車椅子, 補聴器, 盲人安全杖, 装具などの補装具費を給付するものである. 2013（平成25）年から, 身体障害者手帳を所持していない難病患者等も給付を受けることができるようになった.

➡ 補装具については, ナーシング・グラフィカ『リハビリテーション看護』3章2節参照.

b 地域生活支援事業

障害者が地域で自立した生活を送るための支援を提供するもので，障害者が外出しやすくするための移動支援，コミュニケーション支援，日常生活用具の給付や貸与が含まれる．また，地域での社会参加を促進するために，相談支援や情報提供も行われる．これにより，障害者が安心して地域で生活できる環境を整備し，自立と社会参加を支援することを目的としている．地域の特性や利用者の状況に応じ，市町村・都道府県にその内容や運営等が任されている．

4 障害福祉サービスと介護保険の調整

介護保険制度と障害者総合支援法の両方で受給資格がある場合，社会保障制度の原則である保険優先の考えに基づき，サービス内容や機能から，障害福祉サービスに相当する介護保険サービスがある場合は，原則として介護保険サービスが優先となる．しかし，介護保険サービスの利用が区分支給限度基準額を超過する場合，市町村の判断により，障害福祉サービスを上乗せして利用する場合もある．

4 精神保健福祉法

1995（平成7）年に精神保健及び精神障害者福祉に関する法律（精神保健福祉法）に改正されて以降，精神障害者は障害者として位置付けられ，施設から地域生活への移行，社会参加の促進等が図られてきた．2024（令和6）年の精神保健福祉法改正では，精神障害者の生活改善と人権保護の推進を目指し，市町村長同意入院の導入，入院者訪問支援事業の創設，医療保護入院者の退院支援強化が盛り込まれた．

1 入院医療

精神保健指定医の診察と本人の状況に応じ，入院形態は任意入院，措置入院，医療保護入院に大別される（図7.7-8）．

2 通院医療

現在は，障害者総合支援法における自立支援医療（旧精神通院医療）で規定されており，医療に関する自己負担は原則1割であるが，所得や疾患の種類に応じて上限額が定められている．精神科訪問看護指示書で実施する訪問看護の場合もこの適用が可能である．

3 精神保健福祉センター

来所相談（社会復帰，依存症，うつ，心の健康づくりなど）をはじめ，保健所を中心とする地域精神保健業務を技術面から指導・援助する機関であり，都道府県・指定都市に設置されている．

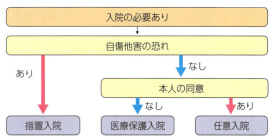

ほかに，措置入院で急速を要する場合の緊急措置入院（第29条の2），任意入院を行う状態になく急速を要し，保護者の同意が得られない者を対象とする応急入院がある（第33条の7）．

図7.7-8　精神保健福祉法による入院形態

5 発達障害者支援法

発達障害児・者の乳幼児期から成人期までの地域における一貫した支援の促進を目的に2005（平成17）年4月に施行された．この法律では，発達障害を「自閉症，アスペルガー症候群その他の広汎性発達障害，学習障害，注意欠陥多動性障害その他これに類する脳機能の障害であってその症状が通常低年齢において発現するものとして政令で定めるもの」と定義している．個々の特性やニーズを踏まえ，地域における通常の保健・保育・教育・就労などの支援が受けられるよう地域支援体制の整備等が推進されている．

6 基幹相談支援センター

障害児・者の福祉に関するさまざまな問題について，相談に応じ，必要な情報の提供，障害福祉サービスの利用支援等を行うほか，権利擁護のために必要な援助も行うワンストップサービスの拠点を担うのが基幹相談支援センターである（図7.7-9）．

7 障害者を支える手当・年金

障害者に支給される手当・年金は，自治体によって心身障害者福祉手当，重度心身障害者手当など，独自の手当を実施しているところがある．

1 特別児童扶養手当

日常生活において常時介護を必要とする程度の，精神または身体に障害のある20歳未満の児を養育する保護者に支給される．

> **plus α**
> **合理的配慮**
> 「障害のある子どもが，他の子どもと平等に「教育を受ける権利」を享有・行使することを確保するために，学校の設置者及び学校が必要かつ適当な変更・調整を行うことであり，障害のある子どもに対し，その状況に応じて，学校教育を受ける場合に個別に必要とされるもの」であり，「学校の設置者及び学校に対して，体制面，財政面において，均衡を失した又は過度の負担を課さないもの」と定義されている[10]．

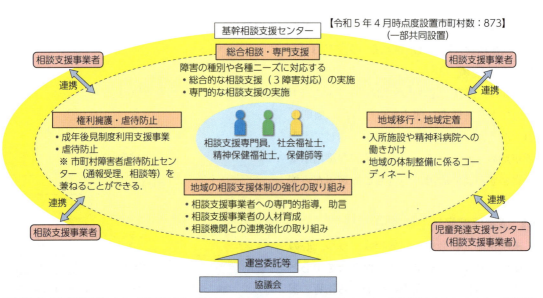

図7.7-9 基幹相談支援センターの役割のイメージ

2 障害児福祉手当

日常生活において常時介護を必要とする程度の，精神または身体に障害のある20歳未満の在宅療養児に支給される．

3 特別障害者手当など

|1| 特別障害者手当

日常生活において常時特別の介助を必要とする20歳以上の在宅重度障害者に支給される．

|2| 経過的福祉手当

従来の福祉手当の受給資格者のうち，特別障害者手当が支給されず，また障害基礎年金も支給されない20歳以上の障害者に支給される．

4 重度心身障害者手当

重度の身体・知的障害をもつ人に対して支給される手当である．この手当は，障害者の日常生活や介護支援を目的としており，対象となるのは身体障害者手帳１級・２級，または療育手帳A判定を受けた人である．申請は市区町村の福祉課で行い，支給額は自治体により異なるが，月額数千円から数万円程度である．

5 障害年金

障害年金*とは，障害が原因で働けない，または日常生活に支障を来している人に対して支給される公的年金である．対象となるのは，国民年金または厚生年金に加入している人で，一定の障害状態に該当する場合である．具体的には，身体や精神に障害をもつ人が対象で，医師の診断書と初診日を確認する書類が必要である．申請は市区町村の年金事務所で行い，審査を経て支給が決定される．支給額は障害の等級によって異なる．

6 障害者扶養共済制度

１〜３級の身体障害者手帳または療育手帳所持者の保護者で，65歳未満の健康な者が加入できる．加入者が死亡または重度障害者になった場合，障害者に一定額の年金が一生涯支給される．

> **用語解説** *
> **障害年金**
> 2015（平成27）年10月１日から被用者の年金制度一元化により，同日以降の障害共済年金の受給権者は障害厚生年金として支給される．

8 障害者福祉のこれから

障害者の人権と個性が尊重され，その人が望む日常生活や社会生活を営むため，地域共生社会の総合的な推進が図られている．

1 障害者施策に関連する主な法律など

|1| 障害者基本法

障害者施策の基盤となる法であり，その理念はリハビリテーションとノーマライゼーションである．2011（平成23）年には差別の禁止等が盛り込まれ，2024（令和６）年には，障害者の自立と社会参加支援計画の策定，就労支援の強化，新たな地域支援体制，医療および療養生活支援の充実を含んだ法改正が行われた．

➡ 地域共生社会については，１章２節３項p.30参照．

| 2 | 障害者の権利に関する条約（障害者権利条約）

障害者の人権および基本的自由の享有を確保し，障害者の固有の尊厳の尊重を促進する目的で，その権利の実現のための措置等が定められているものである．2006（平成18）年に国際連合にて採択され，日本は2007（平成19）年に署名，2014（平成26）年に批准した．

| 3 | 障害を理由とする差別の解消の推進に関する法律（障害者差別解消法）

障害を理由とする差別の解消を推進し，すべての国民が障害の有無にかかわらず共生する社会の実現を目指して，2016（平成28）年に施行された．この法律の主な内容は，障害のある人に対する「不当な差別的取り扱い」の禁止と「合理的配慮」の提供である．2024（令和6）年から事業者の努力義務が義務へと変更され，障害者の権利保護がさらに強化された．

| 4 | 障害者虐待防止法

障害者虐待の防止，障害者の養護者に対する支援等に関する法律（障害者虐待防止法）は，2012（平成24）年度より施行されている．この中で，障害者虐待とは，身体的虐待，性的虐待，心理的虐待，放棄・放置，経済的虐待と分類されている．2024（令和6）年の改訂では，虐待防止研修の義務化，通報義務の強化，企業の虐待防止対策の強化が盛り込まれ，虐待の予防と迅速な対応の強化が図られた．

| 5 | 障害者雇用促進法

2018（平成30）年度より，改正障害者の雇用の促進等に関する法律（障害者雇用促進法）が施行された．この法では，身体・知的障害者に加え，精神障害者の雇用も義務付けられており，2024（令和6）年からは民間企業での法定雇用率2.5％への引き上げ，合理的配慮の提供義務や新たな助成金の導入等，障害者の雇用環境の改善が強化された．

2 障害者総合支援法の改正

障害者の地域生活支援，就労支援，医療支援が総合的に強化され，より安全で安心して生活できる環境が整備を目指し，2024（令和6）年に改正された主な内容は次の通りである．

- グループホーム利用者への支援が強化され，退居後も一定期間の相談支援が可能となった．
- 市町村に相談支援センターの設置が推奨され，地域の障害者や精神的課題を抱える人々の支援体制が整備された．
- 「就労選択支援」が新設され，障害者が自分に合った就労先を見つけやすくするための支援が提供されることとなった．
- 精神科病院への入院者には訪問支援が導入され，これにより虐待防止の取り組みの強化が図られた．

リンク G 看護をめぐる法と制度 5章2節

8 難病法

2015（平成27）年，難病の治療研究の推進，難病患者の社会参加ならびに共生社会の実現を目指して，**難病の患者に対する医療等に関する法律（難病法）**が施行された．

1 難病にかかる医療費助成制度

1 対象疾患

難病の定義は，「原因不明で治療方法が未確立であり，生活面で長期にわたり支障が生じる疾病のうち，がん，生活習慣病等別個の対策の体系がないもの」とされている（平成25年厚生科学審議会疾病対策部会難病対策委員会）．このうち，**指定難病**は，当該難病の患者数が日本において厚生労働省令で定める人数に達せず，かつ，当該難病の診断に関し客観的な指標による一定の基準が定まっていること等の要件を満たすものであり，2024（令和6）年4月現在，341疾病が対象となっている．

2 医療費助成の概要

1 申請の手続き

難病法による医療費助成の対象となるのは，原則として指定難病と診断され，重症度分類等に照らして病状の程度が一定程度以上の場合となる．

必要な書類を揃えて保健所等に申請すると，都道府県の審査を経て，該当者には「特定医療費（指定難病）受給者証」（医療受給者証）が交付される．医療受給者証の有効期限は，原則として1年間である（図7.8-1）．

→ 特定医療費（指定難病）受給者証については，p.273 資料6参照．

2 医療受給者証による受診

医療受給者証を用いて医療を受けた場合，指定医療機関ごとに，受診のつど自己負担上限月額の範囲内で医療費の2割（または1割）を自己負担する．ただし，高額な医療費を長期にわたり要する人や人工呼吸器等を継続的に装着する人を想定し，所得に応じた自己負担上限額が定められている（表7.8-1）．

plus α
医療費助成の開始日
従来，「申請日」が助成開始日であったが，2023（令和5）年10月1日からは指定医が「重症度分類を満たしていることを診断した日」まで遡って助成を開始できるようになった．

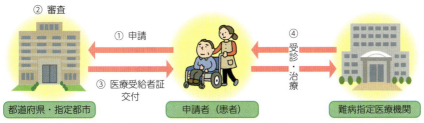

難病情報センターホームページ．指定難病患者への医療費助成制度のご案内．https://www.nanbyou.or.jp/，（参照2024-09-11），一部改変．

図7.8-1　指定難病申請から医療受給者証交付の流れ

7 地域療養を支える法・制度

表7.8-1　医療費助成における自己負担上限額（月額）　　　　　　　　　　　　　　　　　（2021年）

階層区分	階層区分の基準（市町村民税）（ ）内の数字は夫婦2人世帯の場合における年収の目安		自己負担上限額（外来＋入院）（患者負担割合：2割）		
			一般	高額難病治療継続者[*1]	人工呼吸器等装着者[*2]
生活保護	———		0	0	0
低所得Ⅰ	非課税（世帯）	本人収入〜80万円	2,500	2,500	1,000
低所得Ⅱ	非課税（世帯）	本人年入80万円超	5,000	5,000	
一般所得Ⅰ	課税以上7.1万円未満（約160万円〜約370万円）		10,000	5,000	
一般所得Ⅱ	7.1万円以上25.1万円未満（約370万円〜約810万円）		20,000	10,000	
上位所得	25.1万円以上（約810万円〜）		30,000	20,000	
入院時の食費			全額自己負担		

＊1　月ごとの指定難病の医療費総額が5万円を超える月が年間6回以上ある場合.　　　　　　　　　　　　　　（単位：円）
＊2　人工呼吸器などを装着している人の場合は，所得に関係なく一律1,000円.

厚生労働省健康局疾病対策課. 医療機関の皆さまへのお知らせ. 厚生労働省, 2015. https://www.mhlw.go.jp/file/06-Seisakujouhou-10900000-Kenkoukyoku/0000089136.pdf,（参照2024-07-29）, 同課. 難病対策の改革に向けた取組について（報告書）. 厚生労働省, 2013, https://www.mhlw.go.jp/stf/shingi/0000032632.html,（参照2024-07-29）. 一部改変

2　療養生活環境整備およびその他の難病対策

在宅難病療養者を支援するには，保健・医療・福祉と多岐にわたる連携が必要である（**図7.8-2**）.

1 難病情報センター

難病についての知識の普及・啓発活動を目的とし，厚生労働省の支援・指導のもと，公益財団法人難病医学研究財団が活動を行っている. インターネットを通じて，国の難病対策，制度，患者会などの情報を提供している（https://www.nanbyou.or.jp）.

2 難病相談支援センター事業

難病相談支援センターは，2003（平成15）年度から各都道府県に設置され，地域で生活する難病患者・家族などの療養生活における相談・支援，地域交流活動の促進および就労支援などを行う拠点施設となっている.

➡ 難病相談支援センター事業については, p.274 **資料7**参照.

3 難病患者就職サポーター

ハローワークに配置された難病患者就職サポーターを活用し，事業主や関係機関への普及啓発をはじめ，可能な職務や就労形態，通院への配慮などを行い，難病患者の就労支援を行っている.

4 難病対策地域協議会の設置

都道府県および特別区を含む保健所設置市は，関係機関，関係団体，地域の医療・介護・福祉従事者，患者会などにより構成される**難病対策地域協議会**を設置することが努力義務となった. この協議会は，関係機関の相互連携を図り，地域の実情に応じた支援体制の整備について協議を行う場である. 保健所が事務局となり，患者・家族の声に耳を傾け，関係機関からの意見を集約して共有し，難病の患者の課題解決に向けて協議する場となることが期待されている.

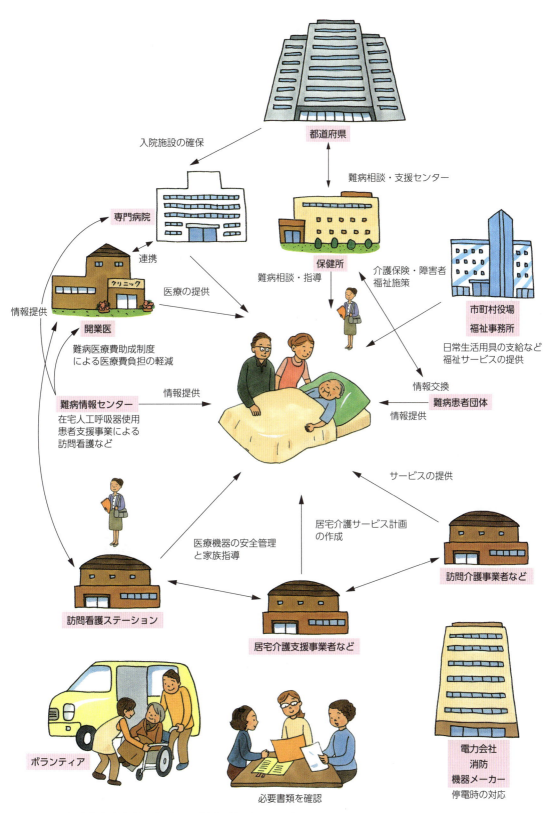

図7.8-2 在宅難病療養者を支援する生活環境のイメージ

9 子どもの在宅療養を支える制度と社会資源

障害児福祉は，障害予防ならびに母子保健法による乳幼児健康診査などでの障害の早期発見から，児童福祉法による児童相談所での判定・指導，小児慢性特定疾病対策，さらには障害者総合支援法での障害福祉サービス等まで，総合的に展開されている．

1 小児慢性特定疾病対策

小児の慢性疾患のうち，小児がんなど特定の疾病については，治療期間が長く医療費負担が高額になる．そこで，児童の健全育成を目的として，疾患の治療方法の確立と普及，患者家庭の医療費の負担軽減につながるよう，対象となる16疾患群（788疾患）については18歳未満（継続治療が必要な場合は20歳未満）の児童に公費による医療費助成を行う（公費負担医療）制度が設けられている（表7.9-1）．

小児慢性特定疾病の医療費助成の申請は，指定医療機関での診断後，医師から小児慢性疾病の医療意見書を交付された上で，都道府県，指定都市，中核市に提出する．医療を受けた際の自己負担割合は2割であり，月額の自己負担上限額が定められ，それが医療受給者証にも記されている．

plus α

小児慢性特定疾病自立支援事業

都道府県・指定都市・中核市が2015（平成27）年1月から児童福祉法に基づき実施している．児童や家族からの相談に応じ，必要な情報の提供・助言とともに，関係機関との連絡調整を目的にした相談支援事業（必須事業）や，療養生活支援事業，相互交流支援事業，就職支援事業，介護者支援事業，慢性疾病児童地域支援協議会運営事業等（任意事業）を実施している．

➡ 小児慢性特定疾病医療受給者証については，p.274 **資料8**参照．

表7.9-1 小児慢性特定疾病16疾患群（788疾患，2021年11月1日現在）

1.	悪性新生物	急性前骨髄性白血病，ホジキン（Hodgkin）リンパ腫，髄芽腫 など
2.	慢性腎疾患	微小変化型ネフローゼ症候群，IgA腎症，ループス腎炎 など
3.	慢性呼吸器疾患	気道狭窄，気管支喘息，慢性肺疾患，気管支拡張症，先天性横隔膜ヘルニア など
4.	慢性心疾患	完全房室ブロック，ファロー（Fallot）四徴症，単心室症
5.	内分泌疾患	バセドウ（Basedow）病，橋本病，成長ホルモン（GH）分泌不全性低身長症 など
6.	膠原病	若年性特発性関節炎，全身性エリテマトーデス，スティーヴンス・ジョンソン（Stevens-Johnson）症候群 など
7.	糖尿病	1型糖尿病，2型糖尿病，その他の糖尿病
8.	先天性代謝異常	アミノ酸代謝異常症，有機酸代謝異常症，家族性高コレステロール血症 など
9.	血液疾患	血友病A，血友病B，再生不良性貧血 など
10.	免疫疾患	慢性肉芽腫症，後天性免疫不全症候群（HIV感染によるものに限る），慢性移植片対宿主病 など
11.	神経・筋疾患	脊髄髄膜瘤，デュシェンヌ（Duchenne）型筋ジストロフィー，先天性風疹症候群 など
12.	慢性消化器疾患	ヒルシュスプルング（Hirschsprung）病，潰瘍性大腸炎，クローン（Crohn）病 など
13.	染色体または遺伝子に変化を伴う症候群	13トリソミー症候群，ダウン（Down）症候群，マルファン（Marfan）症候群 など
14.	皮膚疾患	色素性乾皮症，レックリングハウゼン（Recklinghausen）病（神経線維腫症Ⅰ型） など
15.	骨系統疾患	骨形成不全症，ラーセン症候群 など
16.	脈管系疾患	リンパ管腫，クリッペル・トレノネー・ウェーバー症候群 など

小児慢性特定疾病情報センター．https://www.shouman.jp，（参照2024-08-11）．をもとに作成

小児慢性特定疾病についての情報収集には，小児慢性特定疾病情報センター*が活用できる．

2 養育医療

養育に医療が必要な未熟児（出生時体重が2,000g以下の低出生体重児）や，異常な低体温，呼吸器・消化器系などの異常や強い黄疸などをもつ子どもに対して，指定養育医療機関の医師が入院を必要と認めた場合，医療費の一部が給付される制度である．母子保健法第20条による．

3 子どもの在宅療養を支える手当

1 特別児童扶養手当

知的障害，精神障害，身体に重度・中度の障害，長期にわたる安静を必要とする病状があり，日常生活に著しい制限を受ける状態にある20歳未満の在宅療養児を扶養している人に支給される．

2 障害児福祉手当

知的，精神的，身体的に重度障害があるため，日常生活に常時介護を必要とする状態（身体障害者手帳1級および2級の一部，知的障害者療育手帳1度および2度の一部，これらと同等の疾病・精神障害）にある20歳未満の在宅療養児に支給される．

3 児童扶養手当

母子世帯，父子世帯等で，かつ18歳未満の子どもを監護している父母等養育者に支給される．所得制限があり，子どもが施設に入所している場合は支給対象外となる．自治体によっては，独自に「児童育成手当（育成手当）」として支給しているところもある．

4 児童育成手当：障害手当

知的障害者療育手帳1～3度程度，身体障害者手帳1～2級程度，脳性麻痺または進行性筋萎縮症で20歳未満の児童を在宅で扶養している人を対象として，障害手当を支給している自治体がある．

---

10 生活保護制度

生活保護法は，日本国憲法第25条の生存権の理念に基づく制度であり，生活に困窮する国民に対して，その困窮の程度に応じて保護を行い最低限度の生活を保障し，生活困窮者の自立の援助を目的とする．

1 基本原理と基本原則

生活保護の基本原理は，国家責任，無差別平等，最低生活保障，補足性の四つであり，次の四つの基本原則に基づき運用される．

用語解説 *
小児慢性特定疾病情報センター
厚生労働省の支援を受け，国立研究開発法人国立成育医療研究センターが運営している．小児慢性特定疾病の治療・療養生活に関する情報などをインターネットを通じて提供している（https://www.shouman.jp）．

➡ 重症心身障害児の事例については，ナーシング・グラフィカ『在宅療養を支える技術』7章9節参照．

7

地域療養を支える法・制度

221

❶**申請保護**　本人か親族の申請に基づき保護が開始される．

❷**基準および程度**　国の決めた基準に満たない不足分を補う．

❸**必要即応**　要保護者の状況を踏まえ，有効適切に実施する．

❹**世帯単位**　個人が困窮しているかではなく，世帯単位で判断する．

2　実施主体・申請窓口

　実施主体は市町村であり，申請は市町村の窓口・福祉事務所，民生委員を経由する．

3　扶助の種類

　生活保護における扶助は8種類である．現金給付とは金銭の給与または貸与による保護であり，現物給付とは物品の給与または貸与・医療の給付・役務の提供，その他現金給付以外の方法で保護を行うことである（**表7.10-1**）．医療扶助を受けるには，市町村や福祉事務所から発行された医療券・調剤券を持参して受診する．

➡ 生活保護における医療券・調剤券については，p.274 **資料9**参照．

4　保護施設

　生活保護法第38条に定められる保護施設は**表7.10-2**の5種類であり，都道府県がその設置および許認可・監督を行う．

表7.10-1　生活保護における扶助の種類と概要

扶助の種類		概　要
現金給付	生活扶助	日常生活に必要な食費・被服費・光熱費等を支給する．
	住宅扶助	定められた範囲でアパート等の家賃の実費を支給する．
	教育扶助	義務教育を受けるために必要な学用品等の費用を定められた範囲内で支給する．
	出産扶助	定められた範囲で出産費用の実費を支給する．
	生業扶助	就労に必要な技能の習得等にかかる費用を，定められた範囲で支給する．
	葬祭扶助	定められた範囲で葬祭に関する費用を支給する．
現物給付	介護扶助	介護保険に準じたサービスを受けることができる．本人負担はなし．
	医療扶助	指定の医療機関で医療サービスを受けることができる．本人負担はなし．

表7.10-2　生活保護法における保護施設

施設名	概　要
救護施設	身体上または精神上の障害等により日常生活を営むのが困難な者への生活扶助
更生施設	身体上または精神上の障害等により養護や生活指導を必要とする者に対する生活扶助
医療保護施設	医療を必要とする者への医療扶助
授産施設	就業能力または技能の修得
宿所提供施設	住居のない者に対する住宅扶助

11 事例：パーキンソン病患者の在宅復帰に向けた支援

事例

プロフィール

Eさん，78歳，男性，元工場勤務．

80歳の妻と2人暮らし（図7.11-1）．2人の息子がおり，長男（53歳）は県外，次男（51歳）は2時間ほど離れた県内に在住している．Eさんは60歳で会社を退職後，趣味の果樹栽培と盆栽を楽しみながら余生を送っていた．パーキンソン病＊による症状の進行から，最近は家の前をゆっくり歩いて庭を眺めることが何よりの楽しみであった．

現病歴・既往歴

70歳ごろから動作が緩慢になり，徐々に歩く速度が遅くなった．歩幅が狭くなるなどの歩行障害がみられるようになり，72歳でパーキンソン病と診断された．既往歴はない．

ある日，杖をつかずに庭に出て転倒し体動困難となっているところを，妻によって発見された．ドクターヘリによって市部の急性期病院に搬送され，腰椎圧迫骨折と顔面打撲で緊急入院となった．腰椎圧迫骨折は，2週間の保存療法とリハビリテーションによって次第に改善していった．一方，パーキンソン病の症状が進行するとともに，入院前に比べADLが低下したことから，すぐに自宅に戻るのは難しい状況であったため，地域包括ケア病棟のある病院に転院となった．

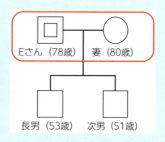

図7.11-1　Cさんの家族構成

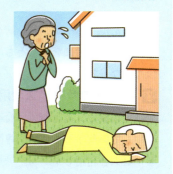

1 Eさんの基本状況

1 入院前の身体状況

Eさんは，身長165cm，体重85kg，要介護1であった．入院する前のホーエン・ヤール重症度分類＊は3度，生活機能障害度2度（表7.11-1）で，レボドパ（L-ドパ）を1日4回（朝昼夕食後と就寝前）処方されていたが，時々飲み忘れることがあった．認知機能に問題はなかったが，足がすくんでつまずきやすくなっていた．

2 生活状況

自宅は，神経難病専門のクリニックがある市部からは車で90分ほど離れた中山間地域にある．周囲は緑に囲まれた自然豊かな場所である．町の幹線道路では公共バスが運行しているが，運行回数は1日2回である．自宅からバス停までは2.0kmあり，所々に坂道がある．

自宅は持ち家で，築40年になる2階建ての一軒家である．果樹園を見渡せる広い庭もある．トイレや浴室には，3年前に息子が設置した手すりがある．パーキンソン病の症状が進行してからは，2階ではほとんど生活をせず，1階の和室で過ごすことが多かった．退職後，近所付き合いや町内会活動は活発

用語解説＊
パーキンソン病

脳内の神経細胞が変性し神経伝達物質のドパミンが減少することにより起こる，神経変性疾患の一つ．振戦，動作緩慢，筋強剛，姿勢保持障害が主な症状で，50歳以上で発症することが多い．徐々に進行するため，進行度により服薬の量・種類の調整や環境整備を行うことが重要となる．

用語解説＊
ホーエン・ヤール重症度分類

パーキンソン病の進行度を示す指標．3度以上の場合，難病法による医療費助成が受けられる．同様の指標として，厚生労働省の研究班が作成した「生活機能障害度」もある．

表7.11-1　パーキンソン病の重症度分類

ホーエン・ヤール重症度分類	生活機能障害度分類
0度　パーキンソニズムなし	
1度　一側性パーキンソニズム	1度　日常生活，通院に介助を必要としない
2度　両側性パーキンソニズム	
3度　軽〜中等度パーキンソニズム．姿勢反射障害あり．日常生活に介助は不要	2度　日常生活，通院に介助を要する
4度　高度障害を示すが，歩行は介助なしにどうにか可能	
5度　介助なしではベッドまたは車椅子生活	3度　日常生活に全面的な介助を要し，起立歩行は不可能

ホーエン・ヤール（Hoehn&Yahr）重症度3度以上かつ生活機能障害度2度以上（破線以降）を対象とする．なお，症状の程度が上記の重症度分類等で一定以上に該当しない者であるが，高額な医療を継続することが必要な者については，医療費助成の対象とする．
厚生労働省．平成27年1月1日施行の指定難病（新規）：パーキンソン病（概要，診断基準等）．一部改変．

であったが，パーキンソン病を発症してからは近所の人との交流も減少していた．妻も，高齢になるとともに腰痛と膝関節痛が悪化し，外出の機会も次第に少なくなっていた．

3 入院前のサービス利用状況

特定医療費（指定難病）受給者証を持っていたが，在宅におけるサービスは利用していなかった．難病専門のクリニックには妻が付き添い，町の外出支援サービスを利用しタクシーで通院していた．小柄な体格で腰痛と膝関節痛がある妻にとっては，月に1回の通院を負担に感じていた．

4 地域包括ケア病棟に入院中の状況

入院中，パーキンソン病に対する服薬は確実に行われていたが，姿勢反射障害やすくみ足，突進歩行がみられ，転倒のリスクが高い状態が続いていた．筋強剛*は軽度で振戦や不随意運動は少ないものの，wearing-off現象*がみられ，内服前には動作緩慢や無動がみられた．

起居・起立動作はつかまれば可能で，入浴動作は設備の整った浴室であれば，椅子に座った状態で行うことができるが，着脱には一部介助が必要であった．切迫性尿失禁の症状があり，尿取りパッドを使用するようになった．便秘もあり，排便コントロールのための薬剤が処方されていた．入院前に，食事の際の飲み込みづらさや食べこぼしがみられるようにもなっていた．

2人の息子は，介護に携わるのが難しいことを理由に，病棟からの退院後は介護老人保健施設へ入所させることを希望した．しかし，Eさんには「妻には迷惑をかけるが，もう一度自宅で生活したい」という強い希望があった．妻からも「こんな状態の私が介護できるだろうかという不安もあるが，長年一緒に連れ添ってきたし，できるだけ希望をかなえてあげたい」という声が聞かれた．

地域包括ケア病棟に転院してから1週間の間，Eさんおよび家族と，関係する多職種で話し合いが行われ，さまざまな公的サービスを利用しながら在宅での生活を目指すこととなった．

筋強剛

全身の筋肉がこわばり硬くなって，スムーズに体を動かせなくなっている状態．

wearing-off現象

薬の長期服用により，薬の効く時間が短くなり，薬の効果が切れると症状が悪化する現象のこと．この症状悪化のサイクルが短くなっていき，最後には薬の効き目が失われてしまう．

2 在宅復帰に向けた課題と対応

退院前カンファレンスには，Eさんと家族，医師，地域包括ケア病棟と地域医療連携室の看護師，医療ソーシャルワーカー，理学療法士，作業療法士，ケアマネジャー，訪問看護師が参加した．Eさんがパーキンソン病を発症してから8年が経過し，病状の変化に伴った対応が必要である．要介護度の見直しの申請をし，公的サービス等を活用しながら，安心・安全な在宅療養ができるよう支援していくことの必要性を多職種間の共通認識とした．

まずは，通院が困難になっていることを踏まえ，主治医と相談し，往診を在宅診療医に依頼すること，ドパミン欠乏が症状悪化につながるため，訪問看護師は病状や服薬管理を行うこととなった．通所または訪問リハビリテーションを利用し，残存機能を生かしつつADLの維持・向上を目指すこと，訪問介護や通所介護を利用し，妻の介護負担を軽減することも検討された．また，理学療法士・作業療法士，地域包括ケア病棟看護師と訪問看護師，そして住宅改修施工業者が，退院前にEさんの自宅を訪問することも計画された．Eさんの今の病状に合わせた家屋構造になっているか，Eさんの妻が介護しやすい状況かを考慮し，必要に応じて，家屋の改修や福祉用具の導入を行う予定である．

退院に向け，地域包括ケア病棟や地域医療連携室の看護師は，誤嚥性肺炎や抑うつ症状等，起こり得る症状への予防や対処方法をEさん，家族に指導するとともに，主介護者である妻に対し，不安の軽減などといった精神面へのケアを行っていく．また，訪問看護師とは相互に情報交換を行い，スムーズな在宅療養への移行支援を行っていくこととなった．

■ 引用・参考文献

1) 看護学大辞典．第5版，メヂカルフレンド社，2002.
2) サービス付き高齢者向け住宅の登録状況（R6.5末時点）．一般社団法人高齢者住宅協会．https://www.satsukijutaku.jp/doc/past_data/system_registration_01_0605.pdf，（参照2024-07-29）.
3) 厚生労働省老健局高齢者支援課．令和4年度有料老人ホームを対象とした指導状況等のフォローアップ調査（第15回）結果．https://www.mhlw.go.jp/content/12304250/001268841.pdf，（参照2024-07-29）.
4) 厚生労働省．「医療計画について」の一部改正について（医政発0615第21号）．https://www.mhlw.go.jp/web/t_doc?dataId=00tc7762&dataType=1&pageNo=1，（参照2024-07-29）.
5) 内閣官房・内閣府・財務省・厚生労働省．2040年を見据えた社会保障の将来見通し：議論の素材．2018. https://www.mhlw.go.jp/file/06-Seisakujouhou-12600000-Seisakutoukatsukan/0000207399.pdf，（参照2024-07-29）.
6) 増田寛也．「地域消滅時代」を見据えた今後の国土交通戦略のあり方について：国土交通政策研究所「政策課題勉強会」．https://www.mlit.go.jp/pri/kouenkai/syousai/pdf/b-141105_2.pdf，（参照2024-07-29）.
7) 厚生労働省．令和4年度「高齢者虐待の防止，高齢者の養護者に対する支援等に関する法律」に基づく対応状況等に関する調査結果．https://www.mhlw.go.jp/content/12304250/001224157.pdf，（参照2024-07-29）.
8) 厚生労働省．重症心身障害児者等支援者育成研修テキスト総論．2016. https://www.mhlw.go.jp/file/06-Seisakujouhou-12200000-Shakaiengokyokushougaihokenfukushibu/0000123633.pdf，（参照2024-07-29）.
9) 厚生労働統計協会編．国民の福祉と介護の動向・厚生の指標．2019/2020，66（10）増刊.
10) 文部科学省．中央教育審議会 初等中等教育分科会 特別支援教育の在り方に関する特別委員会 合理的配慮等環境整備検討ワーキンググループ報告．https://www.mext.go.jp/b_menu/shingi/chukyo/chukyo3/046/attach/1316184.htm，（参照2024-07-29）.
11) 厚生労働省．令和5年版厚生労働白書．2023.
12) 厚生労働統計協会編．国民衛生の動向．2023/2024，70（9）増刊.
13) 厚生労働省．第二期成年後見制度利用促進基本計画．https://www.mhlw.go.jp/content/000913650.pdf，（参照2024-07-29）.
14) 高野龍昭．これならわかる介護保険．第3版，翔泳社，2018.
15) エビデンスを踏まえた介護予防マニュアル改訂委員会．介

護予防マニュアル 第4版. https://www.mhlw.go.jp/content/12300000/001238550.pdf, （参照2024-07-29）.
16) 厚生労働省.「介護予防・日常生活支援総合事業のガイドラインについて」の一部改正について. https://www.mhlw.go.jp/content/12300000/000855081.pdf, （参照2024-07-29）.
17) 厚生労働省. 令和4年度「高齢者虐待の防止、高齢者の養護者に対する支援等に関する法律」に基づく対応状況等に関する調査結果. https://www.mhlw.go.jp/stf/houdou/0000196989_00025.html, （参照2024-07-29）.

18) 厚生労働省保険局高齢者医療課. 高齢者の特性を踏まえた保健事業ガイドライン 第2版. https://www.mhlw.go.jp/content/000605507.pdf, （参照2024-07-29）.
19) 二本柳覚ほか編著. これならわかる障害者総合支援法. 第2版, 翔泳社, 2018.
20) 厚生労働省. 身体障害者ケアガイドライン 関連用語の解説. https://www.mhlw.go.jp/topics/2002/04/tp0419-3c.html, （参照2024-07-29）.
21) NPO法人日本医療ソーシャルワーク研究会編. 医療福祉総合ガイドブック2017年度版. 医学書院, 2017.

重要用語

フォーマルサービス	被用者保険	障害者総合支援法
インフォーマルサービス	国民健康保険	精神保健福祉法
権利擁護（アドボカシー）	後期高齢者医療制度	発達障害者支援法
日常生活自立支援事業	介護保険制度	障害年金
成年後見制度	認知症基本法	指定難病
オンブズマン制度	高齢者虐待防止法	小児慢性特定疾病
医療保険制度	国際生活機能分類（ICF）	生活保護

◆ 学習参考文献

❶ 草間朋子ほか編. 健康づくりの仕組みを知る. 東京化学同人，2022，（基本を学ぶ看護シリーズ5）.
地域療養を支える法・制度について，社会動向を踏まえて網羅的に学ぶことができる.

❷ 日本医療ソーシャルワーク研究会編. 医療福祉相談ガイドブック 2024年度版. 医学書院，2024.
医療福祉を中心とした幅広い社会保障制度の最新知識や，実践に向けた考え方を学ぶことができる.

❸ 鈴木豊ほか編. 医療福祉サービスガイドブック 2024年度版. 医学書院，2024.
療養者や支援者が必要とする，最新の医療福祉のサービスを理解し活用するためのガイドブックで，実習などに役立つ.

❹ 山本智子. 医療福祉マネジメント概論. 山本勇監修. 北樹出版，2024.
福祉と医療の基礎知識を学び，体系的に学習を進めながら，社会保障の課題解決策を探究することができる.

❺ 田中元. 認知症で使えるサービス・しくみ・お金のことがわかる本. 第3版，自由国民社，2024.
認知症に関わるすべての周辺知識がまとめられている.

❻ ICFとリハビリテーション連携を考える会編. マンガと図説で見てわかるICF（国際生活機能分類）の使いかた. メディカ出版，2023.
ICF（国際生活機能分類）活用の実例をマンガを使ってわかりやすく解説している.

8 在宅療養を支える健康危機・災害対策

学習目標

- 在宅療養者とその家族にとって，健康危機・災害対策が必要であることを理解できる．
- 災害サイクルに応じて変化する，在宅療養者に必要な看護支援の内容を理解できる．
- 地域包括ケアシステムによる対策と連携が，健康危機・災害対策にも必要であることを理解できる．
- 訪問看護ステーションの健康危機・災害対策と対応について理解できる．
- 訪問看護師の健康危機・災害時対応について理解できる．
- 過去の事例から健康危機・災害時の課題と対策を考えることができる．
- 健康危機・災害対策は，地域で生活する在宅療養者の命を守るだけでなく，自身も含め，家族，そして地域を守るための重要課題であることを学ぶ．

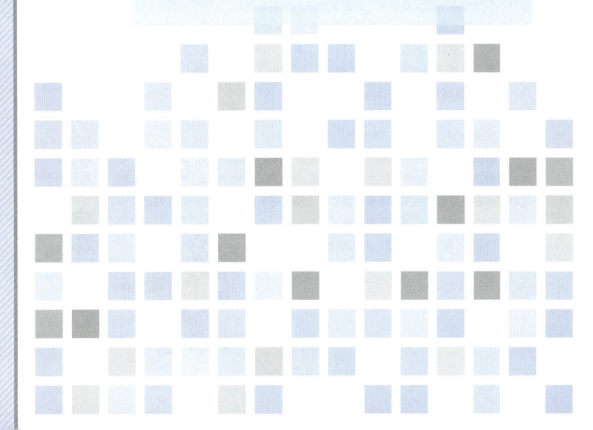

リンク G 災害看護 8 章 4 節

1 在宅療養における健康危機・災害対策

健康危機とは，「食中毒，感染症，飲料水，医薬品，毒物劇物その他なんらかの原因により生じる地域住民の生命，健康の安全を脅かす事態」をいう[1]．日本における健康危機管理は，**保健所**が主に責任を負う．保健所には，地域における保健医療関係の行政機関として，平常時には監視業務等を通じて健康危機の発生を未然に防止するとともに，所管区域全体で健康危機管理を総合的に行うシステムを構築し，健康危機発生時にはその規模を把握し，地域に存在する保健医療資源を調整して，関連機関を有機的に機能させる役割が期待されている[2]．そして，保健所が対応すべき「災害有事・重大健康危機」[3]には，パンデミックを引き起こす原因となる新型コロナウイルス感染症やSARSなどの感染症と，地震・台風・津波などの自然災害が挙げられている．

本章では，新型コロナウイルス感染症や大規模地震災害などの自然災害に際する在宅療養について解説する．

1 健康危機・災害対策に関わる施策・制度

自然災害などの対策に関わる法律は，大きな災害が発生して被害を受けた後に，既存の法律では対応できなかった問題に対し今後対応することができるようにPDCAサイクルを回した結果，改正を重ねたり新たに制定されたりしてきた[4]．例えば，1946（昭和21）年の南海地震では被災者に対する救護・保護が不十分であった反省から「**災害救助法**」が制定され，1959（昭和34）年の伊勢湾台風では広域的な計画不足を顧みて「**災害対策基本法**」が制定され，現在も改正を重ねながら活用されている．また，1995（平成7）年の阪神・淡路大震災と地下鉄サリン事件を契機に，「避けられた災害死」に対応すべく，災害拠点病院やDMAT*，EMIS*が整備され，その後も，DPAT*，DHEAT*など，災害時における被災地外からの医療・保健に関わるチームの派遣や支援のしくみがつくられた[5]．

在宅療養者の危機管理に関わる法律や施策・制度に関しても，災害については災害対策基本法や災害救助法などの法律，感染症については「**感染症の予防及び感染症の患者に対する医療に関する法律（感染症法）**」が法的基盤となっている．そして，保健所や保健医療福祉チームによる支援の施策・制度に基づき，対策がとられている．

用語解説 *
DMAT
disaster medical assistance team．災害派遣医療チーム．災害発生直後から主に72時間の「命のタイムリミット」の時期に活動できる，機動性を備えた医療チーム．

用語解説 *
EMIS
emergency medical information system．広域災害救急医療情報システム．災害時における「適切な情報の収集・提供」を目的としたシステム．

用語解説 *
DPAT
disaster psychiatric assistance team．災害派遣精神医療チーム．精神科医療および精神保健活動の支援を行う専門チーム．

用語解説 *
DHEAT
disaster health emergency assistance team．災害時健康危機管理支援チーム．保健医療行政の指揮調整機能などの応援チーム．

plus α
災害・感染症医療業務従事者
2024（令和6）年4月，改正医療法に基づき，災害支援ナースは「災害・感染症医療業務従事者」に位置付けられ，職能団体の個別の活動ではなく法に基づいた活動になった．

2 在宅療養における健康危機・災害対策の必要性

　災害時には，速やかな避難行動ができ，避難後の不自由な環境でも生命や活動を維持でき，より良い生活に向けて他者と力を合わせ臨機応変に対応できる姿勢が必要となる．災害直後には，直接的な生命の危機から逃れる必要がある．

　在宅療養者は，他者からの支援を必要とする**災害時要援護者・要配慮者***であり，その一部は**避難行動要支援者***でもある．新型コロナウイルス感染症などに罹患した場合は，命の危険にさらされるリスクも高いため，パンデミックを引き起こす感染症への特別な対策が必要である．そして，大規模災害時は，支援に関わっている専門職も被災している可能性があり，たとえ稼働が可能であっても，道路の閉鎖や燃料不足などで通常の交通手段が利用できないこともあり，発災当日にすべての療養者の支援に駆けつけることは極めて困難な状況となる．そのため，**療養者・家族自身が災害時にとるべき行動を把握・実践**できるように事前に準備しておく必要がある．

　また，避難所では必要な医療支援が継続して受けられなくなるなど，在宅療養者が安心して生活できる状況を整えることは難しい．災害時要援護者・要配慮者か否かにかかわらず，他者とのつながりが希薄であるような場合は，避難後，元の半壊・全壊の自宅に戻り，危険な環境下での生活を強いられ，食料の確保もできず，医療の継続支援が受けられなくなるなどの恐れが生じる．

　そこで，在宅療養における災害対策では，災害時にとるべき具体的な行動を療養者と家族が理解して備えられるような支援と，日常生活の中で近隣住民や友人とのつながりを築き維持できるような支援が必要となる．

　2021（令和3）年には災害対策基本法が改正され，**個別避難計画**の作成は市町村の努力義務となったため，市町村との平時からの協働はさらに重要となっている．

3 災害サイクルと在宅療養者支援

1 災害サイクルに応じた看護支援

　発災後の経過とともに医療・看護ニーズは変化するため，災害看護活動の基本的な枠組みの一つに，「災害サイクルに応じた看護支援」がある．在宅療養者は，被災による傷病を負わない状態でも医療・看護ニーズは高く，また多様であり，各災害サイクルの時期ごとに，危機的状況に陥りやすいという特徴がある．ゆえに，在宅療養者に特徴的な医療・看護ニーズと支援のポイントを**災害サイクル***ごとに理解しておく必要がある（**表8.1-1**）．

　また，被災後の心理状態も時間や状況とともに変化するため，災害サイクルに応じた「心のケア」が必要であるといわれている．安全で安心できる状況や快適な生活環境（温かい食事，清潔なトイレ，適切な温度・湿度など），居場所，同じ境遇の人々と語り合える場づくりなどが心のケアの初期段階としての

用語解説*
災害時要援護者・要配慮者
一般的には，高齢者，障害者，乳幼児，妊産婦・褥婦，患者，外国人を指す．在宅療養者は，乳幼児や高齢者である可能性に加えて患者（児）または障害者（児）でもあるため，災害時に外部からの支援が必要となる．
➡ナーシング・グラフィカ『災害看護』8章も参照．

用語解説*
避難行動要支援者
災害が発生した場合，または災害が発生する恐れがある場合に自ら避難することが困難な者であって，その円滑かつ迅速な避難の確保を図るため特に支援を要する者（災害対策基本法第49条の10）．

コンテンツが視聴できます（p.2参照）

在宅療養における災害対策

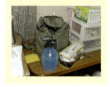

用語解説*
災害サイクル
発災→超急性期→急性期→亜急性期→復旧復興期→静穏期・準備期（次の災害への備え）．
➡ナーシング・グラフィカ『災害看護』5章も参照．

支援となる．在宅療養者のための特別な心のケアはないため，一般的な心の反応と援助について把握しておくとよい．

2 災害時に支援が必要となる在宅療養者

災害時に支援が必要となる在宅療養者は，継続的な治療が必要な人，認知症，精神疾患，視聴覚障害，脳血管疾患による麻痺・高次脳機能障害などの障害により生活環境に配慮を必要とする人々，高血圧，糖尿病，心疾患，肝機能障害，がん治療による免疫機能低下状態，人工肛門のストーマ袋交換などのケア，人工呼吸器，人工透析などの医療支援を必要としている人々，がん末期療養者などである．この中でも，**医療依存度の高い療養者**は医療・看護ニーズが最も高い．**表8.1-2**には，訪問看護ステーションの利用者の状況における傷病別分類を用いて，利用割合の高い傷病者[6]から順に初期対応のポイントを記した．初期支援では，静穏期・準備期の取り組みが鍵となる．

plus α

医療依存度の高い療養者支援

生命維持のために特別な治療薬や特別な機器（透析機器・人工呼吸器など）を必要とする人々を指す．特に，機器を動かすには電気・水・マンパワーが必要となるため，災害時は医療専門職による支援が必要になる．

表8.1-1 災害サイクル別にみた在宅療養者支援のポイント

	超急性期 （発災〜72時間）	急性期〜亜急性期 （4日〜1カ月程度）	復旧復興期 （1カ月〜3年程度）	静穏期・準備期 （3年〜次の災害）
在宅療養者支援のポイント	・適切な避難場所への避難（避難所，福祉避難所，病院または安全な自宅） ・優先的な安否確認 ・医療機器の点検・管理 ・必要な医療ニーズへの早期対応	・福祉避難所・病院への移動 ・服薬などの医療ニーズへの対応，継続 ・療養者に適した形態での食事支援 ・療養者に適した排泄への配慮・支援 ・積極的なプライバシーの保護 ・住民への療養者理解への支援	・社会参加，役割の再獲得による廃用症候群予防 ・リハビリテーションの継続，褥瘡予防 ・脱水，高血圧による再発予防	・療養者・家族が治療状況，必要な機器，薬の種類・量を自分で語ることができる，または情報共有のためその写真を撮影し，遠方の親戚へ送信してもらうなどの支援 ・緊急時連絡先・方法，避難場所，避難手段，医療機関，服薬情報についての療養者・家族の理解 ・避難行動要支援者名簿の作成・協力，登録支援（本人・家族の了解）
重要な基本事項	・災害看護の実践（CSCATTT*）に基づいた管理 ・全戸訪問（自宅，避難所） ・安否確認（避難所，自宅） ・トリアージと救急対応	・水分摂取，適切な食事摂取 ・清潔なトイレの確保，管理 ・感染予防，口腔内の清潔支援 ・プライバシーの保護と孤立化予防 ・活動の抑制予防 ・住民による避難所運営の支援	・社会参加，役割の再獲得など ・廃用症候群予防，孤独死予防 →コミュニティーの再構築，居場所づくり，仲間づくり ・仕事復帰，就職支援 ・過去の経験を生かし，新たな趣味，活動を見つける支援	・災害時に強い地域づくり（互助・共助） ・近隣住民による支援，見守り体制の構築 ・地域包括ケアシステムにおける連携と避難訓練 ・地域連携クリニカルパスの活用
連携	・療養者本人・家族 ・地域自主防災組織・民生委員・自治会長 ・患者会 ・保健所・保健センター（障害者福祉，地域防災計画担当部門，保健師） ・医療機関，主治医・専門医，専門看護師・認定看護師（医療機関との連携による医療上の健康危機管理） ・歯科，管理栄養士 ・リハビリテーションスタッフ，理学療法士，作業療法士，言語聴覚士 ・医療機器業者 ・介護保険事業所・居宅介護支援事業所，介護支援専門員（ケアマネジャー），社会福祉士，介護福祉士などの介護職員 ・消防署，電力会社，水道局 ・NPO，ボランティア，近隣住民ほか			

*command & control（指揮・統制），safety（安全），communication（情報伝達），assessment（評価），triage（トリアージ），treatment（治療），transport（搬送）の略．

表8.1-2 傷病別初期対応における在宅療養者支援のポイント

傷病別の分類	主な疾患（医療や状態）	超急性期（発災～72時間）	急性期～亜急性期（4日～1カ月程度）
循環器系の疾患	脳血管疾患（身体障害，高次脳機能障害）心疾患，高血圧	● 安全な避難，プライバシーへの配慮 ● 障害に応じた食事介助・排泄への支援 ● 脱水予防	● 廃用症候群予防，リハビリテーションの継続，褥瘡予防 ● 脱水，高血圧による再発予防 ● 他者との交流の継続，ボランティアへの依頼
神経系の疾患（アルツハイマー型認知症を除く）	パーキンソン病，ALSなどの神経難病（人工呼吸器，痰の吸引，経管栄養）	● 電源の確保，医療の継続支援 ● 避難所内の個室移動，連携病院への搬送 ● 疾病・障害に応じた食事・排泄への支援	● 福祉避難所，連携病院への移動 ● 医療の継続支援 ● 疾病・障害に応じた食事・排泄への支援
精神および行動の障害（アルツハイマー型認知症を含む）	認知症 統合失調症	● 療養者が安心できる人との連携 ● 服薬管理，必要時の専門病院への搬送 ● 避難所内の個室への移動 ● 住民の不安への対応で療養者の居場所づくり	● 療養者が安心できる人との連携，安心できる声掛け ● 服薬管理，必要時の専門病院への搬送 ● 福祉避難所や避難所内の個室への移動 ● 住民の不安への対応で療養者の居場所づくり
筋骨格系および結合組織の疾患	骨粗鬆症 脊柱管狭窄症 関節症	● 避難・福祉避難所への移動 ● 障害に応じた食事介助・排泄への支援	● 廃用症候群予防，リハビリテーションの継続，褥瘡予防 ● 他者との交流の継続，ボランティアへの依頼
悪性新生物	がん（治療による副作用，人工肛門・人工膀胱） 末期のがん（鎮痛薬）	● 避難時，清潔が保てる個室への移動 ● 鎮痛薬の確保 ● 副腎皮質ステロイドの継続 ● 血液癌の治療の継続	● 清潔が保てる福祉避難所や医療機関への移動 ● 抗がん薬の種類・スケジュールの把握 ● 感染予防（口腔ケア，マスクなど） ● 食欲不振・倦怠感への対応（便秘対応・横になれる環境の確保）
内分泌，栄養および代謝疾患	糖尿病（インスリン注射，服薬） 脂質異常症	● 食事に応じたインスリン注射支援（不食時は投与しない，なくても問題がないなど） ● 薬がない場合，医療機関への受診継続，受診できない場合は，食事摂取の指導	● 食事に応じたインスリン注射支援 ● 医療機関への受診継続，食事摂取の指導 ● 医療チームへの代替薬の依頼
呼吸器系の疾患	COPD（在宅酸素療法実施中） 肺炎	● 地域連携クリニカルパスに応じた入院・外来対応，医療の継続 ● 避難所内の個室への移動	● 福祉避難所への移動 ● 廃用症候群予防 ● 呼吸リハビリテーション（呼吸だけでなく，食事，運動への配慮）
損傷，中毒およびその他の外因の影響	事故による四肢麻痺（生活の全介助，自己導尿）	● 安全な避難，プライバシーへの配慮 ● 障害に応じた食事介助・排泄への支援 ● 脱水予防	● リハビリテーションの継続，褥瘡予防 ● 脱水，高血圧による再発予防 ● 他者との交流の継続，ボランティアへの依頼
腎尿路生殖器系の疾患	腎不全（透析）	● 緊急血液透析の支援（行政との連携） ● 腹膜透析のための個室確保 ● カリウム吸着薬の確保，溢水・脱水の予防，食事摂取についての支援	● 透析未実施者への緊急透析 ● 安全な地域での避難透析 ● 溢水・脱水の予防，食事摂取についての支援 ● 自立支援，廃用症候群予防

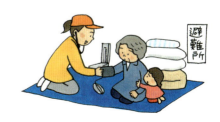

1. 超急性期の医療・看護ニーズとそれを踏まえた静穏期・準備期の看護支援

発災直後から超急性期は，ライフラインの断絶により生命維持装置が使用できなくなったり，避難行動がとれずに津波や火災，自宅の倒壊に巻き込まれたりすることが最大の問題となる．発災直後は，医療・介護の専門家も被災しており，限られたマンパワーで通常以上の訪問を行うことが極めて困難となるため，静穏期・準備期から療養者・家族の支援を行う必要がある．

平時から行ってきたことは緊急時にも行うことができるので，**防災訓練**の意義は大きい．在宅療養者では，花見などの楽しい外出を防災訓練に見立て，バッテリーの稼動や持続時間，外出に必要なマンパワーや外出方法について把握・確認することもできる．必要とする医療を療養者・家族が自立して確保したり，必要な薬や治療などを医療チームに自分の口で伝えることができたりするような支援を，平時に行っておく必要がある．

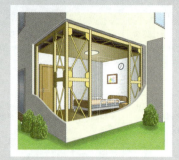

図8.1-1　耐震シェルター

一方，避難が困難であることが予測できる場合は，自宅を安全な空間とする必要がある．自宅を高台へ移転したり，家全体の耐震強度を高めたり，地震から身を守る耐震シェルター（図8.1-1）や，火山の噴火・津波から身を守るシェルターを取り入れたりして，起こり得る災害に応じた対策をとることが望ましい．また，自立が困難な療養者には，市町村が作成する個別避難計画の実効性が高まるよう，担当者や療養者・家族と話し合って支援するとともに，近隣住民との関係性を必要時に見直し，時に見守ってもらえるような体制をつくる必要がある．さらに，原子力発電所の事故が生じる危険性のある地域では，行政保健師の指導の下，安定ヨウ素剤の配布や使用において一貫した支援ができるように協働する．

2. 急性期～亜急性期の医療・看護ニーズと支援

急性期～亜急性期は，災害関連死の予防のためにも，医療ニーズと生活ニーズに早急に対応する必要があるため，福祉避難所（必要時は病院）など医療機器が使用でき，支援者の目が行き届いた場への避難支援を行う必要がある．もし，避難所にも家にも入れずに自家用車の中で生活している療養者を見つけたときは，深部静脈血栓症（エコノミークラス症候群）の予防のために定期的な運動を取り入れつつ，適切な場に避難できるよう支援する．また，自宅で療養している人を早急に訪問し，医療の継続のための電源の確保や医療物品の補充などの支援と，食事や水をはじめとする生活支援や廃用症候群予防のための支援を行う必要がある．また，介護者・家族は休む間もなく療養者支援を継続しており疲労が蓄積しているため，災害支援ナースや保健師，ボランティアの協力を得て心身を癒やせるような支援が必要である．

一方で，在宅療養者は自らの疾患・障害と向き合い，自分らしい生活を送ってきた頼もしい人々で，精神的に強い人も多い．そのため，「支援すべき人」と決め付けず，もてる力を発揮できるように支援することで，廃用症候群を予防することもできる．また，仲間とともに得意な役割を担うことで，語り合う居場所ができ，PTSD*予防にもつながる．

3. 復旧復興期の医療・看護ニーズと支援

復旧復興期は，自宅が全壊・半壊した人々が仮設住宅に移り，その後数年以内に復興住宅に移る時期である．避難所に比べてプライバシーが保持できる利点がある一方で，物資の供給がなくなり自立した生活が求められるため，「現実」に直面する時期である．自宅，仕事，家族の有無などにより，「現実」の状況は異なるが，孤独や孤立を感じやすく，アルコール依存症や孤独死のリスクが生じる．また，今まで有していた家庭内外の役割を失ったり，外出する場や目的を失ったりすることで自宅にひきこもり，廃用症候群が生じやすい時期である．

そのため，疾病や障害をもっていてもできる役割を共に見いだし，存在意義を自覚できるような支援が必要となる．また，地域のコミュニティーを継続あるいは再構築して，すべての人々が地域のメンバーとして活躍でき，災害に強く助け合いができる地域を目指し，地域住民や行政保健師らと協働する必要がある．

---

plus α

安定ヨウ素剤服用不適切者・慎重対応者

安定ヨウ素剤の成分，またはヨウ素に対して過敏症の既往歴のある住民は服用不適切者である．①ヨード造影剤過敏症，②甲状腺機能異常症，③腎機能障害，先天性筋強直症，高カリウム血症，④低補体血症蕁麻疹様血管炎，ジューリング疱疹状皮膚炎，⑤肺結核の症状がある者は，安定ヨウ素剤を慎重に投与すべき対象者である[7]．

➡ 廃用症候群については p.240 用語解説参照．

用語解説*

PTSD

post traumatic stress disorder．心的外傷後ストレス障害．生死に関わる危機体験を経て，過覚醒，回避，追体験の症状が1カ月以上継続し，社会生活を送ることが困難になる障害．

2 地域包括ケアシステムにおける健康危機・災害対策

1 地域包括ケアシステムによる健康危機・災害対策と連携

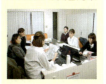

災害時やパンデミックの際には個人の脆弱性だけでなく，地域の脆弱性も露呈する．もしも，地域を構成する人々の互助力・共助力が高く，保健・医療・福祉に関わる事業所間の関係が良好な場合は，健康危機・災害時にも臨機応変に助け合うことが可能になる．地域療養者を支えるためには，地域包括ケアシステムに関わる機関・職種の顔の見える関係性が重要となる．

特に，医療依存度の高い療養者にとっては，かかりつけ医・専門医と災害時対策の取り決めをしておくことで，緊急入院が可能になる．また，行政保健師との連携による優先的にライフラインが確保された場（福祉避難所など）への避難，医療機器業者との連携による，自宅避難者への医療機器の継続使用が可能となる．

実際にシミュレーションや避難訓練をすることによりさまざまな課題が明らかになり，発災時にはよりスムーズな行動をとることが可能になる．医療依存度の高い療養者の訓練をモデルケースとすることで，他の療養者の災害時対応への気付きを得られるため，難病保健担当の保健師らと個別避難計画を策定し，訓練につなげるとよい．

また，災害時要援護者・要配慮者を日常生活において見守っている地域包括支援センターの保健師・社会福祉士・主任介護支援専門員（主任ケアマネジャー），社会福祉協議会の職員，**避難行動要支援者名簿**＊に基づいて個別計画を策定するコーディネーターとなる民生委員や，地域のリーダーである町内会長・自治会長との連携が，速やかな避難支援を可能にする．そのため，地域包括支援センターや町内会・自治会主催の災害に向けた話し合いや防災訓練に看護職が積極的に参加することは，災害の静穏期・準備期における重要な看護活動といえる．

そして，亜急性期から復旧復興期にかけては，歯科医師，歯科衛生士，理学療法士，作業療法士，管理栄養士，小中学校の教員や校医・養護教諭との連携が避難所や仮設住宅における健康被害や災害関連死の予防につながるため，静穏期・準備期から連携しておくことが必要となる．連携においては，医療・看護の専門用語を平易な言葉で表現できるように配慮することが大切な看護技術となる．

用語解説＊
避難行動要支援者名簿
要介護状態区分，障害支援区分，家族の状況等を考慮し，避難行動要支援者の要件を設定し，作成された名簿〔避難行動要支援者の避難行動支援に関する取組指針（内閣府，2013）〕．

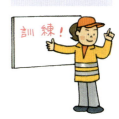

2 訪問看護ステーションにおける健康危機・災害対策と対応

訪問看護ステーション管理者やスタッフが災害に遭遇した場合，最も大切なことは，まず，自分自身の身を守ることである．看護師自身が命を落としたり負傷したりすれば，その後の療養者への支援もできなくなる．そのため，身の安全を確保した後に次の対応を行う．ここでは，超急性期～亜急性期，復旧復興期，静穏期・準備期の三つの時期に分けて概要を表8.2-1に記した．

災害による療養者の生命の危機状態や健康被害を最小限にとどめるためには，静穏期・準備期の支援が最も重要となる．具体的には，関係職種と連携し地域防災計画の策定に関わること，また，療養者や家族の心身の健康状態と支援者の有無などを踏まえて個別計画を作成するほか，地域特性を考慮して，起こり得る災害を想定し，専門職やボランティア，近隣住民が参加する避難訓練を実施する．訓練は異なる季節や時間帯で定期的に行っておくとよい．

さらに，同じ地域の訪問看護ステーション同士で平時から連携体制を整えておくと，発災直後から助け合うことが可能となる．スタッフが新型コロナウイルス感染症等に罹患するなどして，訪問看護ができなくなった場合でも，医師による指示書の下，連携しているステーションが代わりに利用者の訪問を行うなどの助け合いも可能となる．

表8.2-1　訪問看護ステーションの災害対策・対応

	超急性期～亜急性期	復旧復興期	静穏期・準備期
訪問看護ステーション	● 施設・設備の点検	● 施設・設備の復旧復興 ● 訪問看護ステーションの再建	● 地域特性による震災の想定 ● 施設・設備の災害時対応（耐震，自家発電，バッグバルブマスクの予備など） ● 事業所の対応方針の取り決め（指揮命令系統，担当者など） ● 対応フローチャートの作成とシミュレーション
スタッフ	● 安否確認 ● 人員の確保	● 人員の確保 ● 支援の受け入れ	● 避難訓練の実施 ● 迅速で効率的な連絡手段の確認
療養者・家族	● 安否確認 ● 緊急対応 ● 感染症予防	● 廃用症候群の予防 ● 生活習慣病の悪化予防 ● 孤独死や二次被害の予防	● 災害時の教育・防災訓練 ● 避難行動要支援者の登録 ● 安否確認優先順位のリスト化
関係機関・関係職種 **（主な連携や内容）**	● 主治医・医療機関 ● 行政・保健師 ● 介護保険関連事業者	● 主治医・かかりつけ医 ● 行政・保健師 ● 地域包括支援センター ● 介護保険関連事業者 ● 歯科医師・歯科衛生士 ● 理学療法士・作業療法士	● 主治医・かかりつけ医 ● 地域包括支援センター，民生委員，保健師（避難訓練や役割分担，福祉機関との連携による生活上の健康危機管理） ● 近隣住民による支援者の確保 ● 地域防災計画・個別計画の策定

3 訪問看護師による健康危機・災害時対応

1 訪問看護師による対応技術

1 アウトリーチ

災害看護における重要な支援技術の一つに，**アウトリーチ***がある．訪問看護師や保健師は，平時からアウトリーチを行っている専門家である．災害時は，最も支援が必要な人ほど自宅や避難所内でじっとしている傾向があり，最悪の場合は災害関連死につながる．アウトリーチにより，顕在化している健康課題に早期対処するだけでなく，潜在的な健康課題も早期に見いだし，予防的に対応できる．

2 日ごろからの多職種連携

2節で述べた通り，地域包括ケアシステムに関わる機関や職種の，顔の見える関係性が重要となる．訪問看護師は，平常時から多職種での連携をしており，他の組織の役割や力量を理解し，必要に応じて，依頼したり代替策を検討したりして，さまざまな制限がある中でも最適な選択を行っている．このような訪問看護師の平時からの活動は，災害時にも活用できる対応技術といえる．

3 物がない中での看護実践の工夫

どんな災害でも，被災直後は一時的に物品が不足する．訪問看護師は，普段から身近な物で工夫しながらケアを提供している．

地震や風水害での災害時は，ライフラインさえ途絶することもあり，限られた物資や資源で，在宅療養者へのケアを実施しなければならない状況になる．日ごろから限られた資源で試行錯誤している訪問看護師だからこそ，そのような状況に適応しやすく，災害対応能力を備えているといえるだろう．

4 災害前看護の実践

訪問看護師は，平時から地域住民・在宅療養者と，その人たちの暮らしの中で関わっている．したがって，災害が起こる前から，一人ひとりの暮らしの様子を直接みながら，その利用者が被災したときに必要となる支援が何かを，利用者やその家族とともに考えることができる存在である．

平時の訪問看護の中で，医療依存度や医療資材の備蓄状況，生活用品の備蓄状況，家族のサポートの状況，介護サービスの使用状況，家屋の状況などが把握できる．そしてそこから「もし被災したらどうなるか」を，療養者や家族とともに具体的に話し合うことで，防災教育が可能となる．

加えて，その地域に起こり得る自然災害などを想定することで，個別の災害対策が可能となる．例えば，風水害の恐れのある地域では，事前に避難するための持ち物の選定や避難のタイミングを検討しておくこともできる．雪害の可能性がある地域では，雪で外出が難しくなることを予測して，食料や医薬品の備蓄を検討しておくことができる．

用語解説*

アウトリーチ

outreach. 本来の手を伸ばす，手を差し伸べるという意味から，訪問活動，訪問支援を指す．被災者支援においては，地域看護活動の視点をもってアプローチすることが重要と考えられている[8]．

8

在宅療養を支える健康危機・災害対策

2 訪問看護事業所における災害時の事業継続計画（BCP）

1 BCPとは

大地震等の自然災害，感染症の蔓延，テロ等の事件，大事故，サプライチェーン（供給網）の途絶，突発的な経営環境の変化などといった不測の事態が発生しても，重要な事業を中断させない，または中断しても可能な限り短い期間で復旧させるための方針，体制，手順等を示した計画が，**事業継続計画**（business continuity plan：**BCP**）である[9]．

BCPにおいて重要な取り組みとしては，**表8.3-1**が挙げられる．

2 訪問看護事業所における災害時のBCP

災害発生時には，スタッフの安全を守り，利用者の生命と生活を維持するために，必要なリソースを確保しつつサービスの提供を行う必要がある．さらに，災害サイクルに応じた地域の被災状況の変化や利用者のニーズの変化に対応し，かつ，スタッフが中長期的に働き続けられるよう，訪問看護事業所の事業を維持できるようにしていくことも大切である．そのため，災害急性期だけでなく，中長期的な視点で訪問看護事業所の機能の回復を行いながら，利用者の自立と継続的なケアが他機関との相互支援で可能となるようなBCPが必要である．

しかしながら，訪問看護事業所は，大規模な医療機関とは性質が異なり，人員も3〜5人と少人数であることが多いため，多大な労力をかけずに取り組みやすいBCPにする必要がある．また，訪問看護事業所単体のBCPにとどまらず，地域の医療機関，ほかの訪問看護事業所や介護事業所，行政機関などと連携したBCPの作成も必要になると考えられる．

訪問看護事業所のBCPの内容や視点については，**表8.3-2**に示した．

3 訪問看護における災害別の特徴と対応

災害の特徴を把握しながら，災害前の看護として，利用者の備えを支援する必要がある．特徴と対応を**表8.3-3**に示した．

表8.3-1　BCPにおける重要な取り組み

- 各担当者をあらかじめ決めておくこと（誰が，いつ，何をするか）
- 連絡先をあらかじめ整理しておくこと
- 必要な物資をあらかじめ整理，準備しておくこと
- 上記を組織で共有すること
- 定期的に見直し，必要に応じて研修・訓練を行うこと

厚生労働省老健局．介護施設・事業所における自然災害発生時の業務継続ガイドライン．2020.

表8.3-2　訪問看護事業所のBCPの内容・視点

	平常時	緊急時～復旧※期	復興※期
運営	● 地域特性の災害の想定 ● 事業所の対応方針の取り決め（指示命令系統・担当者） ● BCPの策定・評価	● BCP発動 ● 業務の優先順位の決定	● 業務の見直し ● マネジメント（BCM）
人的資源 （スタッフに関すること）	● スタッフに関する災害の想定	● 安否確認 ● 勤務調整 ● 人的資源の確保	● 就業継続支援 ● メンタル面でのフォロー
物的資源 （建物・移動手段・備蓄品などに関すること）	● 事業所建物の災害時対応（耐震自家発電など） ● 代替の移動手段の検討確保 ● 生活備蓄・衛生資器材備蓄の確保や管理	● 建物の破損状況の確認 ● 移動手段の確保 ● 生活備蓄・衛生資器材の使用や再調達	● 建物の修理 ● 通常の移動手段の確保
財務資源 （運営資金などに関すること）	● 災害時の運転資金の確認 ● 災害保険の加入状況の確認	● 被災状況に合わせた経営計画の立案 ● 資金の再調達 ● 補助金助成金の申請	
情報資源 （スタッフ・利用者・事業所の情報に関すること）	● スタッフ・利用者・関係事業所などの情報の整理 ● 情報収集先の選定	● 情報の活用 ● 情報収集，選定	● 情報の再整理 ● 事業所情報の公開
利用者	● 利用者への防災教育		● 新規顧客の獲得
地域連携	● ネットワークづくり ● 地域の災害時BCPの検討・策定	● 連携（医師，保健所，保健センター，地域包括支援センター，ケアマネジャー，ペアステーションほか）	● 新たなネットワークづくり

※復旧：元に戻すこと．復興：衰えたものをより良くすること．

表8.3-3　訪問看護における災害別の特徴と対応

	地震	風水害	雪害	火災
災害の特徴	事前に予知することが困難	天気予報などで事前に予測可能		突発的に発生する可能性がある
	自治体が作成した地震危険度マップなどを確認する	自治体が作成した水害のハザードマップなどを確認する	地域がどの程度の積雪まで耐えられるかを確認する	空気の乾燥している季節，木造家屋の距離の近さ，集合住宅の火災対策などを事前に確認する
利用者の備え，災害前の看護	● ライフラインの途絶，医療・訪問サービスなどの中断に備え，3～7日間程度生活するために必要な食料・飲料水，内服薬や医療資材などを備蓄しておく ● 避難する際に備蓄品を速やかに持ち出せるよう，事前に準備しておく ● 利用者が住む地域の避難場所などについて事前に調べておく ● 避難行動要支援者に該当する利用者は，名簿に登録することができるため，情報提供をする			住まいの環境を観察し，危険な部分（暖房機器，たばこなど）の管理や対策について助言する
	自宅の家具の固定や窓ガラスの飛散防止などを行うよう助言する	水害リスクの高い地域では，利用者個々の自宅がどの程度浸水するかを把握するよう助言する	—	—
災害発生時の利用者の安否確認	災害時の安否確認の方法を本人や家族，サービス関係者と事前に取り決めておく			
訪問サービスの対応の例	スタッフの安否確認，安全確保を優先し，確保されれば，利用者の安否確認などを対応する	天気予報などで事前に予測可能なため，台風の発生，河川の氾濫が起こる可能性がある日などは，訪問サービスの優先順位をつけ，スタッフの安全が確保できるスケジュールを検討する		—

4 訪問看護師の対応の実際

1 新型コロナウイルス感染症への訪問看護の対応

2020年1月，日本に新型コロナウイルス感染症の罹患者が発生し，その後全国に感染が蔓延し，3年間にわたり各都道府県で外出自粛などを求める緊急事態宣言が発令された．訪問看護の現場では，感染発生直後から訪問看護師らがリーダーシップをとり，担当利用者とその家族，地域の介護サービス事業所などに対し，罹患者の対応，予防策の指導などを行った．医療介護従事者は，在宅環境でも，ゴーグル，ガウン，マスクなどで防護する等の厳重な感染予防を行い，自分が感染しないこと，伝播させないことが求められた．

感染蔓延当初は，医療衛生資材の不足が課題で，個人防護具の使用頻度は高まったが，備蓄が十分でなく，また，衛生資材の確保が難しく代替品を積極的に活用しながらケアを行った．また，療養者の生活に即した訪問看護師のスキルを発揮し，キッチンペーパーでマスクを手作りするなど，療養者ごとに自宅で実施可能な感染予防対策を指導し，できる限り感染させないケアを取り入れた．感染徴候のある療養者や感染者には，早期の検査，入院の手配，同居者への感染予防などを行った．実際に対応した訪問看護師は，個人防護具を着用して採血や点滴投与，食事ケアなどを行った．病院と違って治療環境が整っていない中でケアを提供することになり，苦慮する場面もあった．

訪問看護事業所スタッフから感染者が出た場合は，そのスタッフが就業できないのはもちろん，濃厚接触したスタッフも就業できなくなり，サービス提供の継続が難しくなる可能性がある．そのため，事業所内での感染対策も大きな課題となり，直行直帰でのサービス継続，事業所内の換気や消毒の徹底，パーテーションの設置，マスクの着用，密集しない工夫を行った．また，病院との連携では，遠隔ツールを積極的に活用した退院カンファレンスなどが行われた．

新型コロナウイルス感染症の蔓延を経験し，パンデミックが他国の出来事ではないことを実感し，訪問看護の場面での感染対応対策，予防対策，事業継続計画の必要性を学ぶこととなった．

2 自然災害時の訪問看護の対応

地震や風水害，雪害などの自然災害が発生した場合，訪問看護師も対応する必要がある．風水害や雪害など，発生の予期が可能な場合は，発生の前日などから事業所で対応を検討している．例えば，風水害が発生する前から，療養者への訪問の予定を調整する，療養者が外出をせずに数日間暮らせるように食品や医療資材，内服薬等を準備するよう指導するなどである．また，療養者の居住地域を理解した上で，暮らしや人命を脅かすような場合の対応について療養者と共有し，被災時の避難方法を検討する等も平時から行っている．

実際に自然災害の影響が大きく避難が必要になる場合は，要配慮者であることが多い療養者に対して，個別に電話で連絡して避難を促すことも行っている．

地震などの発生の予測が難しい災害の場合でも，発生直後，事業所のスタッフとその家族の安全を確保した上で，療養者の安否確認，自宅での生活の継続が可能かの判断，避難場所の確保なども行っている．また，災害から数週間〜数カ月にわたり，災害関連の病状悪化が起こらないよう看護サービスを行っている．このように，自然災害が発生したときでも，支援が届くまでの間，療養者が自立した生活を送れるようにするには災害発生前からの介入が重要であり，訪問看護師が最も関わる災害対策ともいえる．

4 災害時における在宅療養者と家族の健康危機管理

1 在宅療養者・家族への防災・減災対策の指導

特に，医療依存度の高い療養者は生命維持のために安定した電力や大量の水を必要としているため，大規模災害によるライフラインの断絶などでは危機的状況に陥りやすい．しかし，大規模災害では交通路の遮断や，ガソリン不足などの問題が同時に発生し，医療専門職も被災者となるため，医療専門職が被災直後に療養者宅に駆けつけ支援することは困難となる．そのため，人工呼吸器の使用や痰の吸引が可能になるように，予備のバッテリーや酸素ボンベ，足踏式吸引機など，療養者の特性に合わせた準備ができるように支援する．

また，慢性疾患を抱える療養者やがん終末期の療養者でも，交通事情などにより3日間はかかりつけ医や病院に行くことも難しく，医療専門職による訪問も確実には実施できないため，インスリン注射薬や麻薬鎮痛薬などの市販されていない薬を新たに入手することは困難になる．避難所においては，3日間は市販薬も医療チームも到着しないことが多く，たとえ医療チームの支援が得られても同じ製薬会社の薬が提供されるとは限らず，同様の効能のある薬が処方される．そのため，療養者自身で重要な薬を3日分以上確保してもらいつつ，今まで使用していた薬の名前や使用方法を，療養者自身や家族が口頭で医師や薬剤師に伝えられるようにしておく．可能であればそれらを覚えてもらい，覚えることが困難な場合は，お薬手帳の持ち出しや遠方の家族に処方箋のコピーを送っておくなどの具体的な対策を平時に伝えるようにする．

このほか，治療のための特別な食事が用意できないことや排泄の困難さ，衛生資材の不足が被災後の問題として生じることが多いが，マンパワーや物品の不足によりすべてのニーズに対応することは困難である．このため，災害時の備えを平時にしておくように指導する．

また，医療・福祉・行政等の専門職や地域住民，在宅酸素療法や腹膜透析などの医療機器専門業者との連携も重要となる．在宅療養者の場合は，パンデミック等でも脆弱性が露呈しやすいため，平時から感染予防対策についても療養者と家族の自助力を高められるように，関係機関とも協働して取り組むとよい．

2 医療機関との連携による医療上の健康危機管理

災害拠点病院では重傷者の受け入れのために比較的軽症な入院患者を一般病院に転院させるか，早期退院をしてもらうことになる．そこで，早期退院となった患者に必要な医療を継続して提供できるよう，訪問看護による医療支援が必要になる．

災害直後に居宅が倒壊・半壊の状態であったりハザードマップ上の危険箇所であったりする場合は，在宅療養者を避難所または医療機関に搬送する必要があるが，すべての人を災害拠点病院に搬送するわけではない．搬送されたとしても，医療トリアージにより緊急入院になるとは限らず，他の病院に再搬送される可能性もある．在宅酸素療法，経管栄養，人工透析などで症状が安定している場合は，安定した電力と安全な空間，マンパワーがあれば，災害拠点病院以外の医療機関でも対応できる場合が多いのである．

避難所でも，災害関連死のリスクが高い療養者を，その病状や状態に応じて病院や福祉避難所に搬送するが，医療的な緊急度に応じて搬送先を検討するのも，在宅療養を支える看護職の役目である．適切な搬送先の選択により，それぞれの病院のもつ機能や役割が最大限に生かされ，かつ，療養者・家族にとっても適切な医療を早期から継続して受けることが可能になる．

特に**廃用症候群***の予防の観点では，JRAT*との協働も有効である．

3 福祉機関との連携による生活上の健康危機管理

通常，被災後4日目以降は，災害関連死予防や廃用症候群予防を中心とした看護活動を行うが，その際には福祉機関との連携が重要になる．

高齢化が進む日本では被災者の多くが高齢者であり，脳血管疾患による障害をもつ人も多い．多くの被災者でひしめく避難所では，誰もが運動を制限せざるを得なくなるが，特に高齢者や障害をもつ人々においては廃用症候群や脱水のリスクが高くなる．また，トイレが十分に確保できないと，トイレに行く回数を減らそうと食事や水分を控えることで脱水状態に陥りやすい．これらの結果，高齢者は廃用の状態が続き，フレイルのリスクがさらに高まる．

そこで，高齢者や障害者への予防的支援が必要となるが，ストレスが軽減できる環境や活動を続けられる環境の確保をするには，日ごろから高齢者や障害者との関わりが深い，市町村社会福祉協議会，民生委員らとの連携が重要となる．

2024（令和6）年の能登半島地震では，多数の高齢者の生活拠点として1.5次避難所が設けられたこともあり，そこでは保健師やDWAT*らが活動を行った．

これらの福祉機関との連携により，要配慮者の生活上の課題を早期に把握できたり，被災後の廃用症候群の予防で協働できたりする．さらに，中長期においても，アルコール依存症（アルコール使用障害）の問題や孤独による自死を予防する活動をすることも可能となる．

---

plus α

災害拠点病院

主に，①24時間いつでも災害に対する緊急対応ができ，被災地域内の傷病者の受け入れ・搬出が可能な体制をもつ，②実際に重症傷病者の受け入れ・搬送をヘリコプターなどを使用して行うことができる，③消防機関（緊急消防援助隊）と連携した医療救護班の派遣体制がある，④ヘリコプターに同乗する医師を派遣できることに加え，これらをサポートする，十分な医療設備や医療体制，情報収集システムとヘリポート，緊急車両，自己完結型で医療チームを派遣できる資器材を備えている，のような要件が定められている[10]．

用語解説 *

廃用症候群

生活不活発病．生活が不活発な状態が続くことにより，心身の機能が低下して動けなくなることをいう．心肺機能や消化機能のほか，認知機能の低下も来す．

用語解説 *

JRAT

Japan disaster rehabilitation assistance team. 日本災害リハビリテーション支援チーム．避難所の環境整備，福祉用具の手配や活動等，リハビリテーションを行うチーム．

用語解説 *

DWAT

disaster welfare assistance team. 災害時福祉支援チーム．避難所・仮設住宅・自宅で2次健康被害の予防を行うチームで，社会福祉士や介護福祉士，看護師から成る．

4 行政（都道府県・市町村，消防署，警察署）との連携

在宅療養者の中でも人工透析患者は，生命維持のため透析治療を早急に必要とするため，医療だけでなく行政による支援もなされている．平時における，難病などの医療依存度の高い療養者に対する支援では，行政保健師が主体となり，被災後に何が起きるのかを考え，療養者本人と家族，保健・医療・福祉の専門職チームやDHEATと連携して対処する．

具体的には，それぞれの療養者の疾患や年齢，家族の支援状況，家屋の耐震の状況や居住地域の災害危険箇所など，療養者が置かれている状況に合わせ，被災後の避難の必要性，方法，避難通路，避難先などの検討や被災時のシミュレーションを通じて，発生する可能性のある問題を想定し，個別支援計画を立案する．そして，実際に避難訓練を計画したり，花見などのイベントを避難訓練の途中に組み入れたりする研修会を専門職を対象として設けている．在宅療養者を支援する看護職は，積極的にこのような勉強の場に参加し，ほかの専門職と顔の見える関係づくりを行い，有事の際のスムーズな療養者支援につなげるとよい．

災害後は，避難所・福祉避難所，医療機関などの統括も行政の役割であり，災害サイクルのあらゆる局面で行政と連携する必要がある．市町村によって，福祉避難所への搬送基準が異なるため，それぞれの地域に合った準備を整えるとよい．

これまで述べてきた通り，災害時における在宅療養者と家族の健康危機管理のために，災害時の訪問看護にあたって，**表8.4-1**のような項目を，その地域の特性を加味して，事前に検討しておくことが求められる．

> **plus α**
>
> **自殺と自死**
>
> 近年，公文書などで自殺を「自死」と言い換える自治体が増えている．「自殺」には命を粗末にしたという印象があり，残された者が一段と傷つくと，一部の遺族からの声に配慮したものだが，支援団体などからは，自殺のイメージを和らげることにつながるので，予防する観点から良くない，との意見があり，議論となっている．

表8.4-1　災害時訪問看護の事前検討項目

準備期	訪問看護ステーション・スタッフへの対応	● 訪問看護ステーションの立地状況の把握（起こりやすい災害とリスクなど） ● 施設・設備の点検（耐震，自家発電，アンビューバッグ® などの予備など） ● 避難訓練の実施（指揮命令系統，緊急連絡網，避難訓練など） ● 安否確認方法の取り決め（利用者リストの更新，訪問の優先度，訪問方法，衛生用品の確保，担当者など）
	利用者への対応	● 災害時の教育・防災訓練（避難訓練への参加，日ごろからの外出支援，薬など必要な医療の把握や確保，命に関わる医療への災害時対応準備など） ● ソーシャル・キャピタルの活用支援（日ごろからの地域住民との交流支援，要援護者としての登録支援など）
	関係機関・関係職種との連携	● 地域防災計画の策定 ● 具体的な役割分担（行政職員，主治医や医療機関との具体的な役割の取り決めなど）
急性期	訪問看護ステーション・スタッフへの対応	● 施設・設備の点検 ● 施設・設備の復旧 ● スタッフの安否確認・確保（必要時，応援スタッフの要請と受け入れ）
	利用者への対応	● 安否確認（自宅訪問，避難所への全戸訪問） ● 緊急対応（避難所，福祉避難所，病院への移送，必要な医療の確保，業者との連絡など）
	関係機関・関係職種との連携	● 看護職との連携（訪問看護ステーション，日本看護協会，保健師との連携） ● 主治医，医療機関との連携 ● 行政，介護保険関連事業者との連携

※ここでは急性期を災害発生直後〜1週間として示した．

5 事例：ALSの在宅療養者と災害対策

事例

プロフィール

　Fさん，50歳，女性，主婦（元看護師）．
　家族は54歳の夫，大学2年生（20歳，長男），高校2年生（17歳，次男）の4人で生活をしている（図8.5-1）．家族を愛し，家族からも大切にされている．
　Fさんは，子どもたちの成長を見守ることと後輩育成を生きがいにしている．看護師をしていたころは，ガーデニングと登山を趣味としていたが，現在は車椅子で外出し，四季折々の草木を鑑賞することを趣味にしている．

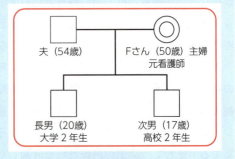

図8.5-1　Fさんの家族構成

現病歴・既往歴

　41歳まで看護師をしていたが，足が頻回にもつれるようになり，数回転倒したため，勤務先である総合病院の神経内科を受診し，8年前（42歳）に筋萎縮性側索硬化症（ALS）と診断された．5年前に胃瘻を造設，3年前に気管切開をして人工呼吸器を装着した．既往歴はなく，認知症等の併発もない．

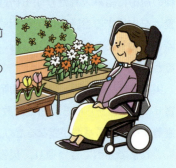

1 Fさんの基本状況

1 身体状況

　Fさんは，身長160cm，体重42kgである．顔の筋肉と眼球を動かすことができ，笑顔で過ごすことが多い．口文字や文字盤，PC等を用いてコミュニケーションが可能である．上肢，下肢共にほぼ動かすことはできないため，日常生活動作（ADL）は全介助状態であり，移動はリクライニングができる車椅子を用いている．食事は胃瘻からの経管栄養，排泄はベッド上で行っている．

2 生活状況

　Fさんの夫は，IT関連会社の社長で経済的に豊かである．自宅は持ち家で，東京都J市の2階建ての一軒家に居住している．Fさんの部屋は1階の南側にあり，日当たりが良く庭の木々もよく見える部屋となっている．
　Fさんの1日は，介護士の力を借りて朝の身支度（洗顔や歯磨き，更衣他）を終えた後，夫と子どもと朝食の時間を共有することから始まる．家族を見送った後，子どもたちの学校のホームページやブログをチェックし，自分のブログを更新する．また，夕食の献立等の家事に関わる仕事や，看護師養成校の

非常勤講師等をして日中を過ごしている．

　近隣の人々もFさんの病気について理解しており，外出時に声を掛け合うような仲である．

3 サービス提供の状況

　神経内科専門医にALSと診断された後，難病法に基づく「特定医療費（指定難病）受給者証」と身体障害者福祉法に基づく身体障害者手帳を申請・取得したことを契機に，保健師による家庭訪問を受けるようになった．J市内のかかりつけ医による訪問診療のほか，医療保険による訪問看護・訪問リハビリテーションも利用し始めた．また，第2号被保険者として介護保険を申請し，訪問介護や訪問入浴も利用し始めた．現在は，医療保険で月2回の訪問診療および1日複数回の訪問看護，介護保険などで毎日の訪問介護，エアマットレスとリクライニング車椅子のレンタルを利用している．

　5年前は，在宅人工呼吸療法として，夜間に非侵襲的陽圧換気療法（NPPV）を用いていたが，3年前に気管切開をして気管切開下間欠的陽圧換気療法（TPPV）を用いている．夜間にも痰の吸引ができる介護士（喀痰吸引等の研修を修了し登録認定を受けた者）を見つけることもでき，障害者総合支援法での複数訪問介護や外出支援を利用できるようになった．しかし，これらすべてを利用しても，夜間の介護や外出には，家族が仕事を休んだり，大学を休んだりする必要が生じるため，週に数回，有償ボランティアの力も借りている．

　呼吸器は医療機関から無料で貸与され，障害者総合支援法で吸引器・パルスオキシメーターが給付された．コミュニケーションツールとして，早くから日本ALS協会から意思伝達装置を借りたり，手作り文字盤を用いたりしていたが，現在は，口文字で会話をしたり，スマートフォンの無料アプリを用いている．

2 発災時の課題と対応

1 想定されるハザード

　Fさんの居住地のハザードマップによると，海や川が近くにないため，津波，洪水のリスクは想定されておらず，1階で過ごすことが多いFさんにとっても大雨等によるリスクは少ない．しかし，首都圏直下型地震が起きた場合には震度6強となることが想定されている．そして，大地震や台風，雷により，ライフライン（電気・ガス・水道等）が断絶される可能性がある．このうち，台風については事前の予測が可能であり，大地震とは分けて準備を進める必要がある．

2 医療的ケア・医療機器の管理

　Fさんは，人工呼吸器管理（酸素ボンベ，気管カニューラ，予備の回路セット他も含む），痰の吸引管理（設置型吸引器，携帯型吸引器，吸引チューブ他の衛生資機材も含む）が必要であるが，これらには電力で動かす機器を使うため，電気が使えなくなった場合はバッテリーを起動させる必要がある．ところ

が，長期にバッテリーを動かしていないと，いざというときに正しく動かないことがある．その際は蘇生バッグ（バッグバルブマスク等）を用いて医師の指示に基づく呼吸回数，換気量，換気圧（12回/分，500mL/回，10cmH$_2$O）で酸素を送り続けなければならないが，自家用発電機もあるため，1週間程度は自宅で過ごすことが可能である．

Fさんは，災害対策を兼ねて花見等の外出もしており，定期的にバッテリーを起動することができ，起動時間を把握できている．また，外出先での痰の吸引にも慣れており，持ち出しに必要な物品等についても熟知している．

この他，胃瘻からの経管栄養についても1～2週間の資機材を常に用意している．

3 災害時個別支援計画－発災時の避難

東京都保健師の声掛けで，事前にJ市内総合病院の担当医に事前確認の上，Fさんと家族，J市保健師，担当訪問看護師，かかりつけ医，ケアマネジャー，在宅酸素療法機器業者，ボランティアメンバー，近隣住民らで，大規模地震災害時のFさんの避難等について個別支援計画を立案した．Fさん宅は耐震対策が施されているため，近隣住宅の倒壊や火事などが生じなければ急いで避難をする必要はなく，原則として被災後3日程度を在宅療養とする計画となった．その後，電気の安定供給が可能な福祉避難所への避難も視野に入れていたが，Fさん宅からの距離や道路状況のリスクを鑑みて，被災後3日～5日の間にB市内の総合病院に介護タクシーまたは自家用車を用いて移動し，ライフラインが安定するまで避難入院をする方針が立てられた．

訪問看護師は，ライフラインが途絶し支援者が不在になるような場面も想定した上で，Fさんと家族が3日間を自宅で暮らした後（人工呼吸器管理，食事，排泄等も含む），近隣住民らの力を借りてJ市内の総合病院に搬送できるような体制づくりの支援を行った．

コラム　3.11の経験から地域ネットワークのあり方を振り返る

　2011（平成23）年3月11日の東日本大震災から10年以上が経った．東日本大震災の災害の特徴は，津波が多くの人の命を奪ったこと，寒い気候だったので生存自体が難しく，災害急性期から外傷への対応よりも内科的ケアが必要だったことである．また，避難所に行けない自宅避難者や避難所から自宅に戻った避難者の支援，仮設住宅・復興住宅への移動を余儀なくされた人々へのケアも必要であった．

　宮城県で訪問看護ステーションと介護支援事業所を運営する筆者は，この災害を経験したことで，療養者へのサービスのあり方，地域や事業所のネットワークのあり方について多くの課題を得て，さまざまな取り組みを行った．それらについて，訪問看護ステーション管理者の立場で，振り返ってみたい．

東日本大震災で何が起きたのか：チームケア体制の崩壊

- 活動不能となった事業所が多く，チームとしての支援が不可能になった．
- 避難所，自宅，どちらの利用者へも十分な対応が困難になった．

どうできればよかったのか：情報集約と共有，必要な支援，地域ネットワーク（図1）

- 稼働している事業所がどこで，どの程度あるのか，支援を必要としている利用者（特に，在宅避難の利用者）がどこに，どれだけいて，どのようなサービスが必要なのか，共有できていればよかった．
- 利用者の状態に応じた必要な支援を臨時調整できればよかった．
- 契約関係にない事業所でも，稼働可能な事業所が臨時に対応することができるような地域ネットワークが構築できていればよかった．

ネットワークの構築とポイント

- 多くの事業所で協力し合い，自宅にとどまっている要介護者，支援が届きにくい自宅避難者を支え合うことができれば，被災によって活動できない事業所があっても介護チームケアを継続できる．そこで地域の28施設〔地域の訪問看護ステーション（2），地域包括支援センター（3），居宅支援事業所（7），通所介護事業所

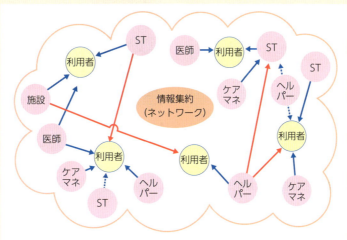

→は稼働している事業所を表す．
支援ができなくなった事業所（┈→）を把握し，利用者の状態に応じて必要な支援をマネジメントできるよう，支援が必要な利用者へサービスを臨時で調整する（→）．ST：訪問看護ステーション．ケアマネ：ケアマネジャー．ヘルパー：訪問介護員（ホームヘルパー）．

図1　東日本大震災でどうできればよかったのか

(7), 訪問介護事業所 (3), 福祉用具貸与事業所 (2), 訪問入浴事業所 (1), タクシー事業所 (1), 施設 (2)) が参加して検討会を開催した (**図2**). 以下に地域ネットワークの構築の三つのポイントを示す.

- **1. 統一した様式での情報共有**
  - サービス担当者会議では統一した様式 (大災害に備えた担当者会議での情報共有のための記録) を使用する (**図3-a**).
- **2. 安否確認カードの活用**
  - 担当者会議で分担した事業所が重複なく効率的に活動できるよう, 安否確認カード (トリアージ) を活用する (**図3-b**).
- **3. 情報の集約と共有**
- 発災時刻をいくつか設定し, その時刻に応じて地域包括支援センターに集合する時刻を設定する. そして安否確認カードと, 設置する掲示板で情報を集約し共有する.
- 地域包括支援センターが被災する可能性もあるため, 協力施設をいくつか定める.
- 必要な対応マニュアルを整備する. 震災対応として, 震度ごとに, 具体的な避難場所の指定, 事業所休業日の場合の体制など, 具体性をもったマニュアルとするのが望ましい.

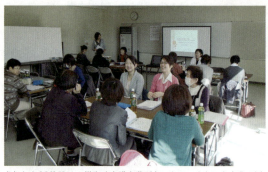

参加した28施設は, 災害時介護事業所ネットワークという名称で活動を継続している.

図2　検討会の様子

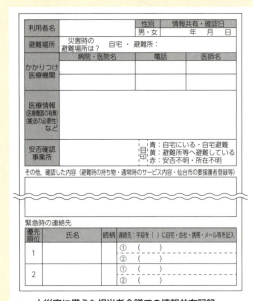

- 利用者の安否確認の準備のため, 切り離し方式の安否確認カード (安否情報カード) を作成する.
- カードは3色に色分けされている (赤:安否所在不明, 青:自宅にいる, 黄色:避難している).

a. 大災害に備えた担当者会議での情報共有記録　　b. 安否確認カード

小野久恵. 大災害時における要介護者の自宅避難生活支援ネットワーク構築事業. 第45回日本看護学会学術集会：交流集会「3.11から今ーそして, これから」. 2014.

図3　大災害に備えた情報の整理

引用・参考文献
1) 吉田穂波. 被災地レポート：第4回東日本大震災の災害サイクルの特徴. https://www.blog.crn.or.jp/lab/06/17.html, (参照2024-04-22).

コラム パンデミックと訪問看護ステーション

　2019年12月初旬に1例目の新型コロナウイルス感染が確認されてから，感染は瞬く間に広がり，数カ月でパンデミックといわれる世界的な流行となった．日本でも，2020年1月に感染者が初めて確認された．パンデミックは社会に大きな衝撃と変化をもたらし，地域の療養生活を支える訪問看護ステーションにも大きな影響を与えた．

パンデミックによる訪問看護ステーションへの影響

　最初の影響としては，第2波でのPPE（個人防護具）不足があった．各医療機関や施設等での需要急増によって，全国的にPPEの供給量が不足し，各訪問看護ステーションもいかに確保・備蓄するかという対応に追われた．しかし，各事業所の取り組みだけでは限界があり，組織的な対応を要したため，東京都新宿区では，新宿区内訪問看護ステーション連絡会に所属する事業所でPPEを共同購入し，備蓄する取り組みを実施した．区内3圏域の3カ所の事業所にPPEを備蓄し，各事業所でPPEが不足した場合はそこから供給を受けるというしくみである．

　次に，第5波でのデルタ株の急激な拡大の際，患者数の増加・重症化が問題となり，入院できない人たちが増え，具合が悪い自宅療養者が増加した．自宅療養者への対応が特定の医療機関や保健所に集中していたため，我々も共にできることはないかを考え，各訪問看護ステーションが事業継続をしながらパンデミックに対応できるしくみを構築することとした．東京都新宿区が「自宅療養者への訪問看護師による健康観察等業務委託事業」を2021年8月から開始したことを受け，新宿区の事業を受託することもできた．これらは全国に先駆けたモデルとなり，新宿区での取り組み以降，同様の事業が全国のさまざまな自治体でも取り組まれていった．

自宅療養者への対応

　自宅療養者への対応では，電話での健康観察だけではなく，実際に訪問が必要となるケースもあった．実際に訪問しての安否確認，症状の観察と必要な医療処置，食事や清潔・内服等生活状況の確認，精神状態の観察やケアを，介護職と連携・連動しながら進めていった．特に，認知症で独居の高齢者への訪問となると，普段から訪問している介護職やケアマネジャーの存在が重要で，新たに訪問する看護師と利用者をつないでくれることがあった．また，看護職から介護職へ，新型コロナウイルス感染症についての知見，安全なPPEの着脱方法，スタンダードプリコーションに基づくケア方法の注意点等も伝え，自分たちの身を守りながら訪問が継続できるよう努めた．

これからのパンデミックに備えて

　新型コロナウイルスによるパンデミックは終息に向かい，2023年5月8日以降，日本では新型コロナウイルス感染症は，感染症法上の5類感染症に変更されたが，今後も新興感染症などによるパンデミックが起こる可能性はある．2022年12月に感染症法が改正され，都道府県と医療機関が，その機能・役割に応じた協定（医療措置協定）を締結するしくみが法定化された．これは生命や健康に重大な影響を与える恐れがある感染症の発生や，蔓延に備えるための協定であり，訪問看護ステーションも協定の対象となっている．

　パンデミックが起こった際に適切な対応をとるためには，その地域の特性を生かした平時からの取り組みが重要である．各訪問看護ステーションで起きていることだけではなく，その地域で起きていることを我が事としてとらえ，対応・対策を構築することが今，求められている．

■ 引用・参考文献

1) 厚生労働省. 厚生労働省健康危機管理基本指針. https://www.mhlw.go.jp/general/seido/kousei/kenkou/sisin/index.html, (参照2024-09-19).
2) 厚生労働省. 地域における健康危機管理について：地域健康危機管理ガイドライン. 2001. https://www.mhlw.go.jp/general/seido/kousei/kenkou/guideline/, (参照2024-09-19).
3) 厚生労働省. 地域保健対策検討会中間報告（概要版）. https://www.mhlw.go.jp/shingi/2005/05/dl/s0523-4a.pdf, (参照2024-09-19).
4) 内閣府. 令和4年版 防災白書：附属資料27 主な災害対策関係法律の類型別整理表. https://www.bousai.go.jp/kaigirep/hakusho/pdf/r4_fuzokusiryo1.pdf, (参照2024-09-19).
5) 厚生労働省健康局健康課地域保健室. 災害時健康危機管理支援チーム（DHEAT）について. https://www.mhlw.go.jp/content/10901000/000606176.pdf, (参照2023-09-19).
6) 厚生労働省. 平成16年介護サービス施設・事業所調査.
7) 日本医師会. 原子力災害における安定ヨウ素剤服用ガイドライン. 2014, p.5.
8) 日本訪問看護財団. 看護師のアウトリーチによる被災者支援. 2016. https://www.jvnf.or.jp/katsudo/kenkyu/28kenkyu/outreach.pdf, (参照2024-09-19).
9) 内閣府. 事業継続ガイドライン：あらゆる危機的事象を乗り越えるための戦略と対応（平成25年8月改定）. http://www.bousai.go.jp/kyoiku/kigyou/pdf/guideline03.pdf, (参照2024-09-19).
10) 国立病院機構災害医療センター. 災害拠点病院とは. https://saigai.hosp.go.jp/disaster/saigaikyoten.html, (参照2024-09-19).

健康危機
災害時要援護者・要配慮者
避難行動要支援者

災害サイクル
防災訓練
避難行動要支援者名簿

アウトリーチ
事業継続計画（BCP）

◆ 学習参考文献

❶ 訪問看護BCP研究会編. リソース中心に考える！ つくれる！ 使える！ 訪問看護事業所のBCP. 日本看護協会出版会, 2022.

事業／業務の継続を妨げる「ヒト・モノ・金・情報等のリソース（資源）の不足」を明らかにした後、リソース不足に対する備えや代替等の対応についての計画を各事業所が立案できるノウハウ本であり、訪問看護事業所独自のBCP策定を助ける図書.

❷ 全国訪問看護事業協会編. 訪問看護ステーションの災害対策：マニュアルの作成と活用. 第2版, 日本看護協会出版会, 2021.

訪問看護ステーションが備えるべき標準的な「災害対策マニュアル」の様式例や、利用者のセルフケア能力向上の支援、災害時の「情報共有ツール」、スタッフの研修や地域ぐるみで行う訓練、事業継続計画（BCP）や心のケア、保険の知識等、訪問看護事業所が災害対策で必要な知識と様式がすべて掲載された図書.

❸ 宮崎和加子編著. 在宅ケア リスクマネジメントマニュアル. 第2版. 日本看護協会出版会, 2016.

実際の事故事例をもとに、生活の場のリスク評価・対処方法を示しつつ、利用者の「生活の質」や「人生の質」にも注目した、愛のあるリスクマネジメントマニュアル.

9 地域・在宅看護の動向と今後の発展

学習目標

- 在宅看護の先進諸国での実践から，ニーズに対応し続ける在宅看護の可能性に気付く．
- 地域医療全体の中で，多職種と共に地域包括ケア・在宅看護を構築する視点をもつ．
- 在宅における事例検討会を実施し，療養者と家族を理解する．
- 事例検討会により経験知を言語化する．

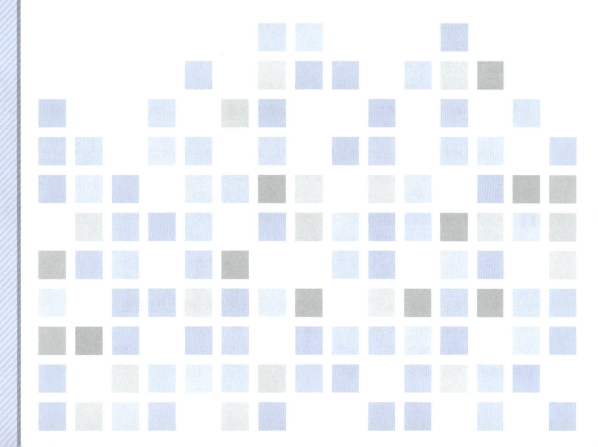

1 海外における在宅看護の先駆的取り組み

1 海外の在宅ケアの特徴と共通性

世界中で高齢化が進む中，在宅ケアは世界全体でますます重要な分野となっている．ここでは，海外での在宅ケアのアプローチの特徴，日本の在宅ケアとの共通点について述べる．

1 ドイツでの在宅ケア

ドイツは，在宅ケアが特に発展している国の一つである．日本の介護保険制度のモデルとなった国の一つでもあり，ドイツでは1995年に世界で初めて介護保険制度が導入された．サービスは日本と類似しており，在宅ケアでは身体的な介護，看護ケア，家事支援などが受けられる．ドイツの在宅ケアは，介護者への支援が充実している点が特徴的である．例えば，家族介護者がカウンセリングを介護保険の中で受けられたり，介護休暇期間中の給与が介護保険から一部補填されたりする[1,2].

2 オランダでの在宅ケア

オランダでは，地域密着型の在宅ケアが展開されている．オランダでは家族やボランティアが正式なケア提供者として重要な役割を果たしており，地域社会が中心となって高齢者や障害をもつ人々のサポートを行っている．オランダはビュートゾルフに代表されるようにチーム医療が進んでいる点が特徴で，看護職だけでなく，ソーシャルワーカーや理学療法士などがチームとして療養者のニーズに応じたケアを提供しており，その方式は日本をはじめとした諸外国にも取り入れられている[3].

3 韓国での在宅ケア

韓国は日本と同様，高齢化と出生率の低下という問題に直面している．韓国は日本の介護保険制度を参考に，2008年に類似の制度を導入した．この制度では，施設でのケアと同様に在宅でのケアを重要視している．高齢者や障害をもつ人々が必要とする介護サービスを提供しており，利用者はサービスに応じて一定の自己負担が必要だが，基本的な介護サービスは保険によって賄われる．このシステムにより，在宅ケアの質の向上とアクセスの拡大が図られている[4].

4 シンガポールでの在宅ケア

日本を超えるスピードで高齢化が進んでいるシンガポールでは「ageing in place（エイジング・イン・プレイス）」政策に基づき，高齢者が自宅で可能な限り独立した生活を続けられるように支援が行われている．政府は在宅ケアサービスの充実を図るとともに，高齢の親と子どもが同居する世帯に対して税の控除等の優遇策も設けている．また，高齢者に優しい住宅や公共サービス，スペース，建物の整備を通じて高齢者の自立促進を目指すなど，地域社会全体で高齢者を支える体制を整えている[5-7].

---

plus α

ドイツの介護保険

ドイツでは，ほとんどの国民が加入する公的な保険と高所得者等の一部の国民が加入する保険の2種類が存在する．ドイツでは介護保険と健康保険は財源が別になっており，在宅ケアは加入している保険から提供されるサービスによって支えられている．

➡ ビュートゾルフについては，p.255 コラム参照．

plus α

韓国の介護に関する保険

韓国ではlong-term care insuranceという名称の社会保険制度が導入されている．対象は日本の介護保険制度と同様，65歳以上の高齢者や年齢に起因する病気をもつ者である．

2 国際的な共通点と在宅ケアの今後

在宅ケアの国際的な共通点は，高齢者が自宅で自立した生活を送れるよう支援することに焦点が当てられている点である．また，多職種連携によるチームアプローチにより療養者一人ひとりに合わせた包括的なケアを提供している点も共通している．看護師はこのチームの中で，療養者の健康管理や医療連携，家族への教育とサポートを行うキーパーソンとしての役割を担っている．

今後，ここで挙げた以外にもさまざまな国の実践を参考にしながら，さらに柔軟で療養者中心の在宅ケアを展開できるよう取り組んでいくことが重要である．また，在宅ケアにおける新しい技術の利用は，療養者の自宅での生活をより安全で快適にする方法として，今後さらに重要性が増してくる．他国の成功事例から，こうした技術を日本の在宅ケアに活用する方策について検討していくことも必要である．

> **plus α**
> **在宅ケアにおける新しい技術**
> 今回紹介したドイツ，オランダ，韓国，シンガポールのいずれの国でも，ICTを活用した健康管理やリモートモニタリングシステムを通じて在宅ケアの質を高めている．

✏️ コラム　　ヨーロッパの在宅ケア：ドイツの例

ドイツでは，在宅優先の方針が政策として確立している．その根拠は，ドイツ介護保険法の「要介護者本人と家族および隣人の介護しようという気持ちを優先的に支援し，それによって，要介護者ができる限り長い間，その在宅環境にとどまることができるようにすべき」（第3条）という条項である．

🍀 在宅ケアに必要な七つのサポート

人生の最期まで在宅での生活を支援するために，**表1**のようなサポートが機能しており，多職種や多機関が協働・協力するチームとなって，療養者を支える．

この七つの機能は，主にヨーロッパ各国で共通してみられるもので，在宅療養生活を支えるために必要・不可欠な要素といえよう．なんらかの形でこの七つを確保することが実際に在宅ケアを組み立てる際の目安となる．

日本でも介護保険サービスの中でこれら七つの機能の整備が進んでいる．しかしこの中で日本とはかなり異なっている「家庭医」「ソーシャルステーション」「看取り付き添いボランティア」について解説しよう．

🍀 家庭医

家庭医は，プライマリーケアチームとして看護師，保健師，助産師，理学療法士（PT），作業療法士（OT）など地域内の多職種と緊密に協働して機能する．治療はもちろん，療養生活支援や予防，保健・社会的活動，在宅ケアも含めた「全科診療」の教育・訓練を修めた専門医で，日常的によくある病気や健康問題すべてを対象として総合的に診療を行う．

地域住民は，病気にならなくても信頼する家庭医（およびプライマリーケアチーム）を選んで登録し，転居などで家庭医が変わるときは，それまでの健康情報や既応症などは次の家庭医に引き継がれる．何か健康問題が生じたときは，まずは家庭医を受診する．大半は家庭医の診療で終了するが，専門医や病院での検査・治療が必要な場合は，家庭医が適切な医療機関に紹介し，患者の代弁者となって専門医との間を取り次ぎ，検査や治療が終われば，また家庭医が引き継いで健康管理を担う．専門医に紹介する患者は約1割程度といわれる．

このため家庭医（およびプライマリーケアチーム）と，患者との関りは長期にわたる．患者の仕事や家族状況や生活背景，性格や好み，考え方まで把握でき，生まれる前の妊娠期から，健康や病気の問題はもとより，人生相談や，看取りケアや，看取った後の家族のグリーフケアまで，関わりは続く．「継続的な包括ケア」の要である．

9

地域・在宅看護の動向と今後の発展

表1 在宅ケアに必要な七つのサポート機能（ヨーロッパ各国）

1．家庭医	外来，往診，ケアホーム嘱託医．
2．ソーシャルステーション	ケアマネジメント＋訪問看護＋訪問介護．
3．緊急コール	地域内センターで一括してコールを受け，トリアージ．
4．薬局	療養者宅への配達，当番制での夜間対応．
5．介護用品等サポート	介護用品店，PTOTクリニック（理学療法・作業療法のクリニック），介護タクシー．
6．看取り付き添いボランティア	人生の終わりの時期の不安なときを，共に過ごす．
7．市民後見人	意思表示ができなくなった際のお金や暮らしの管理．

ソーシャルステーション

　身の回りのことが自分でできない状態になった場合の在宅ケアは，ソーシャルステーション（Sozialstation）が担当する．ドイツでは1995年に介護保険制度が始まってから在宅ケアが普及した．日本ではケアマネジメントと訪問看護，訪問介護はそれぞれ別の事業所が行うが，この三つを一つの事業所が提供するイメージである．

　1事業所のスタッフの数は数人～50人程度と日本と類似した規模である．家庭医の処方に基づく医療処置や，清潔，食事，排泄，移動などの身体援助ケア，掃除や洗濯など家事援助，日常の困りごとの相談や話し相手など心理的・社会的ケアを行う．

　人口約74万人（2017年）のフランクフルト市で最も伝統あるディアコニー・ソーシャルステーションを例に挙げてみる（図1）．

　ここは市内でも大規模な事業所で，スタッフは看護師と介護士合わせて約50人，利用者は450人前後であり1人暮らしが多い．訪問頻度は週1回から最大で1日4回（例えば，朝，昼，夕，寝る前）までの訪問が可能である．スタッフは交代勤務で5時～23時まで訪問が可能である．ほとんどの訪問時間帯は7時～14時ごろが主であり，夕方（17時～20時ごろ）の希望は多くない．23時～翌朝5時は救急コールや救急車での対応になる．

サービスの特徴

　在宅ケアの依頼があると，翌日または数日以内にステーションの所長などベテランのスタッフが初回訪問を行う．本人と家族から話を聞き，状態や環境をみてニーズをアセスメントし，どういうケアと医療を，どの職種で提供するかなどの計画を立てる．このとき，なるべく本人と話して状態を把握し，その希望に沿うことを大切にする．

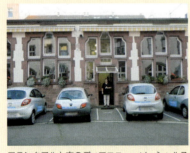

フランクフルト市のディアコニー・ソーシャルステーションの事務所．入口に立つのは所長．中庭には訪問車がずらりと並ぶ．

図1　ディアコニー・ソーシャルステーション

　サービス内容は，起床時のモーニングケアに力を入れることが特徴的だ．療養者は朝，目を覚ますと清拭かシャワーでさっぱりし，洗顔やひげを剃って好みの服に着替えてアクセサリーをつけ，1日を始める．モーニングケアは，医療処置や服薬，全身状態のアセスメントをして変化を目ざとく見つけるチャンスであるとともに，療養者はケアの間の会話を楽しみ，生活リズムを整え，自分らしさを保ち，気分を引き立てることにもつながる．このモーニングケアの重視は，オランダやデンマークでも共通している．

　訪問看護師による医療的処置としては，糖尿病のインスリン注射，傷のケア，ストーマケア，浮腫の弾性包帯の交換，モルヒネパッチの交換，足爪のケア，服薬管理（1週間分の薬剤のセット），精神科の服薬管理，義眼ケアなど，多様な処置を正確な技術で手際よく実施する．

人生の終わりまで在宅で過ごし，最期を迎えることは珍しくない（**図2**）．頻回なケアが必要な1人暮らしなどは，5時～23時までの間に最大で1日4回の訪問が可能である．看取り付き添いボランティアも頼める．

看取り付き添いボランティア

人生の終わりの日々を過ごす人は，看取り付き添いボランティア（ホスピスボランティア）を依頼することができる．利用者や家族が趣味や好きなことをしたいとき（例えばテレビ番組や音楽を楽しむ，新聞や本を読んでもらう，お茶を飲んだりおしゃべりしたりなど），看取り付き添いボランティアと一緒に行う．また，不安なとき，さびしいとき，心細いときにただ静かにそばで見守ってもらい，穏やかな時間を安心して過ごすこともある．その間に家族が外出したり自由に息抜きできることも重要である．看取り付き添いボランティアは在宅ケアの代わりではないので，必要な在宅ケアを受けていることが利用の条件である．

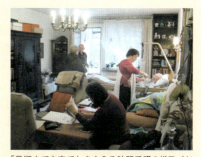

「最期まで自宅で」を支える訪問看護の様子（ドイツ）

図2　ドイツの在宅看護

看取り付き添いボランティアになるには，かなりの研修や実習が必要であり，元看護師・介護・医療職や元教師などが多い．ドイツでは市民の名誉ある社会貢献の一つとされ，州政府が援助して約100市で活動している．専任コーディネーターがボランティア希望者の入門講座，ボランティアと依頼者のマッチング，トラブルが生じたときの対応などをバックアップすることで，このしくみを順調に運営することが可能になる．専任コーディネーターは心理学の専門家などで，その費用は州政府が予算化している．

このような看取り付き添いボランティアはデンマーク，英国，オランダなどでもみられる．米国の在宅ホスピスでは，このようなボランティアを組み込むことが運営条件となっている．

> **コラム**　大規模な在宅ケア：米国の例

ドイツのソーシャルステーションは，スタッフが数人から50人程度であり，日本の事業所の人員数に近いが，米国やオランダではスタッフが1万人という大規模な在宅ケア事業所も活動している．

ニューヨーク訪問看護サービスは，米国で最初に創立された在宅ケア事業所であり，非営利団体として運営されている．看護師であり医学生でもあったリリアン・ウォルドが，1893年，ニューヨークの貧しい移民の多いヘンリー通りに，世界で初めて開いた看護師によるセツルメントを起源としている．以来，公衆衛生，在宅看護，学校看護などの広い分野にわたる実績により信頼を獲得し，しっかりしたマネジメント，社会基盤の整備，サービスの質を大事にした活動で成長を続けてきた．

1993年には在宅看護の政策研究所を創立し，その後も，低所得層が利用できる医療保険会社を併設し，一時的に入院できるホスピス病棟を併設するなど，人々のニーズに応じて常に事業を革新している（**図1**）．

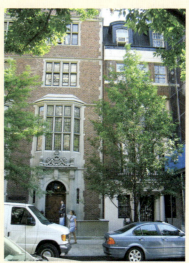

訪問看護利用者から遺贈された重厚な邸宅．

図1　ニューヨーク訪問看護サービスの本部

サービスの特徴

365日，夜間はオンコール体制での24時間稼働で，在宅，施設，介護ホームなどを訪問する．

サービス内容はホームヘルプ，訪問看護，母子ケア，術後ケア，ホスピス，急性・慢性の病状管理（喘息，糖尿病，心疾患，創傷・オストミー，HIV感染症など），理学療法士（PT）・作業療法士（OT）・言語聴覚士（ST）によるリハビリセラピー，精神疾患患者への対応，企業職員の健康予防プログラム，予防注射などを行う．

対象は新生児から高齢者までの療養者で平均年齢は70歳である．

人生の終末期のホスピス・緩和ケアについては，通常の訪問看護とは別の在宅ホスピスチームで行われる．これは，米国の特徴といえよう．

スタッフ

1日平均で約48,000人の療養者を，約13,000人のスタッフが訪問している．

米国の在宅看護は，多職種の役割分担で行われ，さまざまな専門性をもつスタッフをそろえている．ニューヨーク訪問看護サービスでも，看護師約1,500人（各分野のスペシャリストを含む）をはじめ，リハビリセラピスト（PT，OT，ST）約400人，ソーシャルワーカー約380人，日本の訪問介護員（ホームヘルパー）に当たるホームヘルスエイドは約9,000人．その他の臨床専門家は約50人（栄養士，医師，心理療法士，スピリチュアルカウンセラー）などがそろい，こうした多職種のスタッフが療養者のニーズに応じて次々に訪問するのが米国の特徴である（人数は2017年）．

サービスの開始・退院支援

米国の入院費用は極めて高額なため，入院するのは手術後2，3日程度で，患者の多くはかなりの医療処置を必要とする状態で退院する．したがって退院先は，在宅もあるがリハビリテーション病院や施設も多い．このため，訪問看護の依頼を受けてからサービス開始までの迅速な退院支援が不可欠であり，訪問看護への信頼につながる．

ニューヨーク訪問看護サービスでは，依頼から24時間以内に担当を決めて初回訪問を行うのが原則である．初回訪問で，療養者にサービスや患者の権利と責任などを多くの資料とともに説明し，包括的アセスメントによるケアプランを作成し，主治医の承認を受けてサービス開始となる．

退院患者の多い病院には，訪問看護事業所の退院支援担当者用の事務室があり，毎日多数の訪問看護側スタッフが，退院後の在宅ケアの準備や中間施設への転院支援などを迅速に行う．

看護師の責任範囲

多職種からなる在宅ケアチームにおいて，要の役割を果たす看護師の責任は大きい．総合的なアセスメントと評価の上で，ケアの目標を設定し，専門ケアやサービスの導入も含めてケアプランを立てる．

ホームヘルパーの導入や終了を判断し，仕事内容の指示と監督責任は看護師が負う（訪問看護やPT，OTなどの専門職を導入する際には，医師の指示・承認が必要である）．

サービスの定期アセスメント・質の評価

訪問開始後は，60日ごとの再アセスメントが，制度上，義務付けられている．医師の判断も加味して再評価し，「サービスの目的を達成して終了」，「入院や施設入所など他のサービスに引き継ぎ」のほか，「そのまま継続，また60日後に再評価」となる場合もある．

また，在宅ケアのサービスの質をみる全国共通の指標が，政府から示されている．指標は，例えば，歩行や動作の改善，排泄動作の改善，痛みの軽減，経口で正確に薬が飲めるようになる，衣服の着脱の改善，入浴しても悪化しない，混乱状態の頻度の減少，入院の必要な療養者の減少，緊急事態や予定外の入院の減少など（2008年には11項目）であった．

コラム　ビュートゾルフを日本へ

ビュートゾルフとは

　2007（平成19）年に創業され，瞬く間にオランダ国内に普及をみせた非営利の地域ケア組織，ビュートゾルフ（BUURTZORG）．BUURTは地域・近隣，ZORGはケア・看護という意味のオランダ語である．ビュートゾルフの特徴は，①自律的なチームマネジメント，②積極的なICT活用，そして何より③患者・住民中心を貫く飽くなきプロフェッショナリズム，といった点が挙げられるだろう[1,2]．オランダには元々家庭医（general practitioner：GP）を中心としたプライマリケアのしくみが定着している．ビュートゾルフは，GPと連携しながらケアを要する地域生活者に対するプライマリケアの一翼を担う，看護職による地域密着型の訪問チーム（1チーム10名程度）といえよう．

日本におけるビュートゾルフの展開

　日本におけるビュートゾルフの具体的な展開は，2015年に実施された「地域包括ケアステーション実証開発プロジェクト」[3]に端を発する．国内の多様な法人・組織約40団体が参加し，ビュートゾルフも含めてその知見を相互に共有しながら，地域ケアの中核をなす多主体多職種協働ケアチームのあり方を，1年強をかけて検討した．そしてこのプロジェクトからスピンアウトするような形で，日本におけるビュートゾルフチームが誕生していった．

　筆者が所属するビュートゾルフ柏は日本初のビュートゾルフチームであり，また，日本の地域包括ケアの施策動向を踏まえ，看護職のチームと住民主体の通いの場を併存させるという，オランダにはない一風変わった形で活動している[4]．2015年に4人で開始したチームは，当初より特に拡大を目的とはしていないものの少しずつ大きくなり，2024年時点で17人の看護師が2チームに分かれて活動している．日本の医療業界ではほとんどみかけない，階層を設けないチームマネジメントについては，困難を感じる場面もあるものの，書籍『自主経営組織のはじめ方』[5]を教科書として，毎週のミーティングや半年に1回の集中ミーティング等により，自律的な運営が実現していると体感する[6]．

　日本はオランダのように国民一人ひとりに必ずGPが付いているわけではないため，オランダと比べると看護職によるプライマリケア機能には良い意味で幅があると感じる．今後も既成概念にとらわれることなく，地域密着型ケアチームの最適なあり方を模索していきたい．

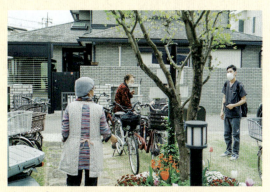

ビュートゾルフ柏の庭．住民が自転車で集まる場になっており，住民と看護師との立ち話が生まれやすい環境である．住民ボランティアによる美しい植栽も特徴的．

引用・参考文献

1) フレデリック・ラルー．ティール組織．鈴木立哉訳．英治出版，2018．
2) 堀田聰子監修．特集 Buurtzorg（ビュートゾルフ）との邂逅：何を学び，どう活かすのか．訪問看護と介護，2014，19（6），p.439-483．
3) オレンジクロス．地域包括ケアステーション実証開発プロジェクト．https://www.orangecross.or.jp/project/carestation/，（参照 2024-04-21）．
4) 吉江悟．"通いの場や生活支援コーディネーターの機能を活かした地域での看護実践"．格差時代の医療と社会的処方．武田裕子編．日本看護協会出版会，2021，p.151-162．
5) アストリッド・フェルメールほか．自主経営組織のはじめ方．嘉村賢州ほか訳．英治出版，2020．
6) 吉江悟．「ビュートゾルフ柏」のチームマネジメント．コミュニティケア．2022，25（1），p.16-19．

2 日本における地域・在宅看護の動向

1 地域・在宅看護を取り巻く国の動向

1 2035年を見据えた保健医療システムの策定

　日本が抱えている社会経済全体の課題，保健医療の課題，グローバルヘルスの課題に対し，厚生労働省は2015（平成27）年6月の「保健医療2035」策定懇談会で，2035年を見据えた保健医療システム策定の方針を出した．そこでは「急激な少子高齢化や医療技術の進歩など保健医療を取り巻く環境が大きく変化する中で，日本の経済成長と財政再建にも貢献し一人ひとりが主役となれる健やかな社会を実現していく」ことが提言されている[5]．

　基本理念は，①公平・公正(フェアネス)，②自律に基づく連帯，③日本と世界の繁栄と共生の三つである．このうち，②自律に基づく連帯では，健康を「従来の医療の枠組みを越え，コミュニティーや社会システムにおける日常生活の中で，一人ひとりが保健医療における役割を主体的に果たすことによって実現されるべきもの」とし，そのために「すべての人々が，家庭，職場，地域等のあらゆるレベルにおいて，自らの健康を向上させるための主体的な判断や選択ができる環境が整備されることが必要」と明記された．そして，必要十分な保健医療のセーフティーネットの構築と保健医療への参加を促すしくみ，ユニバーサル・ヘルス・カバレッジ* の土台が崩れないような目配り，巻き込みを忘れないような保健医療システムの役割が重要とされた．さらに，「地域の保健医療システムは，透明性と説明責任が確保されるとともに，そこに住む人々が主体的に参加し，自律的に運営されることが必要である．その際，患者，医療提供者は，医療が希少資源であることを認識し，コスト意識をもって利用，提供することが大切である」と記された．

　そして，これらの実現のために必要な，「新しい考え方」として次の五つが提示された．

❶**量の拡大から質の改善へ**　必要な保健医療を確保しつつ，質と効率の向上を目指す．

❷**インプット中心から患者の価値中心へ**　医療資源の効率的活用と管理・評価を行う．

❸**行政による規制から当事者による規制へ**　自律的で主体的なルールづくりを優先する．

❹**キュア中心からケア中心へ**　身体・精神的・社会的な健康の維持・向上を目指す．

❺**発散から統合へ**　専門職間での相互連携と多様化・複雑化する課題への切れ目ない対応を行う．

用語解説 *
ユニバーサル・ヘルス・カバレッジ

「すべての人々が基礎的な保健医療サービスを，必要なときに，負担可能な費用で享受できる状態」を指す．すべてのSDGs（持続可能な開発目標）達成の基盤であり，日本の後押しによりSDGs目標にも導入されている．

地域・在宅看護では、「自分らしさ」といった療養者自身の価値観を中心に、療養者個人や家族による自律的で主体的なルールを優先し、ケアを中心とした健康への取り組みを専門職間の相互連携によって実現させており、新たな社会システムの中でも先行した看護実践がなされているといえる。

2 三つの報酬改定

2024（令和6）年6月に、診療報酬、介護報酬、障害福祉サービス等報酬の三つの報酬改定が同時になされた。それぞれの分野で相違はあるものの、総合的には似ている点も多く、人材確保・働き方改革の推進や地域包括ケアシステムの深化・推進、DXの推進等、連携を通じた質の高いサービスの実現や、効率化・適正化を通じた保険制度の安定性・持続可能性の向上が示された。今回の報酬改定では、「在宅医療・介護連携推進」「障害者支援施設における地域連携」等の組織や施設間の連携と「地域生活支援拠点等の機能の充実」、「感染症や災害への対応」といった危機管理、「意思決定支援の推進」「虐待予防・権利擁護」「訪問系サービスにおける地域ニーズの対応」「医療的ケア児」等の地域・在宅で療養する人々の自律支援やニーズ対応、働く人々の「業務効率化」「ICT利活用推進」がキーワードとなっている。

> **plus α**
> **診療報酬等の役割**
>
> 「医療機関の収入」という主な役割以外に、①政策誘導としての役割、②医療の質を均一化する役割、③医療機関の運営をしやすくする役割がある。介護報酬や障害福祉サービス等報酬も同様に、2〜3年ごとの報酬改定の機会を用いて、限りある資源をどのように再分配するかについての国の政策方針を体現している。

2 日本看護協会の動向とこれからの地域・在宅看護

2040年に予想される人口構造の変化による課題として、「超高齢化・人口急減による入院・外来医療ニーズの変化」や「医療介護複合ニーズ・看取りニーズの増加（特に都市部）」が考えられている。

日本看護協会では、これらの課題に対して四つの重点政策を掲げているが、重点政策のうち二つが「地域における健康と療養を支える看護職の裁量発揮」「地域の健康危機管理体制の構築」であり、「地域」に関係した内容となっている。具体的には、「地域における健康と療養を支える看護職の裁量発揮」では①看護の専門性の発揮に資するタスク・シフト／シェアの推進、②特定行為に係る看護師の研修制度の活用推進、③資格認定者の養成戦略の検討を、「地域の健康危機管理体制の構築」では①感染症拡大および災害発生時における看護提供体制の整備、②日本看護協会のBCP（事業継続計画）の策定を提示している。

さらに、地域における健康と療養を支えるためには、在宅医療と介護の連携の視点が重要であることから、特に「日常の療養支援」「入退院支援」「急変時の対応」「看取り」といった四つの場面における連携の推進と評価がなされており、今後ますます注目されていくと考えられる。これからの地域・在宅看護では、これら四つの場面で特に看護職の裁量を発揮しつつ、新たな持続可能な社会システムを意識的につくっていくことが求められている。そして、多職種・多機関連携の推進のためにコミュニケーション能力を高め、ICTや医療DX等の利活用ができるような技術も身に付けていく必要がある。

コラム　法・制度にとらわれない新しいサービス

筆者は，大学病院での勤務を経て起業し，現在は公的な保険サービスでは満たされないニーズに対して保険外サービスを展開している．ここでは，そのような法・制度にとらわれないサービスの例を紹介する．地域にはさまざまなニーズがあり，暮らしの場での看護サービスにも多様な可能性がある．多機関・多職種と連携して取り組んでいくことが重要である．

セルフ健康チェック

主婦やフリーター，自営業者など，企業では必須の健康診断を受けていない人を対象に，駅やデパート，パチンコ店などに看護師や保健師がブースを出展し，指先からの自己採血によって血糖値やコレステロール，中性脂肪，肝機能等を測定し，保健指導や受診勧奨を行っている．企業や行政から費用を得ており，希望する人に対して無料でサービスを提供している．これまで47都道府県で50万人以上に実施する中で，血糖値が600以上の人などが発見されることもあり，早期治療につながっている．

患者等搬送事業

在宅療養者の中には，入院や通院，退院する際に，自家用車や公共交通機関では搬送できない人がいる．そこで，消防庁の認可を受けて患者等搬送事業（いわゆる民間救急）を開始した．人工呼吸器やシリンジポンプ等で看護師が医療管理をしながら搬送し，感染症や精神疾患の患者への対応も行っている．

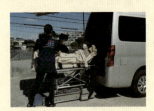

外出支援「ドコケア」

療養者や障害者を対象に，通院や通勤，買い物，外泊，冠婚葬祭，旅行等の外出支援を行っている．看護学生や訪問看護師等が副業として従事し，1時間4千円程度でサービスを提供している．病院や在宅に限らず，「ドコ」でも「ケア」が受けられるようにするため，交通医療®の分野を開拓している．

学校生活へのサポート

「医療的ケア児及びその家族に対する支援に関する法律」が施行され，医療的ケア児が他の学生と同様に学生生活を営むための環境整備が進んでいることを受けて，医療的ケアが必要な学生の修学旅行の付き添いを実施している．健常児のスキー旅行や海外研修，遠足などのサポートにも対応している．

在宅治験専門の訪問看護ステーション

小児や難病で，通院での治験に負担を感じる患者に対して，看護師が居宅に訪問し，採血検査や試験薬投与を行っている．このように，医療機関に来院せずに臨床試験に臨む方法は分散化臨床試験（decentralized clinical trials：DCT）と呼ばれ，患者中心の治験の流れを受けて普及し始めている．

オンライン保健指導

メタボリックシンドロームや高血圧，糖尿病，脂質異常症などの生活習慣病を早期発見し，早期対策に結び付けることを目的に行われる特定健康診査で保健指導の対象になった人に対して，オンラインで保健指導を行っている．仕事の合間にオフィスからでも保健指導を受けられるため，働き盛りの世代の保健指導参加率が高まっている．

スポーツ看護

地域では，障害者や高齢者も参加できるスポーツイベントが増えている一方で，運動競技中に救急搬送される件数も増えている．その対策として，全国各地のブラインドサッカーやトライアスロン，格闘技，スキー，テニスなどの試合の際に救護計画を立案し，看護師や救護物品を手配して，安全なスポーツ体制の構築に貢献している．

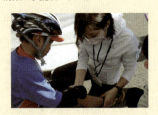

コラム　訪問看護のM＆A

M&Aとは「mergers（合併）and acquisitions（買収）」の略であり，二つ以上の会社が一つになったり（合併），ある会社が他の会社を買ったり（買収）することをいう．つまり，企業または事業の全部または一部の，移転を伴う取引を指す．

筆者はM&Aを３回経験している．印象的だったのは，東京都杉並区と中野区を中心に，小児専門の訪問看護ステーションを買収したときのことである．顧問税理士の紹介で経営者と会い，後継者不足の中でM&Aを考えていることを聞いて，事業を承継した．

訪問看護を「売る」ことによる継続・成長

訪問看護事業の後継者が不足している事業者にとっては，自社だけで社員の雇用と利用者へのサービス提供を継続していくことが厳しくなり，会社を売却したいというニーズがある．また，自社のノウハウだけでは事業の成長に限界を感じ，他社の傘下に入ることでさらなる成長を目指すこともある．

訪問看護を「買う」ことによる基盤強化・質の向上

訪問看護事業を買収したい事業者にとっては，同じ地域で買収を進めることで，地域での基盤を強化し，訪問効率の向上や人員の増強をしたいというニーズがある．また，小児や精神など自社が得意ではない領域がある場合に，その分野に強みをもつ他社を買収することで，看護の質を高めることができる．

M&Aの進め方

まずは経営者同士が機密保持契約を結び，互いの価値観や事業の内容，経営状態，経営方針，M&Aに期待することをすり合わせる．そして買収金額の目安を決めた上で，３カ月程度の詳細な調査を進める．M&Aの専門用語ではこの調査をデューデリジェンスといい，職員や利用者との契約，勤務記録，訪問看護の記録，会計処理などに問題がないかを確認する．また，キーパーソンとなる職員がM&A後に離職しないことを確認するため，職員に対してM&Aに期待することや不安なことを聞く．これらを経て最終的に両社が合意することでM&Aは実現する．

M&Aの効果

M&Aは，結婚に似ている．１＋１が２以上になるように，一緒になってから，どのような相乗効果を出せるかが重要になる．M&A業界では買収後の統合が最も重要とされており，PMI（post merger integration）と呼ばれる．統合後の100日プランを立案して実行することが一般的で，採用方法や教育方法，労働環境，IT活用など，経営課題として改善効果が大きいところから着手していく．重要なことは，買い手が一方的に進めるのではなく，売り手の現場のスタッフが困っていることを解決していき，信頼関係を構築しながら経営状態をさらに良くしていくということである．互いの強みで弱みを補完し合い，一緒になってよかったことを実感できれば，その後の見通しは明るくなる．

今後のM&Aのニーズ

全国訪問看護事業協会による「訪問看護ステーション数調査」では，2023年の時点で訪問看護ステーションは15,000カ所以上に増加している[1]．しかし，2022年度では利用者数が49人以下の小規模のステーションがその約半数であり[2]，同年度中の廃止数は541カ所であった[3]．

今後の訪問看護ステーションの方向性として，大規模化が謳われている．大規模のほうが経営状態が良く，職員の処遇も良くなる．また，多様なスタッフがいることで，がんや精神，小児，難病などへの多様な対応ができ，看護の質が向上する．そして，夜間対応ができる人材が増えることで一部の看護師に業務が偏ることが回避でき，働き方が改善される．

こうしたメリットから，今後小規模ステーションがM&Aされていき，大規模化が進む可能性がある．

引用・参考文献

1）全国訪問看護事業協会. 令和５年度訪問看護ステーション数調査結果. https://www.zenhokan.or.jp/wp-content/uploads/r5-research.pdf，（参照2024-05-09）.
2）厚生労働省. 令和２年度介護サービス・事業所調査 詳細票編 閲覧表 居宅サービス事業所（第3-3表）.
3）全国訪問看護事業協会. 令和３年度訪問看護ステーション数調査結果. https://www.zenhokan.or.jp/wp-content/uploads/r3-research.pdf，（参照2024-05-09）.

3 これからの地域・在宅看護の発展に向けて

1 地域・在宅看護における事例検討会

1 地域・在宅看護において「事例検討会」を実施する意義

地域・在宅療養を支える看護の場は，主に訪問看護ステーションである．現在の日本では，1事業所当たりの看護師数が基準をわずかに上回る程度で運営せざるを得ない小規模ステーションが圧倒的に多い．少人数体制であることから，通常の仕事を一時的に離れて行う研修等のOFF-JT（off the job training）への頻繁な参加は難しく，教育訓練には実際の現場での業務を通して行うOJT（on-the-job training）を有効活用することが望まれる．とりわけ**事例検討会**は，ケアの質向上につながる有効な手段である．

訪問看護師の多くは，単独で対象者の家庭を訪問し，生命に関わる状況判断をして，療養者や家族との関係性の中で医療行為やケアを行っている．対象者は幅広く，対象疾患も自分の専門や得意とする分野ばかりではない．また，自宅という療養者や家族の住み慣れた場において，看護師は療養者を生活者としてとらえながら，病院や施設では表出されない多様な価値観や信念を重視して関わることが必要になってくる．所属の異なる多くの職種と関わることも多く，チームの一員として協働してケアを提供していかなければならない．このように責任の重い対人支援を1人でこなすため，訪問看護師は不安や孤独感，倫理的ジレンマを感じることも少なくない．

近年，新卒の訪問看護師を育成しようという動きもあり，新卒訪問看護師の支援能力育成のためには，十分な学習支援や人材育成の整備がなされることが望ましい．事例検討会にはピアサポートの機能もあり，安心感や安堵感，力強い後ろ盾を得た気持ちになることもある．こうした理由から，事例検討会は実践力を高め，より良いケアを提供するために効果的な教育手段であるといわれている．そのほかの事例検討会の効果を**表9.3-1**に示す．

> **plus α**
> **ピアサポートとしての事例検討会**
> 臨床経験が豊富であっても，看護師という立場で療養者・家族と関わることには負担が伴う．課題や不安を1人で抱え込まず，仲間同士で知識や知恵を出し合うことで，苦しさの軽減につながる．

新卒訪問看護師の育成

看護基礎教育を終えた新卒者が，卒業後すぐに訪問看護ステーションで働きたいと志願しても，「臨床経験がないと難しい」という考えや，ステーションの採用・教育体制不足により，就職が困難な状況があった．しかし地域包括ケア時代を迎えた現在，訪問看護師をはじめとする地域の看護人材の育成は急務である．新卒者であっても自立した訪問看護師として活躍することができるよう，新卒者・育成者の支援[8]や育成プログラム[9,10]の開発，職場環境の整備が図られている．2015（平成27）年には，新卒訪問看護師の当事者団体「全国新卒訪問看護師の会」[11]が設立され，新卒訪問看護師のキャリアや育成に関わる活動を行っている．

2 事例検討会の進め方

「**事例検討**」とは，取り上げた 1 事例についてそこにある問題・課題にどのように対応すべきかを，参加者が一緒になって検討することである．「事例検討」に類似した言葉に，「**事例研究**[*]」がある．

1 事例検討会の準備・手順

事例検討会の進め方として次のような準備・手順が必要である．

❶ 役割を決める

• 事例提供者，ファシリテーター（進行係），書記係，参加者を分担する．

• 事例提供者は自分自身が行った実践とその実践に対する内省を開示する．

• ファシリテーターには発言しやすい場の雰囲気づくりが求められ，個々のメンバーの意見を言語化できるよう引き出し，内容を整理する役割をもつ．

❷ 準備物

• 事例をまとめた資料，ホワイトボードを準備する．

• 事例資料は個人情報に留意し，参加者に持ち帰らせず回収する．

• ホワイトボードは話し合いの内容を「見える化」し，課題の明確化や整理をする機能があり，共通認識の一助となる．

❸ 参加者の心得・留意点

表9.3-2に示したグランドルールは毎回読み上げ，参加者に認識してもらう．

❹ 具体的な手順

具体的な手順の例を図9.3-1に示す．

❺ 事例をまとめた資料の記載方法

• 表題（タイトル）：事例対象者の特性や提供者の気がかりな点を端的に表現する．

• 提示した理由：多くの事例の中からどうしてこの事例を選んだのか，「引っかかり・こだわり・気がかり」を記述する．

• 事例の概要を表9.3-3に沿って示す．

表9.3-1　事例検討会の効果

1. 情報を多面的・視覚的に把握できる．
2. ディスカッションによりひらめきと発想が刺激される．
3. 新たな視点と視野を獲得できる．
4. 事例イメージを再構築できる．
5. 支援目標と計画を具体化できる．
6. 支援展開と生活変化をイメージできる．

上原久．実践を究める事例検討会で実現できること：「野中方式」の目的と方法．ケアマネジャー．2016, 19（1），p.70-77.

用語解説 [*]

事例研究

一つ以上の事例を通して研究目的に沿って事実関係や問題解決法を見つけ出し，そこから他の事例にも普遍化できる一般的法則を発見する研究手法．

表9.3-2　事例検討会のグランドルール

• 真摯な参加態度で臨む．事例から学ぶという謙虚な姿勢をもつ．
• 事例提供者の背景にいる療養者に対し，最大の敬意と感謝の気持ちをもつ．社会規範から外れたケースでも，学ばせてもらうという姿勢をもつ．
• 事例検討会の焦点は，事例提供者ではなく事例への理解を深めることと認識する．
• 批判をしない．支持的（サポーティブ）な態度で臨む．
• 評価や指導をしない．関わり方やケアの方法の良し悪しを議論しない．
• 時期尚早なアドバイスをしない．
• 問題解決法探しに走らない．
• 誰もが自由な発言を可能とする，安全な場を提供する．
• 看護職以外の人がメンバーにいる場合，専門用語の使用に留意し，わかりやすい言葉を使用する．
• 事例提供者や参加者が抱いた感情を無視しない．
• 看護職としての職業倫理や価値観を大切にする．
• 事例検討の場で見聞したことは口外しない．

準備	検討事例，参加者，日程，場所／会場の決定
STEP1	導入：自己紹介，所要時間の確認，事例の"骨格"の共有，グランドルールの確認
STEP2	事例紹介：事例提供者から事例概要の説明
STEP3	情報の整理①：提供された情報を「事実」と「想像・印象」に整理・分類
	情報の整理②：追加情報の確認，「事実」「想像・印象」「不明点」に整理・分類
STEP4	アセスメント：現状の評価，今後予測されることの検討
STEP5	確認すべき情報の整理：アセスメントの妥当性を担保するために必要な情報の確認
STEP6	支援の方向性の確認：目標の検討，支援策の検討・確認
	役割の確認：今後の役割分担とその手法の検討・確認
STEP7	振り返り（評価）：感想の共有，記録の確認，日程の確認
事例検討会終了後	実践，経過の報告，事例検討会の定期的な開催

日本看護協会．そうだ！事例検討会をやろう！実践力UP事例検討会：みて・考え・理解して．平成25年度厚生労働省保健指導支援事業　保健指導技術開発事業報告書．2014.

図9.3-1　事例検討会の手順

表9.3-3　事例の概要

①氏名（伏字），年齢・性別
②住所（符号）
③生活歴・成育歴・結婚歴・学歴・職業歴など必要に応じて
④家族の状況（家族関係はジェノグラム・社会資源等の活用はエコマップを活用する），家族史
⑤診断名・既往歴
⑥現在の状態（ADL，要介護状態区分，障害支援区分，福祉サービス利用状況など）
⑦経済状況
⑧住宅や周辺状況，福祉用具の状況
⑨居住する地域の状況
⑩支援の経過・現状：本人・家族，支援に関わるチームの思い・方針．
　チームの中で看護師の置かれている状況など
⑪課題の提示
⑫考察

➡ ジェノグラム，エコマップについては，4章3節2項p.125参照．

|2| 事例検討会による「見える化・言語化」

∴• 事例検討会による「見える化」

　事例提供者の中には，資料を書き慣れていない人もいるかもしれないが，箇条書きやこま切れの記述からでも始めることが大切で，事例の概要や支援過程を明らかにすることで，課題と対象者・家族をより理解することにつながる．

　また，複雑な情報を整理し，参加者にわかりやすく伝えるには，ジェノグラムやエコマップで図示したり，家族史を表にして示したりする方法がある．在宅看護の特色ともいえる住まいの環境に焦点を当て，家屋やその周辺の状況を住宅平面図や地図で示し，空間的な関係性を図示してもよい．意見交換の段階では，言語だけではイメージしにくいものをマインドマップ*で可視化する方法もある．療養生活が長期にわたり複雑で多くの問題を抱える事例ほど情報を整理する工夫が必要であるが，「見える化」によって参加者の理解の幅が広がる．

用語解説 *
マインドマップ

一つの主題を中心として，関連する言葉を放射状に拡大した図のこと．情報やアイデアを引き出す創造的なツールの一種で，記憶の整理や発想をしやすくする．

∴ 事例検討会による経験知の言語化

　事例検討会によって，「支援方法は間違っていないだろうか」「自分の立ち位置はこれでよいのか」といった不安や迷いが，同僚や先輩からの保証や「こちらの方法がいいね」という支持的アドバイスに変わる．また，看護師が学び合って経験知を言語化することで，訪問看護師の専門性を明確にしていくことができる．このように事例検討会は看護の質を向上させるだけでなく，看護師の職務へのやりがいにもつながる．事例検討会に必要な知識・技術を主体的・継続的に学ぶことも大切であり，大学の教員等に参加してもらい，多方面の力を借りて，協働して進めるのも一つの方法である．

2 地域・在宅看護における看護研究

　在宅看護領域における研究は2003（平成15）年以降から増加傾向にある[12]．しかし，在宅看護は，1996（平成8）年に「在宅看護論」が，2022（令和4）年に「地域・在宅看護論」が基礎教育課程に位置付けられたものの，歴史が浅く，学問の一分野として十分に体系化されていない．言い換えれば，日ごろの現場での経験に基づいて問いを明らかにし，実践に根差した知が創出されることが，今後ますます期待できる看護の分野といえよう．

　前述した事例検討会で用いたものを研究スタイルに様式を整え，学会発表することにも意義がある．看護は実践の科学であり，実践での問題を取り扱う生きた学問である．研究成果の発表や会員同士の交流を目的とした学術集会は年に1回開催されているため，積極的に参加・発表することで，在宅看護の発展につながる．在宅看護に関連する学会の一部を表9.3-4に示す．また，学会発表にとどまらず，学術誌等に論文を投稿することにも意義がある．論文としてまとめるには時間，労力，費用，スキルが必要になってくるが，大学院に進学し研究を理解するための知識や技術を修得したり，地域の大学教員や研究者と共同研究を実施したり，研究手法について助言をもらったりするとよい．

　団塊ジュニア世代が高齢者となる2040年に向け，在宅療養を支える看護への期待は大きくなっている．地域包括ケアの時代だからこそ，地域・在宅看護の質の向上を目指した，根拠に基づく看護（evidence-based nursing：EBN）とは何か，地域・在宅看護の専門性とは何かといった問いを明らかにし，さらなる発展を目指していくことが期待されている．

---

plus α

経験知と言語化

経験知とは経験したことで得た知識であり，特に臨床の場で培われた，勘や感覚などとして体得された知識をいう．その経験知や看護者の思考，看護実践を意識化し，言葉にすることを言語化という．言語化により看護実践を可視化することで，自身や他者の学びにつながっていく．

plus α

在宅看護に関する研究の傾向

2005（平成17）年からの10年間では，「退院支援」「がん」「終末期」に関する報告が多く，「難病」や「認知症」に関する報告は比較的少ないという調査結果がある[13]．

表9.3-4　**在宅看護に関連する学会**

- 日本看護学会
- 日本在宅ケア学会
- 日本在宅看護学会
- 日本家族看護学会
- 日本緩和医療学会
- 日本地域看護学会　など

📖 引用・参考文献

1) European observatory on health systems and policies. Germany：health system summary 2022. https://eurohealthobservatory.who.int/publications/i/germany-health-system-summary-2022, （参照2024-05-16）.
2) Bundesministerium für Gesundheit. long-term care guide. https://www.bundesgesundheitsministerium.de/fileadmin/Dateien/5_Publikationen/Gesundheit/Broschueren/200629_BMG_Das_deutsche_Gesundheitssystem_EN.pdf, （参照2024-09-09）.
3) European Parliament. Ageing policies：access to services in different member states. https://www.europarl.europa.eu/RegData/etudes/STUD/2021/662940/IPOL_STU(2021)662940(ANN06)_EN.pdf, （参照2024-09-09）.
4) Asia pacific observatory on health systems and policies. Republic of Korea health system review. https://apo.who.int/publications/i/item/9789290617105, （参照2024-05-16）.
5) Gerontological society of Singapore. ageing in place in Singapore. https://www.gs.org.sg/sg50conference/pdf/s4-1.pdf, （参照2024-05-16）.
6) Government of Singapore. Ministry of health：Singapore. https://www.moh.gov.sg/, （参照2024-05-16）.
7) Asian Development Bank. Singapore's long-term care system adapting to population aging. https://www.adb.org/sites/default/files/publication/637416/singapore-care-system-population-aging.pdf, （参照2024-09-09）.
8) きらきら訪問ナース研究会ホームページ. http://kirakira-visiting-nurse.com, （参照2024-07-30）.
9) 公益社団法人千葉県看護協会. 新卒者等訪問看護師育成プログラム（人材育成）. https://www.cna.or.jp/about/visit/ikusei.html, （参照2024-07-30）.
10) 日本看護協会. 訪問看護入門プログラム. 2016. https://www.nurse.or.jp/nursing/home/publication/pdf/fukyukeihatsu/homonkango_program.pdf, （参照2024-07-30）.
11) 全国新卒訪問看護師の会ホームページ. https://freshvisitingnurse.themedia.jp/, （参照2024-07-30）.
12) 和田庸平, 尾原喜美子. 医学中央雑誌からみた在宅看護領域における在宅療養者を対象とした研究動向と今後の課題. 高知大学看護学会誌. 2011, 5（1）, p.11-25.
13) 清水準一ほか. テキストマイニングを用いた過去10年間の先行研究の文献学的検討：在宅看護学の体系化に向けて（2）. 日本在宅看護学会誌. 2015, 4（1）, p.128.

📎 重要用語

家庭医	ビュートゾルフ	事例検討会
ソーシャルステーション	看護小規模多機能型居宅介護	看護研究
看取り付き添いボランティア	M&A	

◆ 学習参考文献

❶ 秋山正子, 村上紀美子. "元気なときから知っておきたい在宅ケア". 白十字在宅ボランティアの会. 2022. https://www.hakujuji-net.com/video/home-care, （参照2024-09-27）.

在宅ケアを実際に利用した家族4人と訪問看護師・医師・保健師12人の語りを, 連続ドラマのように視聴できる無料動画シリーズ. 在宅ケアを探すときのヒントや「心に残る地元ケースをみんなでていねいに振り返る, 多職種☆地域包括勉強会」の記録も掲載.

❷ 藤田愛. 「家に帰りたい」「家で最期まで」をかなえる：看護の意味を探して. 医学書院, 2018.

病院勤務, 阪神・淡路大震災の仮設住宅での保健活動の後, 訪問看護ステーション27年の素晴らしさと苦闘を余すところなく綴る. 心に残る患者・家族, 若い看護師の育成術, 生活者としての著者の家族の物語が心に響く.

❸ 村上紀美子. 納得の老後：日欧在宅ケア探訪. 岩波書店, 2014.

ドイツ, オランダ, デンマーク, 英国, そして日本の在宅看護や地域医療を実際に訪ねたルポルタージュで, 人々の暮らしの中でのケアの姿, 医師や看護師の各国の教育背景や医療・福祉制度の紹介も興味深い.

❹ 八森敦, 大友路子. みんなでつくる地域包括ケア：見える事例検討会. メディア・ケアプラス, 2015.

地域包括ケアを推進するための一つの方策として, 地域ごとの具体的なイメージを形成することが挙げられるが, そのために, 多職種の専門性の見える事例検討会が重要であることが記載されている. 具体的な連携方法とその連携でつくったチームが動くまでの方策も提示されている.

❺ 足立はるゑ. 看護研究サポートブック：ワークシートで研究計画書がラクラク完成！. 改訂4版, メディカ出版, 2017.

看護研究の基礎知識が丁寧に記載されている. 記入例が豊富な「ワークシート」「研究計画書」「レポートワークシート」のダウンロード方法も紹介されていて, 初心者を研究の取りかかりからまとめまで導いてくれる1冊である.

| 資料1 | 地域・在宅看護を展開するための**基本理念** |

1 セルフケア理論（self care）

　地域・在宅看護では，療養者ならびに家族の「セルフケア＝自立」を支援することを目指す．このセルフケアとは，単に，ADLが遂行できることや，療養者・家族が健康や生活上の課題のすべてをコントロールできること，なんでも自分でできることを意味するものではない．

　地域・在宅看護で目指すセルフケア支援とは，疾病や障害があっても，療養者・家族の状況や力量に応じて，専門職や他者からの支援やサービスといったサポートを受けることへの意思決定支援を含め，そのできる限りの能力・機能を発揮できるようにすることである．

plus α

オレムのセルフケア理論
セルフケア支援を考える際に有効なのが，オレム（Orem, D.E.）の看護理論である．オレムは，すべての人間に共通するニーズである「普遍的セルフケア要件」，各ライフサイクルにおいて必要とされる「発達的セルフケア要件」，疾病または損傷による治療などの「健康逸脱によるセルフケア要件」として，ニーズの三側面を提示した．その上で，これらの要件が充足できないときにセルフケア不足が発生し，看護はそれに応じて，セルフケアを代行する「全代償システム」，部分的に補完する「部分（一部）代償システム」，ほとんど自立的に行えるときには「指示・教育システム」の観点でケアを展開するとしている．

2 保健行動理論（health behavior theory）

　保健行動とは，健康にプラスになる行動を意味する．地域・在宅看護において，対象となる人々の保健行動（health behavior）のメカニズムや理論を理解しておくことは，セルフケア支援をする際に有用である．

　地域看護実践で活用される代表的な理論の一つであり，特定保健指導にも用いられているのが「行動変容ステージモデル（トランスセオリティカルモデル）」である．この理論は，人が行動を変えるには，①無関心期，②関心期，③準備期，④実行期，⑤維持期の連続した五つのステージを経るとしている．したがって，看護職は，療養者が自身の健康課題に対してどのステージにあるかを見立てる必要があり，保健行動理論はそのステージに応じたアプローチの必要性を示しているものである．

3 アドボカシー（advocacy）

　アドボカシーは，「エキスパートといわれる人々が社会的弱者の立場に立ち，時には擁護し，時には代弁し，率先して社会的な不平等や不公平に立ち向かうプロセス」[1]とされており，地域・在宅看護実践においては，主に次の二つの意味で用いられる．

a 権利擁護

　アドボカシーの概念は，人々の健康支援に不可欠な人権・平等・エンパワメント・パートナーシップの概念と関連させて理解することが重要である．認知症をもつ人や高齢者，障害児・者などの弱者となりやすい人々に対し，虐待等を防止するなどにより，国民の生命や権利を守る意義をもつ．

　看護や福祉におけるアドボカシーは，「権利擁護」という用語が当てられることが多く，第一に，本人が自己のニーズを表現したり，意思決定に参加することを指す．さらに，当事者に代わり代理者がその意見を代弁すること，権利を行使することもアドボカシーと表され，日本では成年後見制度が制定されている．

b 政策提言

　政策や組織の構造，法的なシステムを変革することを目指し，ロビイング活動*などを含め，政策を提言するなどの行為もアドボカシーという．この場合のアドボカシーは支持・唱道の意味で用いられる．

用語解説

ロビイング活動
企業や団体の意見や要望を，議会や政府の関係者に働き掛けること．ロビー活動ともいう．

4 エンパワメント（empowerment）

　エンパワメント（力量形成）は，個人・家族・地域社会への関わりやケアを行うに当たり，重要な視点である．エンパワメントは，「人々に能力を与えること」を目的とした考え方であり，住民が自己決定し行動していけるよう，福祉や公衆衛生の分野で研究が蓄積されてきている[2]．

　医療の現場では，患者は自分の体や生活のコントロールを医療者に任せてしまいがちで，患者自身は何をすればよいかわからず，無力感をもつことがある．そんな患者が自身のもっている力を発揮できる

資料

1・・地域・在宅看護を展開するための基本理念

ように支援を行うことも，看護の一環ととらえることができる．

エンパワメントがなされる前提として，六つの要件が挙げられる．

エンパワメントの六つの要件

1. 人間は，自分自身の健康に根本的に責任を負う．すなわち，健康はその個人のものである．
2. 個人の成長する力，自己決定する力は尊重されなければならない．
3. 人は自らエンパワーするのであり，医療従事者が人をエンパワーすることはできない．
4. 医療従事者は療養者を頭ごなしにコントロールしようとする欲求を放棄し，協力関係を形成し，療養者のニーズを優先していく必要がある．
5. エンパワメントが生じる条件は，医療従事者と療養者相互に尊敬の念が存在しており，（中略）医療従事者も療養者も共に参加し協働するパートナーシップの関係にある．
6. エンパワメント過程の必要条件は信頼である．

Gibson, C.H. A concept analysis of empowerment. J Adv Nurs. 1991, 16, p.354-361.

具体的には，対象となる人が自身の思いや生活について話し，他人の意見を聞き，行動していくことをいう．そのために，医療者は科学的な情報を示し，人々が自分で決めたことを実行できるように支援（対話・傾聴・行動）する．

例えば，訪問看護師が情報を提供し，家族が在宅療養者のケアを最期まで自宅で行うことを主体的に決め，自宅で看取ることができた場合，それは看護師が家族をエンパワーしたといえる．この場合，訪問看護師は，家族をねぎらい，家族のエンパワメントを共に喜ぶことが重要である．

▶▶ 5 自己効力感 （self efficacy）

特定の行動や問題解決をうまくできるという個人の確信を自己効力感という[7]．療養者や家族が保健行動を実行できる自信がないときは行動を伴いにくく，行動変容は難しい．

例えば，糖尿病で肥満の患者が，適切に減量すれば健康に良い結果が出ると強く思っているとしても，自分には食事療法は無理だと思っていれば，食事療法を実行しない．つまり，この患者は自己効力感が低いため，保健行動の遂行が難しいといえる．

自己効力感を高めるには以下の四つの方法があるとされており，対象の行動変容を促すために，ケアの中にこれらの体験を組み入れることが有効である．

❶**達成体験**　自分自身で行動して達成できたという成功体験をもつ．
❷**代理体験**　他者が達成している様子を観察することによって，自分にもできそうだと思える．
❸**社会的説得**　他者が，達成可能性を繰り返し説明し，話す．
❹**生理的・情緒的高揚**　体調の良さ（快適さ）やポジティブな感情を体験する．

▶▶ 6 パートナーシップ （partnership）

パートナーシップの概念は，WHOヘルスプロモーションのジャカルタ会議「パートナーシップと協働」（1997年）以降，保健医療分野においても重要な要素となっている．

療養者の生活に即した看護活動を行うには，療養者が自らの価値観や生活観，思いを認識・表現し，それを看護職と共有し，その上で療養者のニーズに対応した治療や療養方法の選択・意思決定がなされなければならない．そして，その過程において当事者および関係者間で協働し，互いに役割を担い，責任を分かち合って療養者を支援する必要がある．

以上を踏まえ，療養者・家族のパートナーとしての看護職のありかたは，次のように整理することができる．

療養者・家族のパートナーとしての看護職のありかた

1. 療養者や家族を「指導」するのではなく，エンパワメント（力量形成）ができるように支援すること．
2. ネガティブ思考（病気にならないために）よりも，ポジティブ思考（楽しく暮らすために）の問い掛けで人々を元気づけること．
3. 療養者や家族の思いを先に傾聴し，それに応じた情報提供を行うこと．
4. 療養者や家族の役割を奪わないこと．
5. 看護職が満足する看護手段を用いることが目標になっていないか点検すること．

▶▶ 7 ストレングス（strengths）

ストレングスとは強みのことである．これに基づいたストレングスモデルは，精神障害者へのケースマネジメントから発展した考えであり，「すべての人にはストレングス（強み）があり，生活に抱く願望や抱負，個人の素質，特質，技術，才能，そして環境の中に，ストレングスがある」[3]という前提に立ち，個人の意欲や希望，ビジョン，価値観を引き出し，リカバリー（回復）を目指すものである．ストレングスモデルは，支援者と療養者間のパートナーシップを基盤とし，エンパワメントを促進する．

看護活動では，生活や健康上の課題に着目しがちであるが，療養者と家族のストレングスにも着目し，ケアプランに反映することが有効である．

▶▶ 8 プライマリヘルスケア
（primary health care：PHC）

プライマリヘルスケアとは，人間の基本的ニーズ（basic human needs）の一部を成す基本的健康上のニーズに対応する保健サービスである．

1978（昭和53）年，プライマリヘルスケアにおける「アルマアタ宣言」（WHO）が採択された．この宣言は10項目から成り，健康は人類共通の権利であるとともに義務でもあり，政府は国民の健康に貢献する義務があることを打ち出した．プライマリヘルスケアの4原則は，①住民の主体的参加，②ニーズ指向性の保健活動，③既存地域資源の有効活用，④保健活動における協調・統合である．

プライマリヘルスケアの必須8項目

1. 食糧の供給と栄養状態の改善
2. 安全な水の十分な供給と基本的な衛生
3. 家族計画を含む母子保健
4. 予防接種（ポリオ，破傷風，BCG）
5. 風土病の予防と管理（マラリア）
6. 健康教育
7. 一般的な疾病と傷害の治療（かぜ，熱，事故）
8. 必須医薬品の準備（アルマアタ宣言 第7項）

▶▶ 9 ヘルスプロモーション
（health promotion：HP）

1986（昭和61）年11月の「オタワ憲章」（WHO）では，ヘルスプロモーションを「人々が自らの健康と，その社会要因を管理し，改善できるようにするプロセス」と定義し，健康づくりの過程（プロセス）の重要性を示した．このヘルスプロモーションの考え方は，病気や障害をもつ人を含めたすべての人々を対象としている．

現在，世界の保健政策の理念は，ヘルスプロモーションに基づいて展開されている．ヘルスプロモーションは単なる個人の「健康づくり」に留まらず，個人・グループ・コミュニティーの健康につながる健康教育と，組織的・経済的・環境的支援が組み合わさったものである[4]．

引用・参考文献

1) カナダ ブリティッシュ・コロンビア看護協会編．保健医療改革に向けての看護戦略．北山秋雄訳．日本看護協会出版会，1995．
2) 黒江ゆり子ほか．"エンパワメントモデル"．セルフマネジメント．安酸史子ほか編．第4版，メディカ出版，2022，p.50，（ナーシング・グラフィカ，成人看護学4）．
3) チャールズ・A・ラップほか．ストレングスモデル：リカバリー志向の精神保健福祉サービス．田中英樹監訳．第3版，金剛出版，2014．
4) Green, L.W., et al. Community Health. St. Louis. Times Mirror/Mosby College Pub, 1982, p.516.

資料

1 ‥ 地域・在宅看護を展開するための基本理念

資料2 　**参考資料**

資料1　日本の在宅看護・訪問看護の変遷と社会背景

西暦(年)	元号(年)	政治（厚生行政含む）・経済・社会状況	在宅看護行政・教育・活動の動向
1892	明治25		京都看病婦学校，巡回訪問看護事業が開始
1900	33		伝染病予防法公布
1919	大正8	結核予防法制定	東京府巡回産婆会設置 大阪市立児童相談所乳児訪問指導が開始
1922	11	健康保険法公布	
1923	12	関東大震災が起こる	済生会巡回看護事業が開始
1924	13		賛育会巡回産婆事業が開始
1927	昭和2		聖路加病院公衆衛生看護部設置
1928	3		日赤社会看護婦要請が開始～昭和12年（109人）
1930	5		大阪公衆衛生訪問婦協会創設（保良せき）
1935	10	特別衛生地区保健館（京橋），農村保健館（所沢）設置	
1937	12	保健所法公布	行政機関として保健所を設置 愛育会訪問看護婦制度が開始
1938	13	厚生省新設 国民健康保険法公布	
1941	16	太平洋戦争が起こる 保健婦規則公布（地域の看護活動を保健婦が引き継ぐ）	
1945	20	8月15日　第二次世界大戦終結	
1947	22	日本国憲法施行	保健所法改正（公衆衛生の第一線機関として強化）
1951	26	結核予防法公布	
1952	27	伝染病・母子保健対策	結核検診活動本格化 ＊大西若稲（北海道開拓保健婦）「勇知ふたたび」
1961	36	国民皆保険制度導入	新生児訪問制度創設
1963	38	老人福祉法公布	
1964	39	ライシャワー事件が起こる	
1965	40		精神衛生法の改正 　精神障害者の訪問活動が開始 母子保健法公布
1967	42	公害対策基本法施行　　　　公害社会問題化	
1978	53		在宅難病患者訪問相談事業が開始
1982	57	老人保健法公布 　施設医療福祉から在宅ケアへ移行 　市町村「老人訪問看護事業」開始	
1983	58	社会保険診療報酬に医療機関の「退院患者継続看護・指導料」新設	
1985	60	～経済成長期　　　高齢社会のケアシステム構築検討 第一次医療法改正（都道府県：地域保健医療総合計画）	
1986	61	老人保健法改正：「老人保健施設」の新設 健康保険診療報酬「精神科訪問看護・指導料」の新設	
1987	62		介護福祉士法成立　高齢者サービス総合調整推進事業が開始　精神保健法制定
1988	63		アクティブ80ヘルスプラン，訪問看護など在宅ケアモデル事業
1990	平成2	保健・医療・福祉の連携による活動　在宅ケアネットワークづくり 　～高齢者保健福祉推進十か年戦略（ゴールドプラン） 開始：在宅サービス資源の基盤整備	
1992	4	第二次医療法改正：療養者の自宅が医療の場として位置付けられる 社会保険診療報酬制度の在宅医療関連の点数が拡大 老人訪問看護制度を開始	老人訪問看護ステーションが始動
1993	5	障害者基本法成立	

西暦(年)	元号(年)	政治（厚生行政含む）・経済・社会状況	在宅看護行政・教育・活動の動向
1994	6	地域保健法公布（平成9年より施行：従来の保健所法に代わる地域保健活動の基本法） 社会保険診療報酬改正 ●訪問看護ステーションの対象の拡大（年齢制限をなくす） ●歯科：歯科訪問診療・訪問歯科衛生指導を新設 ●調剤：訪問薬剤管理料，無菌製剤処理加算を新設 ●付き添い看護・介護を廃止，基準給食の見直しがなされる	
1995	7	21世紀福祉ビジョン：新ゴールドプラン開始（目標：訪問看護ステーション　5,000カ所） 障害者プラン：ノーマライゼーション七か年戦略 精神保健福祉法：地域精神障害者の福祉施策の充実と地域ケア体制の整備	
1997	9	介護保険法公布（2000〈平成12〉年4月全面施行）	看護師養成課程に「在宅看護論」を規定
1998	10	感染症法制定（伝染病予防法廃止）	
2000	12	ゴールドプラン21実施 介護保険法施行（訪問看護は指定居宅サービスの一つ）	「健康日本21」国民健康づくり運動が開始 認知症（痴呆）・介護予防・生活支援事業が開始
2001	13	中央省庁再編により厚生省と労働省が統合され，厚生労働省となる	
2003	15	厚生労働省：看護師等によるALS患者の在宅療養支援に関する分科会設置（医政通知） 在宅ALS患者の痰吸引について，文書による患者の同意（代理人代筆記入可）などを条件に，ホームヘルパーなど家族以外の者による実施が当面の措置として認められる（3年後見直し）	
2004	16	特別支援学校における痰吸引・経管栄養・導尿について，教員による実施を条件つきで許可	「痴呆症」から「認知症」へ名称を変更
2005	17	介護保険法改正（一部実施．2006〈平成18〉年4月全面施行，新予防給付の創設，地域包括支援センターの設置）	
2006	18	療養通所介護の創設	
2007	19	結核予防法廃止（結核対策は感染症法に基づいて行われる） 後期高齢者医療制度が開始 健康保険法等での特定健康診査・特定保健指導開始	
2008	20	高齢者の医療の確保に関する法律施行（老人保健法廃止） 老人ホーム，介護保険施設などの療養者に対する訪問看護が診療報酬に規定される	「在宅看護論」が看護の統合と実践に位置付けられ，平成21年度入学生から適用（保健師助産師看護師学校養成所指定規則の改正）
2009	21		訪問看護10カ年戦略作成
2011	23	介護保険法改正：24時間対応の定期巡回・随時対応サービス・複合型サービスの創設	
2012	24	介護職員等による痰の吸引等の実施が可能となる（介護保険法） 障害者総合支援法制定・成立・公布 障害者虐待防止法施行	
2013	25	認知症施策推進5カ年計画（オレンジプラン）公表	
2014	26	医療介護総合確保推進法制定	訪問看護アクションプラン2025策定
2015	27	難病法施行，介護保険法改正 新オレンジプラン公表 介護予防・日常生活支援総合事業が開始	
2016	28	障害者差別解消法施行	
2018	30	介護保険法改正：自己負担額の見直し，介護医療院の創設，共生型サービスの位置付け	
2019	令和元		「在宅看護論」を「地域・在宅看護論」に科目名変更（運用は2022〈令和4〉年から）
2021	3	介護保険法改正．在宅サービス等の機能・対応強化として，訪問看護の充実を強調	

資料2　介護保険制度における居宅サービス

2024（令和6）年3月

サービスの種類／関係する職種	サービスの内容	介護報酬		
訪問看護 看護師（准看護師） 助産師・保健師	病状が安定期にあり，訪問看護を要すると主治医等が認めた要介護者等について，病院，診療所，訪問看護ステーションの看護師等が居宅を訪問して療養上の世話または必要な診療の補助を行う．		（訪問看護）	（介護予防訪問看護）
		イ　指定訪問看護ステーションの場合		
		(1) 所要時間20分未満の場合	314単位	303単位
		(2) 所要時間30分未満の場合	471単位	451単位
		(3) 所要時間30分以上1時間未満の場合	823単位	794単位
		(4) 所要時間1時間以上1時間30分未満の場合	1,128単位	1,090単位
		(5) 理学療法士などによる訪問の場合（1回につき）	294単位	284単位
		ロ　病院または診療所の場合		
		(1) 所要時間20分未満の場合	266単位	256単位
		(2) 所要時間30分未満の場合	399単位	382単位
		(3) 所要時間30分以上1時間未満の場合	574単位	553単位
		(4) 所要時間1時間以上1時間30分未満の場合	844単位	814単位
専門管理加算	緩和ケア，褥瘡ケア，人工肛門および人工膀胱ケアに関わる専門の研修を受けた看護師または特定行為研修を修了した看護師が，訪問看護の実施に関する計画的な管理を行う．	訪問看護（1月につき） 介護予防訪問看護（1月につき）	250単位 250単位	
訪問リハビリテーション 理学療法士 作業療法士 言語聴覚士	心身の機能の維持・回復を図り，日常生活の自立を助けるために必要なリハビリテーションを行う．	訪問リハビリテーション費（1回につき） 介護予防訪問リハビリテーション費（1回につき）	308単位 298単位	
居宅療養管理指導 医師 歯科医師 薬剤師 管理栄養士　など	病院，診療所または薬局の医師，歯科医師，薬剤師等が，通院が困難な要介護者等について，居宅を訪問して心身の状況や環境等を把握し，それらを踏まえて療養上の管理および指導を行う．	居宅療養管理指導費，介護予防居宅療養管理指導費 ※以下の単位数はすべて1回当たり 〇医師が行う場合 居宅療養管理指導費（Ⅰ） 　単一建物居住者が1人 　単一建物居住者が2〜9人 　単一建物居住者が10人以上	 515単位 487単位 446単位	
口腔連携強化加算	歯科専門職の連携の下，口腔衛生状態や口腔機能の評価を行い，歯科医療機関およびケアマネジャーへ，利用者の許可の下で情報提供を行う．	訪問看護（1回につき） 介護予防訪問看護（1回につき） ※いずれも月1回に限られる	50単位 50単位	
訪問介護 （ホームヘルプサービス） 介護福祉士 訪問介護員 （ホームヘルパー）	ホームヘルパーが要介護者等の居宅を訪問して，入浴，排泄，食事等の介護，調理・洗濯・掃除等の家事，生活等に関する相談，助言その他の必要な日常生活上の世話を行う．	訪問介護費 イ　身体介護が中心である場合 　(1) 所要時間20分未満の場合 　(2) 所要時間20分以上30分未満の場合 　(3) 所要時間30分以上1時間未満の場合 　(4) 所要時間1時間以上の場合 　　　567単位に所要時間1時間から計算して所要時間30分を 　　　増すごとに82単位を加算した単位数 ロ　生活援助が中心である場合 　(1) 所要時間20分以上45分未満の場合 　(2) 所要時間45分以上の場合 ハ　通院等のための乗車または降車の介助が中心である場合	 163単位 244単位 387単位 179単位 220単位 97単位	

サービスの種類／関係する職種	サービスの内容	介護報酬
訪問入浴介護 看護師など 介護福祉士 訪問介護員	入浴車等により居宅を訪問して，浴槽を提供して入浴の介護を行う．	訪問入浴介護費　　　　　　介護予防訪問入浴介護費 　1,266単位　　　　　　　　　　856単位
通所リハビリテーション（デイケア） 理学療法士 作業療法士 言語聴覚士	介護老人保健施設，病院または診療所において，心身の機能の維持・回復を図り，日常生活の自立を助けるために必要なリハビリテーションを行う．	（通所施設の規模，所要時間によって細かく分類されている） 通常規模型リハビリテーション費 （所要時間　7時間以上8時間未満） 　要介護1　762単位　　　要介護4　1,215単位 　要介護2　903単位　　　要介護5　1,379単位 　要介護3　1,046単位 介護予防通所リハビリテーション費 　要支援1　2,268単位　　　要支援2　4,228単位
通所介護（デイサービス） 介護福祉士　など	老人デイサービスセンター等において，入浴，排泄，食事等の介護，生活等に関する相談，助言，健康状態の確認その他の必要な日常生活の世話および機能訓練などの支援を行う．	（通所施設の規模，所要時間によって細かく分類されている） 通常規模型通所介護費 　要介護1　376～669単位　　要介護4　533～1,041単位 　要介護2　423～791単位　　要介護5　588～1,168単位 　要介護3　479～915単位
療養通所介護 看護師 介護福祉士など	難病，認知症，脳血管疾患後遺症等の重度要介護者，またはがん末期患者を対象にしたサービスを提供する．	1月につき　12,785単位
福祉用具の貸与	在宅の要介護者等について福祉用具の貸与を行う．	歩行器，歩行補助杖など 要介護2以上の場合，車椅子，特殊寝台，床ずれ防止用具など
居宅介護福祉用具購入費など（特定福祉用具の購入）	貸与になじまない入浴や排泄のための福祉用具などの購入費の支給を行う．	腰掛便座，入浴補助具など
居宅介護住宅改修費（住宅改修）	手すりの取り付けその他の厚生労働大臣が定める種類の住宅改修費の支給を行う．	手すりの取り付け，洋式便器への取り換え，トイレや風呂場のバリアフリー化など
短期入所生活介護*（ショートステイ） 介護福祉士　など	老人短期入所施設，特別養護老人ホーム等に短期間入所し，その施設で入浴や排泄，食事等の介護その他の日常生活上の世話および機能訓練を行う．	短期入所生活介護費／介護予防短期入所生活介護費（1日につき） （入所施設の規模等によって細かく分類されている） 　要介護1　603～　746単位　　要支援1　451～561単位 　要介護2　672～　815単位　　要支援2　561～681単位 　要介護3　745～　891単位 　要介護4　815～　959単位 　要介護5　884～1,028単位
短期入所療養介護*（ショートステイ） 介護福祉士 看護師　など	病状が安定期にあり，ショートステイを必要としている要介護者等について，介護老人保健施設，介護療養型医療施設等に短期間入所し，看護・医学的管理下における介護，機能訓練，その他必要な医療や日常生活上の世話を行う．	（入所施設の規模等によって細かく分類されている） 介護老人保健施設における短期入所療養介護費／介護予防短期入所療養介護費（多床室）　※ユニット型を除く 　要介護1　813～　902単位　要支援1　598～672単位 　要介護2　863～　979単位　要支援2　752～834単位 　要介護3　925～1,074単位 　要介護4　977～1,154単位 　要介護5　1,031～1,231単位
居宅介護支援（ケアプランの作成とモニタリング） 介護支援専門員（ケアマネジャー）	生活ニーズをアセスメントし，利用するサービスを計画する．利用者の決定をサポートし，サービスの調整・評価を行う．	居宅介護支援費（Ⅰ） ケアマネジャー1人当たりの取扱件数が40未満である場合または40以上である場合において，40未満の部分について算定 　要介護1・2　　　　1,086単位／月 　要介護3・4・5　　1,411単位／月 　ただし，利用者への請求はなし．

＊虐待を受けている高齢者に対しては，定員枠を超えていてもショートステイで受け入れる．

資料3　介護保険制度における施設サービス

施設の種類	施設の内容
介護老人福祉施設 (特別養護老人ホーム)	● 要介護高齢者のための生活施設 　65歳以上であって，身体上または精神上著しい障害があるために常時の介護を必要とし，かつ，居宅においてこれを受けることが困難な人を入所させ，養護することを目的とする施設
介護老人保健施設	● 要介護高齢者にリハビリテーション等を提供し在宅復帰を目指す施設 　要介護者に対し，施設サービス計画に基づいて，看護，医学的管理の下での介護および機能訓練，その他必要な医療ならびに日常生活上の世話を行うことを目的とする施設
介護療養型医療施設	● 医療の必要な要介護高齢者の長期療養施設 　療養病床等を有する病院または診療所で，療養病床等に入院する要介護者に対し，施設サービス計画に基づいて，療養上の管理，看護，医学的管理の下での介護その他の世話および機能訓練，その他必要な医療を行うことを目的とする施設
介護医療院	● 長期的な医療と介護のニーズを併せもつ高齢者を対象とする施設 　要介護者であって，長期にわたり療養が必要な人に対し，施設サービス計画に基づいて，療養上の管理，看護，医学的管理の下での介護および機能訓練，その他必要な医療ならびに日常生活上の世話を行うことを目的とする施設（介護保険法第8条第29項）

資料4　介護保険制度における地域密着型サービス

サービスの種類	サービスの内容
定期巡回・随時対応型訪問介護看護	重度者を始めとした要介護高齢者の在宅生活を支えるため，日中・夜間を通じて，訪問介護と訪問看護が密接に連携しながら，短時間の定期巡回型訪問と随時の対応を行う．
小規模多機能型居宅介護	要介護者に対し，居宅またはサービスの拠点において，家庭的な環境と地域住民との交流の下で，入浴，排泄，食事等の介護，その他の日常生活上の世話および機能訓練を行う．
夜間対応型訪問介護	居宅の要介護者に対し，夜間において，定期的な巡回訪問や通報により利用者の居宅を訪問し，排泄の介護，日常生活上の緊急時の対応を行う．
認知症対応型通所介護	居宅の認知症要介護者に，介護職員，看護職員等が特別養護老人ホームまたは老人デイサービスセンターにおいて，入浴，排泄，食事等の介護，その他の日常生活上の世話および機能訓練を行う．
認知症対応型共同生活介護 （グループホーム）	認知症の要介護者に対し，共同生活を営むべき住居において，家庭的な環境と地域住民との交流の下で，入浴，排泄，食事等の介護，その他の日常生活上の世話および機能訓練を行う．
地域密着型特定施設入居者生活介護	入所・入居を要する要介護者に対し，小規模型（定員30人未満）の施設において，地域密着型特定施設サービス計画に基づき，入浴，排泄，食事等の介護，その他の日常生活上の世話，機能訓練および療養上の世話を行う．
地域密着型介護老人福祉施設入所者生活介護	入所・入居を要する要介護者に対し，小規模型（定員30人未満）の施設において，地域密着型施設サービス計画に基づき，可能な限り，居宅における生活への復帰を念頭に置いて，入浴，排泄，食事等の介護その他の日常生活上の世話および機能訓練，健康管理，療養上の世話を行う．
看護小規模多機能型居宅介護	医療ニーズの高い利用者の状況に応じたサービスの組み合わせにより，地域における多様な療養支援を行う．
地域密着型通所介護	老人デイサービスセンターなどにおいて，入浴，排泄，食事等の介護，生活等に関する相談，助言，健康状態の確認，その他の必要な日常生活の世話および機能訓練を行う（通所介護事業所のうち，事業所利用定員が19人未満の事業所）．療養通所介護も含む．

厚生労働統計協会編．国民衛生の動向・厚生の指標．2020／2021，67（9）増刊，p.247をもとに作成．

資料5　介護予防・日常生活支援総合事業

介護予防・生活支援サービス事業 要支援1，2または基本チェックリスト該当者が対象	
訪問型サービス	掃除，洗濯等の日常生活上の支援を提供する．
通所型サービス	機能訓練や集いの場など日常生活上の支援を提供する．
その他の生活支援サービス	栄養改善を目的とした配食や1人暮らし高齢者等への見守りを提供する．
介護予防ケアマネジメント	総合事業によるサービス等が適切に提供できるようケアマネジメントを行う．
一般介護予防事業 65歳以上が対象	
介護予防把握事業	地域の実情に応じて収集した情報等の活用により，閉じこもり等のなんらかの支援をする人を把握し，介護予防活動へつなげる．
介護予防普及啓発事業	介護予防の普及・啓発を行う．
地域介護予防活動支援事業	地域における住民主体の介護予防活動の育成・支援を行う．
一般介護予防事業評価事業	介護保険事業計画に定める目標値の達成状況等の検証を行い，一般介護予防事業の事業評価を行う．
地域リハビリテーション活動支援事業	地域における介護予防の取り組みを強化するために，通所，訪問，地域ケア会議，サービス担当者会議，住民運営の通いの場等へのリハビリテーション専門職等の関与を促進する．

資料6　特定医療費（指定難病）受給者証

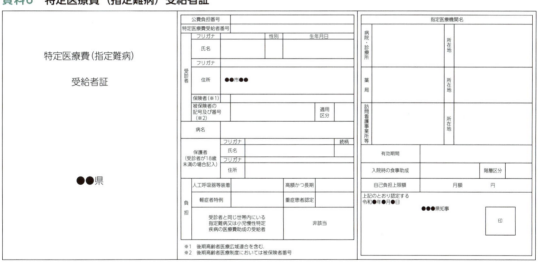

資料7　難病相談支援センター事業

実施事業		事業内容
一般事業	各種相談支援	電話，面談等により療養生活上，日常生活上の相談や各種公的手続等に対する支援を行うほか，情報の提供等を行う．
	地域交流会等の（自主）活動への支援	難病の患者等の自主的な活動，地域住民や当事者同士との交流等を図るための場の提供を行う支援，医療関係者等を交えた意見・情報交換会やセミナー等の活動への支援を行うとともに，地域におけるボランティアの育成に努める．
	講演・研修会の開催	医療従事者等を講師とした難病の患者等に対する講演会の開催や，保健・医療・福祉サービスの実施機関等の職員に対する各種研修会を行う．
	その他（地域支援対策事業）	特定の疾病の関係者にとどまらず，地域の実情に応じた創意工夫に基づく地域支援対策事業を行う．
就労支援事業		難病の患者の就労支援の強化を図るため，就労支援等関係機関（ハローワーク，障害者職業センター，就業・生活支援センター等）と連携体制を構築し，難病に関する必要な情報を提供するなど，難病の患者が適切な就労支援サービスが受けられるよう支援する．

厚生労働省．療養生活環境整備事業実施要綱．最終一部改正（平成30年健発0329第3号），2018より作成．

資料8　小児慢性特定疾病医療受給者証

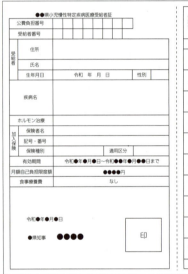

資料9　生活保護における医療券・調剤券

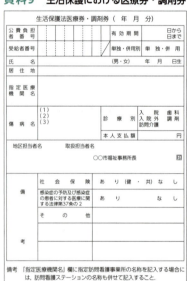

地域・在宅看護論① 地域療養を支えるケア
看護師国家試験出題基準（令和5年版）対照表

※以下に掲載のない出題基準項目は、他巻にて対応しています.
＊該当ページの①は『地域療養を支えるケア』、②は『在宅療養を支える技術』のページを示しています.

■ 必修問題

目標Ⅰ. 健康および看護における社会的・倫理的側面について基本的な知識を問う.

大項目	中項目（出題範囲）	小項目（キーワード）	本書該当ページ
3. 看護で活用する社会保障	A. 医療保険制度の基本	医療保険の種類	①-p.186
		国民医療費	①-p.186
		高齢者医療制度	①-p.187
		給付の内容	①-p.189
	B. 介護保険制度の基本	保険者	①-p.191
		被保険者	①-p.191
		給付の内容	①-p.194
		要介護・要支援の認定	①-p.193
		地域支援事業	①-p.26, 196
4. 看護における倫理	B. 倫理原則	自律尊重	①-p.75
		善行	①-p.75
		公正, 正義	①-p.75
		誠実, 忠誠	①-p.75
		無危害	①-p.75

目標Ⅱ. 看護の対象および看護活動の場と看護の機能について基本的な知識を問う.

大項目	中項目（出題範囲）	小項目（キーワード）	本書該当ページ
8. 看護の対象としての患者と家族	A. 家族の機能	家族関係	①-p.118
		家族構成員	①-p.118
	B. 家族形態の変化	構成員の変化	①-p.118
9. 主な看護活動の場と看護の機能	A. 看護活動の場と機能・役割	訪問看護ステーション	①-p.140, 145
		介護保険施設	①-p.272
		地域包括支援センター	①-p.60, 100, 196
		市町村, 保健所	①-p.62, 138

目標Ⅳ. 看護技術に関する基本的な知識を問う.

大項目	中項目（出題範囲）	小項目（キーワード）	本書該当ページ
14. 日常生活援助技術	A. 食事	食事の環境整備, 食事介助	②-p.107
	B. 排泄	摘便	②-p.118
	D. 清潔	入浴, シャワー浴	②-p.125
		清拭	②-p.125
		口腔ケア	②-p.127
		洗髪	②-p.126
		手浴, 足浴	②-p.126
15. 患者の安全・安楽を守る看護技術	B. 医療安全対策	誤嚥・窒息の防止	②-p.108, 246
	C. 感染防止対策	標準予防策＜スタンダードプリコーション＞	②-p.95
16. 診療に伴う看護技術	A. 栄養法	経管・経腸栄養法	②-p.197
		経静脈栄養法	②-p.203
	G. 皮膚・創傷の管理	褥瘡の予防・処置	②-p.208

275

在宅看護論／地域・在宅看護論

目標Ⅰ．地域・在宅看護における対象と基盤となる概念，安全と健康危機管理について基本的な理解を問う．

大項目	中項目（出題範囲）	小項目（キーワード）	本書該当ページ
1．地域・在宅看護の対象	A．在宅療養者の特徴と健康課題	子どもの在宅療養者	①-p.28, 109, 115, 220 ②-p.42, 279, 290
		成人の在宅療養者	①-p.109　②-p.252, 267, 271, 276, 286, 293
		高齢の在宅療養者	①-p.26, 109, 200 ②-p.254-267, 284, 287
		疾病や障害をもつ在宅療養者	①-p.28, 112, 114 ②-p.252-293
	B．在宅療養者のいる家族の理解と健康課題	家族の定義	①-p.118
		家族の機能	①-p.119
		キーパーソン	①-p.120
		家族発達論	①-p.121
		家族システム論	①-p.120
		生活様式	①-p.119, 127
2．地域・在宅看護における基盤となる概念	A．在宅療養者を取り巻く環境の理解と健康課題	在宅療養者を取り巻く地域の特徴と健康課題	①-p.24, 33, 39
		暮らしの場で看護する基本姿勢	①-p.22, 41, 48, 59, 69, 75, 141, 143　②-p.20-32
	B．在宅療養者の権利の保障	在宅療養者の権利擁護＜アドボカシー＞	①-p.180, 184, 265
		虐待の防止	①-p.204　②-p.243, 290
		個人情報の保護と管理	①-p.77, 180
		サービス提供者の権利の保護	①-p.78
	C．在宅療養者の自立支援	価値観の尊重と意思決定支援	①-p.77
		QOLの維持・向上	①-p.48, 68　②-p.26
		セルフケア	①-p.69
		社会参加への援助	①-p.73
		閉じこもりの予防	②-p.248
	D．地域・在宅看護の目的と特徴	パートナーシップ	①-p.69, 266
		多職種・多機関の連携によるアプローチ	①-p.68, 79 ②-p.29, 112, 119, 127, 133, 138, 143
		意思決定支援	①-p.77, 116
		自立支援	①-p.69, 73, 116 ②-p.150
		ケアマネジメント	①-p.158　②-p.304
3．地域・在宅看護における安全と健康危機管理	A．在宅療養者の日常生活における安全管理	家屋環境の整備	②-p.87
		転倒・転落の防止	②-p.88, 245
		誤嚥・窒息の防止	②-p.108, 246
		熱傷・凍傷の防止	②-p.246
		熱中症の予防	②-p.247
	B．災害による暮らしへの影響	在宅療養者・家族が行う災害時の備え	①-p.239 ②-p.243, 293
		発災時の対応と環境の変化	①-p.229, 232, 234, 239
4．地域・在宅看護実践をめぐる制度の概要	A．訪問看護制度の理解	訪問看護の対象と提供方法	①-p.138
	B．地域・在宅看護におけるサービス体系の理解	訪問系サービス	①-p.138, 270, 272, 273
		通所系サービス	①-p.270, 272
		施設系サービス（入所，短期入所）	①-p.270, 272
		複合型サービス（看護小規模多機能型居宅介護）	①-p.73, 88, 151, 272
		在宅看護に関連する法令	①-p.186, 191, 200, 207, 217, 220, 221　②-p.90

目標Ⅱ. 在宅療養者の病期や症状，暮らし方に応じて展開する在宅看護実践について基本的な理解を問う.

大項目	中項目（出題範囲）	小項目（キーワード）	本書該当ページ
5. 療養の場に応じた地域・在宅看護	A. 病期に応じた在宅療養者への看護	慢性期にある在宅療養者と家族の看護	①-p.110, 114 ②-p.252, 254, 261, 293
		急性増悪した在宅療養者と家族の看護	②-p.61, 284
		終末期にある在宅療養者と家族の看護	①-p.110 ②-p.64, 264, 287
	B. 療養の場の移行に伴う看護	入退院支援	①-p.79 ②-p.20, 261
		退院前カンファレンス	①-p.84 ②-p.286
		意思決定支援	①-p.81
		地域連携クリニカルパス	①-p.79
6. 症状・疾患・治療に応じた地域・在宅看護	A. 主な症状に応じた在宅看護	発熱	②-p.153
		消化器症状	②-p.156
		疼痛	②-p.230, 266
		呼吸困難感	②-p.54, 134
	B. 主な疾患等に応じた在宅看護	医療的ケア児	②-p.42, 279, 290
		認知症	①-p.114, 201 ②-p.44, 258
		精神疾患	①-p.115, 213 ②-p.46, 276
		難病	①-p.114, 217 ②-p.47, 267
		がん	①-p.115 ②-p.50, 68, 165, 264, 287
		脳血管疾患	①-p.114 ②-p.52, 261, 286
		呼吸器疾患	②-p.53, 133, 170, 180, 284
		心不全	②-p.55
		糖尿病	②-p.57, 219, 252, 293
	C. 主な治療等に応じた在宅看護	薬物療法	②-p.160
		化学療法，放射線療法	②-p.166-167
		酸素療法	②-p.180
		人工呼吸療法	②-p.183, 185
		人工的水分・栄養補給法<AHN>	②-p.195, 201
		褥瘡予防・管理	②-p.207, 275
		感染予防対策	②-p.95
7. 在宅療養生活を支える看護	A. 在宅療養者の生活機能のアセスメント	日常生活動作<ADL>	①-p.162 ②-p.27, 86
		手段的日常生活動作<IADL>	①-p.162 ②-p.27, 86
	B. 在宅療養者の食事・栄養を支えるケア	食事摂取能力のアセスメント	①-p.162 ②-p.104
		食事内容の選択	②-p.107, 108
		栄養を補う食品の種類と選択方法	②-p.107, 108
		嚥下を促すケア	②-p.104
		口腔ケア	②-p.127
	C. 在宅療養者の排泄を支えるケア	排尿・排便のアセスメント	②-p.114
		排泄ケア計画の立案	②-p.116
		排泄補助用具の種類の選択と使用	②-p.121
		ストーマケア用品の種類と使用	②-p.193
		尿道カテーテル管理	②-p.187

	D. 在宅療養者の清潔を支えるケア	清潔のアセスメント	②-p.123
		清潔ケア計画の立案	②-p.124
		清潔保持のためのケア	②-p.125
	E. 在宅療養者の移動を支えるケア	移動能力のアセスメント	②-p.128
		ノーリフトケア	②-p.146
		移動補助用具の種類の選択と使用	②-p.132
		移動時の安全確保	②-p.132
	F. 在宅療養者のコミュニケーションを支えるケア	コミュニケーション能力のアセスメント	②-p.75
		対象のコミュニケーション能力に応じた対応	②-p.76
		補助機器の種類の選択と使用	②-p.77

目標Ⅲ. 地域包括ケアシステムにおける在宅看護の位置づけと看護の役割について基本的な理解を問う.

大項目	中項目（出題範囲）	小項目（キーワード）	本書該当ページ
8. 地域ケアシステムにおける多職種連携	A. 行政との連携	機関・職種の役割と機能	①-p.90
		双方向で行う連携の目的	①-p.90
		ケアマネジメント	①-p.159, 160
		看護の役割	①-p.90
	B. 地域包括支援センターとの連携	機関・職種の役割と機能	①-p.90
		双方向で行う連携の目的	①-p.90
		ケアマネジメント	①-p.100, 159, 160
		看護の役割	①-p.90, 100
	C. 居宅介護支援事業所との連携	機関・職種の役割と機能	①-p.93
		双方向で行う連携の目的	①-p.93
		ケアマネジメント	①-p.159, 160
		看護の役割	①-p.93
	D. 介護サービス事業所との連携	機関・職種の役割と機能	①-p.93
		双方向で行う連携の目的	①-p.93
		ケアマネジメント	①-p.159, 160
		看護の役割	①-p.93
	E. 医療機関との連携	機関・職種の役割と機能	①-p.79, 87
		双方向で行う連携の目的	①-p.79, 87
		ケアマネジメント	①-p.159, 160
		看護の役割	①-p.79, 87
	F. その他の機関や住民との連携	機関・職種の役割と機能	①-p.93
		双方向で行う連携の目的	①-p.93
		ケアマネジメント	①-p.159, 160, 168
		看護の役割	①-p.93
9. 地域包括ケアシステムにおける在宅看護	A. 地域包括ケアシステムの概要	目的と考え方	①-p.25, 56, 60
		構成要素	①-p.25
		介護予防	①-p.25, 58, 202, 273
		生活支援	①-p.25, 58, 60, 273
		社会参加	①-p.25, 273
	B. 地域包括ケアシステムにおける看護職の役割	地域の多様な場における看護職の役割	①-p.59, 97
		訪問看護の役割	①-p.68, 141

INDEX

地域療養を支えるケア

▶ 数字，A—Z

2025年問題	197
2040年問題	197
8050問題	96
ABC-Xモデル	122
ACP	116
ageing in place	250
BCP	236
CAPモデル	37
COPD	133
DEWKS	118
DHEAT	228
DINKS	118
DMAT	228
DPAT	228
DPC	56
DWAT	240
EMIS	228
family strengths	129
ICF	73, 207
ICIDH	73, 207
ICT	86, 198
JRAT	240
KDBシステム	201
KJ法	39
LIFE	198
M&A	259
NICU	28
NPO	63
OT	91
PDCAサイクル	170
PHC	267
PMI	259
PSW	91
PT	91
PTSD	232
QOL	48
ST	91

wearing-off現象	224
WHO	52

▶ あ

アウトリーチ	235
アセスメント	161
アセスメントの車輪	38
アドバンス・ケア・プランニング	116
アドボカシー	77, 184, 265
安定ヨウ素剤服用不適切者・慎重対応者	232
安否確認カード	246

▶ い

育成医療	109, 212
医師	91
移送費	190
一次生活圏	25
一次予防	49, 72
一般介護予防事業	203
一般システム理論	120
一般病床	88
医療計画	187
医療行為	141
医療施設	87
医療社会事業士	92
医療ソーシャルワーカー	92
医療的ケア児	28, 115
医療費助成	81, 217
医療福祉相談員	92
医療扶助	222
医療法人	145
医療保険制度	186
医療保護施設	222
医療保護入院	213
医療療養病床	88
インテーク	161
インフォーマルサービス	28, 159, 181
インフォームドコンセント	116

▶ え

エイジング・イン・プレイス	250
栄養士	91

エコマップ	125
円環的因果関係	120
エンパワメント	265

▶ お

往診医	82
オンブズマン制度	185

▶ か

介護	68
介護医療院	73, 88, 272
介護給付	194, 212
介護サービス事業所	93
介護支援専門員	92, 159
介護支援等連携指導料	86
介護施設	87
介護者支援事業	220
介護福祉士	91
介護負担	131
介護保険	81
介護保険制度	191
介護保険被保険者証	194
介護保険負担割合証	194
介護扶助	222
介護保険法	108
介護保険優先の原則	146
介護予防	110, 202
介護予防・介護サービス計画	194
介護予防教室	61
介護予防ケアマネジメント	61, 196
介護予防・生活支援サービス事業	196
介護予防・日常生活支援総合事業	99, 196, 203, 273
介護離職	126
介護療養型医療施設	73, 272
介護連携加算	86
介護老人福祉施設	73, 88, 93, 272
介護老人保健施設	73, 88, 272
開設基準	145
回復期リハビリテーション病院	88
外来	60, 83
かかりつけ医	81

279

学習的対応技術 …………… 69	救護施設 …………………… 222	健康寿命 …………………… 53
火災 ………………………… 237	教育的対応技術 …………… 69	健康増進法 ………………… 200
家族 ………………………… 118	教育扶助 …………………… 222	健康保険 …………………… 186
家族アセスメント ………… 129	凝集力 ……………………… 123	健康保険法 ………………… 108
家族アセスメントモデル … 125	共助 ………………………… 30	言語聴覚士 ………………… 91
家族エンパワメントモデル … 125	共生社会の実現を推進するための認知	原子爆弾被爆者に対する援護に関する
家族環境アセスメントモデル … 125	症基本法 ………………… 202	法律 ……………………… 109
家族看護 …………………… 124	共同生活援助 ………… 181，212	限度額適用認定証 ………… 189
家族機能 …………………… 119	京都看病婦学校 …………… 58	権利擁護 ……………… 180，184
家族サブシステム ………… 121	協力 ………………………… 77	権利擁護業務 ………… 61，100
家族システム理論 ………… 120	居宅介護 …………………… 212	権利擁護支援チーム ……… 184
家族ストレス対処理論 …… 122	居宅介護支援 ……………… 271	
家族生活力量モデル ……… 125	居宅介護支援経過 ………… 166	**▶こ**
家族同心球環境モデル …… 125	居宅介護支援事業所 ……… 93	高額医療・高額介護合算療養費制度
家族のもつ強み …………… 129	居宅介護住宅改修費 ……… 271	………………………… 190
家族のライフサイクル …… 121	居宅介護福祉用具購入費 … 271	高額療養費制度 …………… 189
家族発達理論 ……………… 121	居宅サービス ………… 194，270	後期高齢者医療制度 ……… 187
課題分析標準項目 ………… 162	居宅サービス計画書 ……… 162	口腔連携強化加算 ………… 270
学校看護師 ………………… 63	居宅療養管理指導 ………… 270	後見 ………………………… 185
家庭医 ……………………… 251	筋強剛 ……………………… 223	公衆衛生看護 ……… 33，62，71
家庭訪問 …………………… 138		公助 ………………………… 30
通いの場 …………………… 202	**▶く**	恒常性 ……………………… 120
カルガリー家族アセスメントモデル／	暮らしの保健室 ……… 63，64	更生医療 ……………… 109，212
介入モデル ……………… 125	グループホーム	更生施設 …………………… 222
看護教育 …………………… 58	………… 88，93，181，272	行動援護 …………………… 212
看護研究 …………………… 263	クローズ …………………… 167	公費負担医療 …… 109，146，212
看護師 ………………… 62，91	訓練等給付 ………………… 212	後方ベッド ………………… 139
看護実践上の倫理的概念 … 76		効用 ………………………… 76
看護小規模多機能型居宅介護	**▶け**	合理的配慮 ………………… 214
………… 73，88，151，272	ケアハウス ………………… 88	高齢化率 …………………… 50
看護職の倫理綱領 ………… 75	ケアプラン ……………… 160，169	高齢者 ……………………… 26
看護倫理 …………………… 75	ケアマネジメント …… 33，117，158	高齢者虐待の防止，高齢者の養護者に
カンファレンス ……… 83，86	ケアマネジャー	対する支援等に関する法律 …… 204
がん薬物治療 ……………… 60	………… 92，159，160，169	高齢者虐待防止法 ………… 204
管理栄養士 ………………… 91	ケアリング ………………… 77	高齢者施策 ………………… 200
管理者 ……………………… 145	経過的福祉手当 …………… 215	高齢者の医療の確保に関する法律
	経済的機能 ………………… 119	………………… 108，200
▶き	経済的自立 ………………… 160	国際障害分類 ………… 73，207
基幹相談支援センター …… 214	継続看護 …………………… 85	国際生活機能分類 …… 73，207
危機管理 …………………… 142	軽費老人ホーム …………… 88	国民健康保険 ……………… 186
機能強化型訪問看護ステーション	ケースマネジメント ……… 158	互助 ………………………… 30
………………………… 151	ケースマネジメント演習 … 173	個人情報の保護 ……… 77，180
機能訓練 …………………… 212	ケースメソッド …………… 173	子育て世代地域包括支援センター
キーパーソン ……………… 120	源家族 ……………………… 121	………………………… 73
基本チェックリスト ……… 196	健康危機 …………………… 228	国家公務員共済組合 ……… 186

個別支援方法 ……………… 69	疾患群別予後予測モデル ……… 115	障害者差別解消法 ……………… 216
個別避難計画 …………… 229	指定居宅サービス事業者 ……… 138	障害者総合支援法 ……………… 209
コミュニティー・アズ・パートナーモ	指定難病 ………………………… 217	障害者の権利に関する条約 …… 216
デル ……………………… 37	指定訪問看護事業所 …………… 140	障害者扶養共済制度 …………… 215
コロナ禍 …………………… 82	指定訪問看護制度 ……………… 138	障害手当 ………………………… 221
	児童委員 ………………………… 90	障害年金 ………………………… 215
▶さ	児童育成手当 …………………… 221	障害福祉サービス ……………… 211
災害・感染症医療業務従事者 … 228	児童扶養手当 …………………… 221	障害を理由とする差別の解消の推進に
災害拠点病院 …………… 240	社会化と地位付与機能 ………… 119	関する法律 ………………… 216
災害サイクル …………… 229	社会的入院 ……………………… 200	小規模多機能型居宅介護 … 88, 272
災害時要援護者・要配慮者 …… 229	社会福祉士 ……………………… 91	情緒機能 ………………………… 119
災害対策 ………………… 228	社会福祉士及び介護福祉士法 … 70	小児慢性特定疾病 ……………… 220
在宅医 …………………… 82	社会福祉主事 …………………… 92	傷病手当金 ……………………… 189
在宅医療・介護連携推進事業 … 100	社会福祉法人 …………………… 145	静脈注射 ………………………… 141
在宅看護 ………………… 48, 68	社会保険方式 …………………… 191	職域保険 ………………………… 186
在宅看護論 ……………… 58	週間サービス計画表 …………… 165	助産師 ……………………… 62, 91
在宅患者訪問点滴注射指示書 … 140	重症心身障害児 ………………… 115	ショートステイ ………………… 271
在宅ケア ………………… 58, 68	就職支援事業 …………………… 220	自立 ……………………………… 73
在宅療養支援診療所 ……… 71	住宅扶助 ………………………… 222	自律 ……………………………… 73
作業療法士 ……………… 91	集団支援方法 …………………… 69	私立学校教職員組合 …………… 186
サービス担当者会議 …… 163	重度障害者等包括支援 ………… 212	自立支援 …………………… 69, 116
サービス付き高齢者向け住宅	重度心身障害者手当 …………… 215	自立支援医療 ……… 109, 212, 213
……………………… 88, 181	重度訪問介護 …………………… 212	自立支援給付 …………………… 212
サービス提供者の権利の保護 … 116	柔軟な防御ライン ……………… 38	自立生活援助 …………………… 212
サービス利用票 ………… 166	終末期 …………………………… 115	自律尊重 ………………………… 76
三次予防 ………………… 49	就労移行支援 …………………… 212	事例研究 ………………………… 261
	就労継続支援 …………………… 212	事例検討会 ……………………… 260
▶し	就労選択支援 …………………… 216	新型コロナウイルス感染症
シェアード・ディシジョン・メーキン	就労定着支援 …………………… 212	…………………… 150, 238, 247
グ ………………………… 77	宿所提供施設 …………………… 222	シングル介護 …………………… 126
ジェットコースターモデル …… 122	授産施設 ………………………… 222	人口構造 ………………………… 50
ジェノグラム …………… 125	主治医 …………………………… 81	真実 ……………………………… 76
ジェンダー ……………… 118	出産扶助 ………………………… 222	身上保護 ………………………… 185
歯科医師 ………………… 91	巡回訪問看護事業 ………… 58, 268	人生会議 ………………………… 116
歯科衛生士 ……………… 91	准看護師 ………………………… 91	人生の最終段階における医療・ケアの
事業継続計画 …………… 236	障害高齢者の日常生活自立度判定基準	決定プロセスに関するガイドライン
試験外泊 ………………… 82	……………………………… 112	…………………………… 52
自己効力感 ……………… 266	障害児福祉手当 …………… 215, 221	新卒訪問看護師 ………………… 260
自殺 ……………………… 241	障害者 …………………… 28, 56, 215	身体介護 ………………………… 93
自死 ……………………… 241	障害者基本法 …………………… 215	身体障害者手帳 …………… 81, 208
自助 ……………………… 29	障害者虐待の防止，障害者の養護者に	身体的自立 ……………………… 160
地震 ……………………… 237	対する支援等に関する法律 …… 216	心的外傷後ストレス障害 ……… 232
施設サービス …………… 194, 272	障害者虐待防止法 ……………… 216	診療報酬 …………… 86, 138, 257
施設入所支援 …………… 212	障害者権利条約 ………………… 216	
自然災害 ………………… 238	障害者雇用促進法 ……………… 216	

▶ す

スクリーニング ·········· 160
ステップファミリー ·········· 118
ストレッサー ·········· 38
ストレングス ·········· 267

▶ せ

生活援助 ·········· 93
生活介護 ·········· 212
生活訓練 ·········· 212
生活機能障害度分類 ·········· 224
生活支援員 ·········· 92
生活支援コーディネーター ·········· 203
生活支援体制整備事業 ·········· 100
生活不活発病 ·········· 74, 240
生活扶助 ·········· 222
生活保護 ·········· 81, 109, 221
正義 ·········· 76
生業扶助 ·········· 222
生殖機能 ·········· 119
精神科退院前訪問指導料 ·········· 82
精神科訪問看護 ·········· 147, 196
精神・社会的自立 ·········· 160
精神障害 ·········· 115, 209
精神障害者保健福祉手帳 ·········· 209
精神通院医療 ·········· 109
精神保健及び精神障害者福祉に関する
　法律 ·········· 213
精神保健福祉士 ·········· 91
精神保健福祉センター ·········· 213
精神保健福祉法 ·········· 213
制度の狭間 ·········· 30
成年後見制度 ·········· 185
生命倫理の四原則 ·········· 76
世界保健機関 ·········· 52
責務 ·········· 77
世帯構造 ·········· 117
雪害 ·········· 237
セルフケア支援 ·········· 69
セルフケア理論 ·········· 265
ゼロ・ウェイスト ·········· 41
船員保険 ·········· 186
善行 ·········· 76
全人的ケア ·········· 110
全体性 ·········· 120

専門管理加算 ·········· 270

▶ そ

総合相談支援業務 ·········· 61, 101
相互交流支援事業 ·········· 220
葬祭扶助 ·········· 222
相談支援事業 ·········· 220
相談支援専門員 ·········· 159, 168
相談的対応技術 ·········· 69
双方向の連携 ·········· 86, 90
ソーシャルキャピタル ·········· 62
ソーシャルステーション ·········· 252
措置入院 ·········· 213

▶ た

第8次医療計画 ·········· 187
退院支援 ·········· 60, 81
退院支援看護師 ·········· 81, 82
退院時看護サマリー ·········· 85
退院時共同指導料 ·········· 86
退院調整 ·········· 82
退院調整加算 ·········· 86
退院調整看護師 ·········· 81
耐震シェルター ·········· 232
多重介護 ·········· 126
多職種連携 ·········· 84, 86
ダブルケア ·········· 126
短期入所 ·········· 212
短期入所生活介護 ·········· 271
短期入所療養介護 ·········· 271
痰の吸引 ·········· 70

▶ ち

地域 ·········· 24
地域アセスメント ·········· 33
地域アセスメント演習 ·········· 41
地域格差 ·········· 56
地域看護 ·········· 48
地域共生社会 ·········· 30, 97
地域ケア会議 ·········· 61, 171
地域ケア会議推進事業 ·········· 101
地域・在宅看護論 ·········· 58
地域支え合い推進員 ·········· 203
地域支援事業 ·········· 98
地域診断 ·········· 34

地域生活支援事業 ·········· 213
地域の目 ·········· 95
地域包括ケア強化法 ·········· 56
地域包括ケアシステム
　·· 26, 35, 56, 98, 116, 180, 233
地域包括ケア病棟 ·········· 88
地域包括支援センター
　·········· 60, 73, 90, 100, 139, 196
地域密着型介護老人福祉施設入所者生
　活介護 ·········· 272
地域密着型サービス ·········· 194, 272
地域密着型通所介護 ·········· 272
地域密着型特定施設入居者生活介護
　·········· 272
地域連携 ·········· 84, 86, 105
地域連携クリニカルパス ·········· 79
地区踏査 ·········· 36, 43
知的障害者福祉法 ·········· 208
地方公務員共済組合 ·········· 186
地方生活圏 ·········· 25
チームオレンジ ·········· 202
チームケア ·········· 68
忠誠 ·········· 76
超高齢多死社会 ·········· 50

▶ つ

通所介護 ·········· 73, 271
通院介助 ·········· 93
通所リハビリテーション ·········· 73, 271
通常の防御ライン ·········· 38

▶ て

定期巡回・随時対応型訪問介護看護
　·········· 151, 272
デイケア ·········· 73, 271
抵抗ライン ·········· 38
デイサービス ·········· 73, 93, 271
ディンクス ·········· 118
適応力 ·········· 123
デュークス ·········· 118
デューデリジェンス ·········· 259

▶ と

同行援護 ·········· 212
ときどき入院・ほぼ在宅 ·········· 26, 59

特定行為 ……………………… 59
特定疾病 ……………………… 192
特別衛生地区保健館 ………… 58
特別児童扶養手当 …… 214, 221
特別障害者手当 ……………… 215
特別養護老人ホーム …… 88, 93, 272

▶な

難病 …………………………… 114
難病患者就職サポーター …… 218
難病情報センター …………… 218
難病相談支援センター事業
………………………… 218, 274
難病対策地域協議会 ………… 218
難病法 ………………… 109, 217
難病の患者に対する医療等に関する法
律 …………………… 109, 217

▶に

二次生活圏 …………………… 25
二重ABC-Xモデル …………… 122
二次予防 ……………………… 49
日常生活自立支援事業 ……… 184
日常生活自立度 ……………… 112
にも包括 ……………………… 61
入院時支援加算 ……………… 72
入退院支援 …………… 60, 83
任意後見制度 ………………… 185
任意事業 ……………………… 99
任意入院 ……………………… 213
認知症 ………………… 55, 114
認知症カフェ ………… 93, 202
認知症基本法 ………………… 202
認知症高齢者の日常生活自立度判定基
準 …………………… 113, 191
認知症サポーター …………… 178
認知症施策推進大綱 ………… 201
認知症疾患医療センター … 177, 202
認知症初期支援チーム ……… 202
認知症総合支援事業 ………… 101
認知症対応型共同生活介護 … 272
認知症対応型通所介護 ……… 272
認定調査項目 ………………… 212
認認介護 ……………………… 126

▶ね

寝たきり度 …………………… 193
ネットワークファミリー …… 118

▶の

脳血管疾患 …………………… 114
ノーマライゼーション …… 209, 215

▶は

排泄介助 ……………………… 127
廃用症候群 …………… 74, 240
パーキンソン病 ……………… 223
パーソナリティー特性 ……… 131
パターナリズム ……………… 130
発達障害者支援法 …………… 214
葉っぱビジネス ……………… 40
パートナーシップ …… 69, 130, 266
ハラスメント ………………… 78
パンデミック ………… 238, 247

▶ひ

ピアサポーター ……………… 29
非営利組織 …………………… 63
東日本大震災 ………………… 245
ビッグファイブ理論 ………… 131
避難行動要支援者 …………… 229
避難行動要支援者名簿 ……… 233
ビュートゾルフ ……… 250, 255
被用者保険 …………………… 186
病病介護 ……………………… 126
非累積性 ……………………… 120

▶ふ

フィジカルイグザミネーション … 48
風水害 ………………………… 237
フォーマルサービス …… 28, 159, 181
福祉オンブズマン …………… 185
福祉住環境コーディネーター … 92
プライマリヘルスケア ……… 267
プロトコル …………………… 149

▶へ

平均在院日数 ………………… 108
平均寿命 ……………………… 53
ヘルスケア機能 ……………… 119

ヘルスプロモーション ……… 267

▶ほ

包括医療費支払い制度 ……… 56
包括的・継続的ケアマネジメント支援
業務 …………………… 61, 100
包括的支援事業 ………… 99, 101
防災訓練 ……………………… 232
報酬改定 ……………………… 257
法定後見制度 ………………… 185
訪問介護 ……………………… 270
訪問介護員 …………………… 92
訪問看護 …………… 68, 138, 270
訪問看護指示書 ……………… 140
訪問看護ステーション
…… 73, 140, 141, 145, 234, 259
訪問指導 ……………………… 138
訪問入浴介護 ………………… 271
訪問リハビリテーション …… 270
ホーエン・ヤール重症度分類 … 223
保健医療2035 ………………… 256
保健行動理論 ………………… 265
保健師 ………………… 62, 91
保健所 …………… 62, 73, 90, 228
保健センター ………… 62, 73
保佐 …………………………… 185
補助 …………………………… 185
ホームヘルパー ……… 92, 93
ホームヘルプサービス ……… 270

▶ま

埋葬料 ………………………… 189
マインドマップ ……………… 262
マギーズ東京 ………… 63, 64
マッピング …………………… 34
慢性疾病児童地域支援協議会運営事業
……………………………… 220
慢性閉塞性肺疾患 …………… 133

▶み

看取り付き添いボランティア …… 253
見守り・SOSネットワーク …… 95
民生委員 ……………… 90, 92

283

▶ む

無害 ………………………… 76
無危害 ……………………… 76
六つの倫理原則 …………… 76

▶ も

モニタリング ……………… 167

▶ や

夜間対応型訪問介護 ……… 272
薬剤師 ……………………… 91
ヤングケアラー …………… 126
有床診療所 ………………… 88
有料老人ホーム …………… 88

▶ ゆ

ユニバーサル・ヘルス・カバレッジ
………………………… 256
ユマニチュード® ………… 78

▶ よ

養育医療 …………………… 221
要介護度 …………………… 112
要介護認定 ………………… 193
養護教諭 …………………… 63
要支援度 …………………… 112
与益 ………………………… 76
予防給付 ……………… 194, 203

▶ ら

来所相談 …………………… 213

▶ り

理学療法士 ………………… 91
リスクマネジメント ……… 142
リハビリテーション …… 209, 215
療育手帳 …………………… 208
療養介護 …………………… 212
療養生活支援事業 ………… 220
療養通所介護 ………… 151, 271
療養病床 …………………… 88
臨床倫理4分割法 ………… 76
倫理 ………………………… 75

▶ れ

レスパイトケア …………… 132
レビー小体型認知症 ……… 177

▶ ろ

老老介護 …………………… 126
ロビイング活動 …………… 265

▶ わ

我が事・丸ごと ………… 30, 56
渡辺式家族アセスメントモデル／支援
　モデル …………………… 125

表紙デザイン：株式会社金木犀舎
本文デザイン：クニメディア株式会社
図版・イラスト：有限会社デザインスタジオEX
　　　　　　　スタジオ・エイト 吉野浩明&喜美子
　　　　　　　清水みどり／中町眞理子
　　　　　　　ホンマヨウヘイ

ナーシング・グラフィカの内容に関する「更新情報・正誤表」「看護師国家試験出題基準対照表」は下記のウェブページでご覧いただくことができます．

更新情報・正誤表
https://store.medica.co.jp/n-graphicus.html
教科書のタイトルをクリックするとご覧いただけます．

看護師国家試験出題基準対照表
https://ml.medica.co.jp/rapport/#tests

● 本書の複製及び公衆送信は，「著作権者の利益を不当に害すること」となり，著作権法第35条（学校その他の教育機関における複製等）で禁じられています．
● 学校教育上におかれましても，弊社の許可なく，著作権法上必要と認められる範囲を超えた複製や公衆送信は，ご遠慮願います．
● 授業目的公衆送信補償金制度における公衆送信も，医学系・看護系教育機関においては，対象外となります．

ナーシング・グラフィカ　地域・在宅看護論①
地域療養を支えるケア

2006年 3月 5日発行	第1版第1刷
2009年 2月20日発行	第2版第1刷
2011年 2月10日発行	第3版第1刷
2013年 1月20日発行	第4版第1刷
2015年 1月15日発行	第5版第1刷
2019年 1月15日発行	第6版第1刷
2022年 1月20日発行	第7版第1刷
2025年 1月20日発行	第8版第1刷Ⓒ

編　者　石田 千絵　臺 有桂　山下 留理子
発行者　長谷川 翔
発行所　株式会社メディカ出版
　　　　〒532-8588
　　　　大阪市淀川区宮原3-4-30
　　　　ニッセイ新大阪ビル16F
　　　　電話　06-6398-5045（編集）
　　　　　　　0120-276-115（お客様センター）
　　　　https://store.medica.co.jp/n-graphicus.html
印刷・製本　株式会社加藤文明社

本書の複製権・翻訳権・翻案権・上映権・譲渡権・公衆送信権（送信可能化権を含む）は，（株）メディカ出版が保有します．

落丁・乱丁はお取り替えいたします．　　　　　Printed and bound in Japan
ISBN978-4-8404-8471-8

デジタル看護教科書®
DIGITAL NURSINGRAPHICUS

デジタル ナーシング・グラフィカ【iPad版】

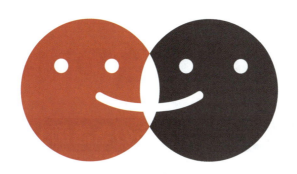

観る
動画がオフラインで
さくさく再生！

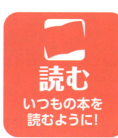
読む
いつもの本を
読むように！

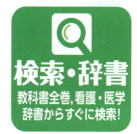
検索・辞書
教科書全巻，看護・医学
辞書からすぐに検索！

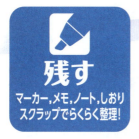
残す
マーカー，メモ，ノート，しおり
スクラップでらくらく整理！

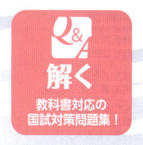
解く
教科書対応の
国試対策問題集！

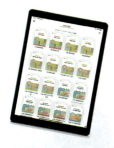

わかりやすいイラスト図解・図表が豊富な
「ナーシング・グラフィカ」紙面そのまま！

「デジタル ナーシング・グラフィカ」は，教科書全巻と動画教材，国試対策問題などを収載した「デジタル看護教科書®」アプリです。
※「デジタル看護教科書®」は株式会社メディカ出版の登録商標です。

最新情報はこちら▶▶▶
●「デジタル ナーシング・グラフィカ」オフィシャルサイト●
https://www.medica.co.jp/topcontents/dng/

「ナーシング・グラフィカ」で学ぶ、自信

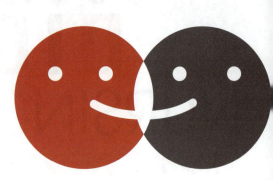

看護学の新スタンダード
NURSINGRAPHICUS

独自の視点で構成する「これからの看護師」を育てるテキスト

人体の構造と機能	① 解剖生理学 ② 臨床生化学
疾病の成り立ちと回復の促進	① 病態生理学 ② 臨床薬理学 ③ 臨床微生物・病動物 ④ 臨床栄養学
健康支援と社会保障	① 健康と社会・生活 ② 公衆衛生 ③ 社会福祉と社会保障 ④ 看護をめぐる法と制度
基礎看護学	① 看護学概論 ② 基礎看護技術Ⅰ 　コミュニケーション／看護の展開／ヘルスアセスメント ③ 基礎看護技術Ⅱ 　看護実践のための援助技術 ④ 看護研究 ⑤ 臨床看護総論
地域・在宅看護論	① 地域療養を支えるケア ② 在宅療養を支える技術
成人看護学	① 成人看護学概論 ② 健康危機状況／セルフケアの再獲得 ③ セルフマネジメント ④ 周術期看護 ⑤ リハビリテーション看護 ⑥ 緩和ケア
老年看護学	① 高齢者の健康と障害 ② 高齢者看護の実践
小児看護学	① 小児の発達と看護 ② 小児看護技術 ③ 小児の疾患と看護
母性看護学	① 概論・リプロダクティブヘルスと看護 ② 母性看護の実践 ③ 母性看護技術
精神看護学	① 情緒発達と精神看護の基本 ② 精神障害と看護の実践
看護の統合と実践	① 看護管理 ② 医療安全 ③ 災害看護 ④ 国際化と看護
疾患と看護	① 呼吸器 ② 循環器 ③ 消化器 ④ 血液／アレルギー・膠原病／感染症 ⑤ 脳・神経 ⑥ 眼／耳鼻咽喉／歯・口腔／皮膚 ⑦ 運動器 ⑧ 腎／泌尿器／内分泌・代謝 ⑨ 女性生殖器

グラフィカ編集部SNS
@nsgraphicus_mc
ぜひチェックしてみてください！

X(旧Twitter)

最新情報はこちら▶▶▶ ●「ナーシング・グラフィカ」オフィシャルサイト●
https://store.medica.co.jp/n-graphicus.html